JN290313

専門医が教える

D SUPER DOCTOR

うつ病

Melancholy • Melancholy.

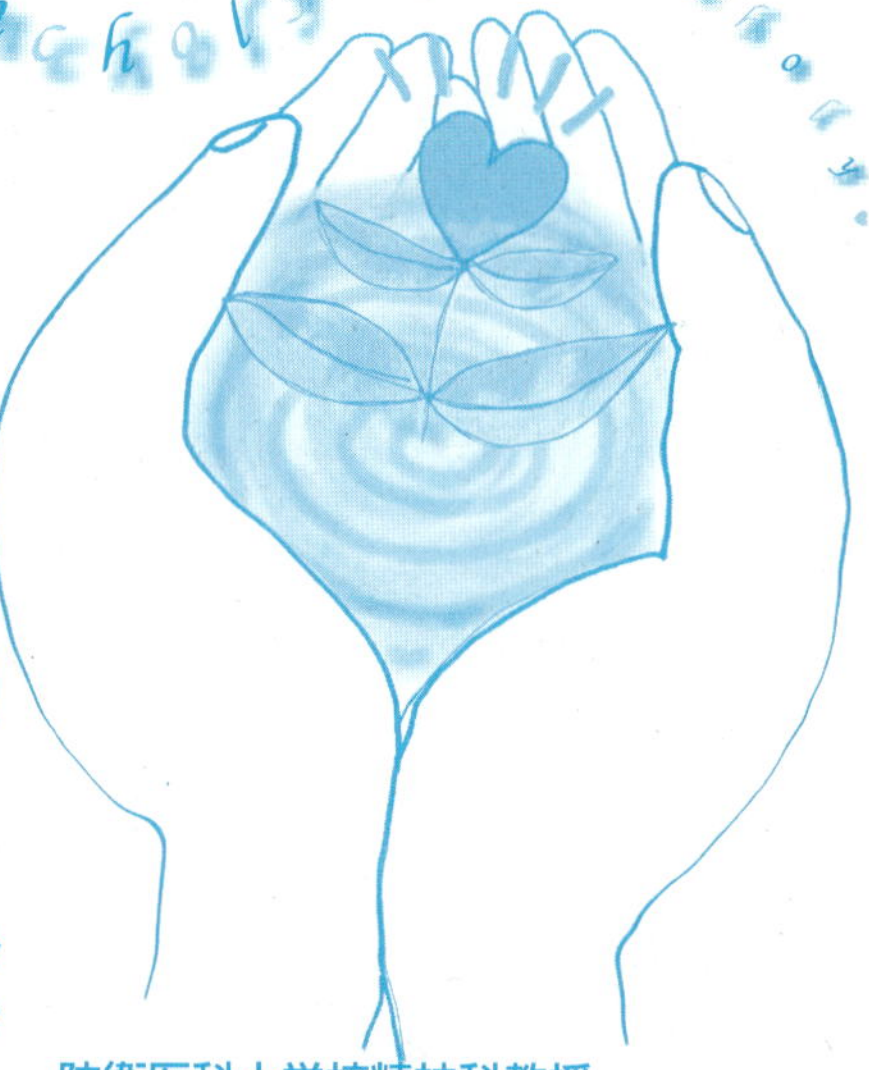

防衛医科大学校精神科教授
日本うつ病学会理事長

野村総一郎 *Soichiro Nomura*

幻冬舎

専門医が教える

うつ病

はじめに

「最近ちょっと〝うつ〟気味で」

こんなふうに気軽に「うつ」という言葉を口にできるようになったのは、最近のことと思います。

うつ病についての情報が、インターネットや本などで簡単に得られるようになり、うつ病の認知度は高まってきました。

しかし一方で、メディアで得られる情報とうつ病の実態との間に、ギャップが生じてきたように思います。

たとえば、昔はよく「きまじめな人、几帳面な人はうつ病になりやすい」といわれたものです。しかし、実際にうつ病と診断された方のなかには、「自分はそんな性格ではないのに」と感じる方もいらっしゃるでしょう。

患者さんへの対応についても、同じです。「がんばれと励まさずに見守れ」とよくいわれます。しかし、長く休養しているのに病気が改善されない患者さんと向き合い、「本当にこのままそっとしておくだけで治るのか」と、不安に思われるご家族も多いはずです。

これらの誤解や疑問は、多種多様な病相を持つうつ病を、ひとくくりにとらえようとするために起こったと考えています。うつ病にはいろいろなタイプがあり、症状も治療法も異なることがわかってきました。適切な治療をおこなうには、このことをしっかり理解しておく必要があります。

そのために作られたのが本書です。Ｐａｒｔ１、２では、うつ病に関する患者さんとご家族の疑問に答えています。続くＰａｒｔ３では、うつ病を４つのタイプに分けてとらえました。そしてＰａｒｔ４で薬物療法を、Ｐａｒｔ５で精神療法と再発防止策を紹介しています。

みなさんや、みなさんの大切な人がうつ病になったとき、正しい知識を持ってスムーズに治療を進められるよう、本書を役立てていただければ幸いです。

防衛医科大学校精神科教授
日本うつ病学会理事長
野村総一郎

C O N T E N T S

Part 3
きまじめな人だけがなるとは限らない

C O N T E N T S

C O N T E N T S

Part 1

うつ病かもしれない と思ったら

うつ病は、発見と対応が早いほど、
治療がうまく進みます。
うつ病かどうかの判断は難しいため、
少しでも疑いがあるときは、
躊躇せず専門医にかかることが大切です。

Q 自分が本当にうつ病かどうかわかりません。

A 自己診断テストで調べてみましょう。

うつ病かどうかを判断する基準は難しく、さまざまな意見があります。ここに示すのは、現在最も広く用いられているアメリカ精神医学会の診断マニュアルをもとにしたテスト。該当すればうつ病の可能性があるといえます。

該当しないタイプもある テストは目安と考えて

ただ、最近ではこれに該当しないうつ病のタイプもあらわれてきています（Part3参照）。テストは目安と考え、専門医の診断にまかせたほうがいいでしょう。

うつ病自己診断テスト

STEP 1

最近2週間のあなたに当てはまるものに○をつけてください。

（　）ほとんど毎日、
一日中ひどくゆううつを感じる
（悲しい、むなしい、空虚など）

（　）ほとんど毎日、
一日中何をやっても、つまらないし、
喜びというものを
感じない

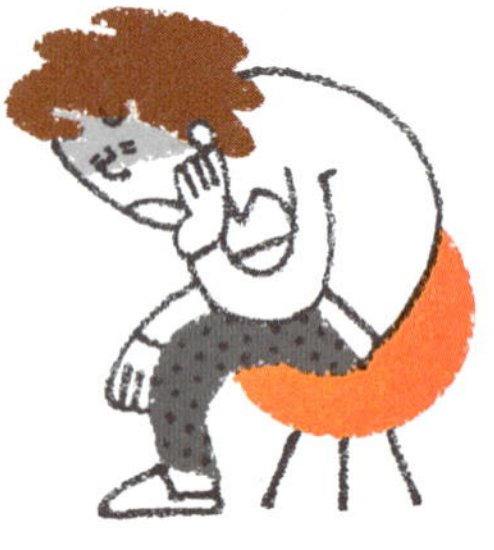

ひとつでも
○がついた場合

ひとつも
○がつかない場合

→ うつ病ではありません

STEP 2

いつもと違って最近2週間のほとんど毎日、あなたに認められるものに○をつけてください。

(　　) ひどく食欲がない。または、食欲がありすぎる
(　　) ひどく眠れない。または、眠りすぎる
(　　) イライラして仕方ない。または動きがひどく低下している
(　　) ひどく疲れやすい。ひどくだるい
(　　) 「自分はどうしようもない人間だ」「悪い人間だ」と自分を責める
(　　) 考えが進まず、集中力、決断力が落ちた状態が続く
(　　) 自殺をくり返し考える

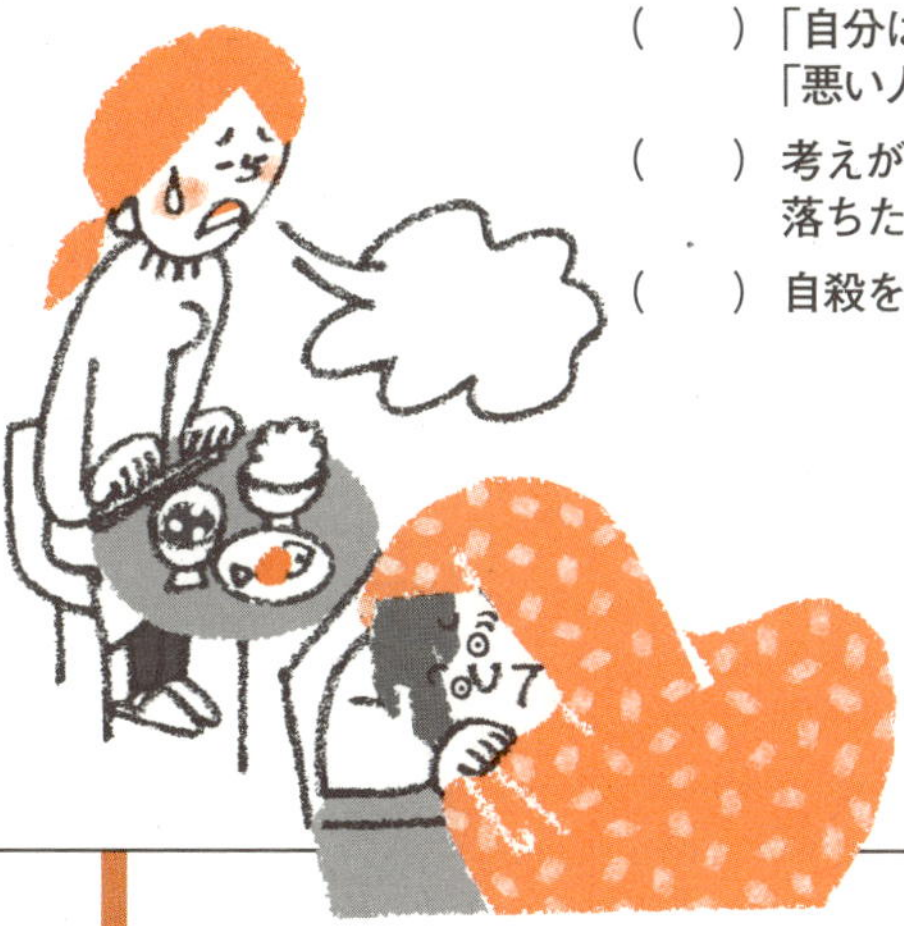

4つ以上に○がついた場合
（STEP1で2つに○がついていた場合には3つでも）→ STEP 3へ

○が3つ以下の場合
（STEP1で2つに○がついていた場合には2つ以下）→ うつ病ではありません

STEP 3

以上の症状のために、ひどく苦しみ、仕事や家事、学業に著しい支障が出ていますか。

出ていなければ → うつ病ではありません

出ていれば → うつ病の可能性が強いです。専門医の受診をおすすめします

うつ気分のほかに、どんな症状がありますか？

頭痛や吐き気などの身体症状が起こることがあります。

うつ病では、多くの場合、精神的な症状だけでなく、身体的な症状もともないます。

身体症状は、頭痛や腹痛、めまいなど多様で、ひとつの症状にとどまらず、次々と変わることがよくあります。

うつ病にともなう身体症状は漠然とした不快感が特徴

うつ病にともなう身体症状は、多くの場合、「なんとなくお腹が痛い」「頭が重い感じがする」など、漠然とした不快感をうったえるのが特徴です。

前ページの自己診断テストでもわかるように、うつ病では基本的にうつ気分があらわれます。ただし、そのような精神的症状の前に、まず身体症状のみがあらわれることがあります。

このような場合、うつ気分がないために内科などを受診し、うつ病と診断されないことがよくあります。身体症状があるのに検査で異常がない場合は、うつ病の可能性を考えるべきでしょう。ただし、異常がなくてもそれだけでうつ病と断定できるわけではなく、専門医の診断が必要になります。

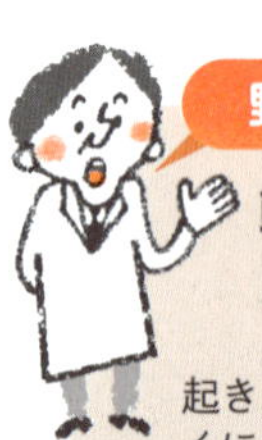

野村先生のプチ相談室

朝目覚めたとき、とくにつらく感じるのはなぜ？

起きがけから午前中はとくにつらく、午後に元気が出るのは、うつ病特有の症状。「日内変動」といいます。逆に、朝は気分がよく夕方になると悲しくなるという人も、高齢者などに見られます。

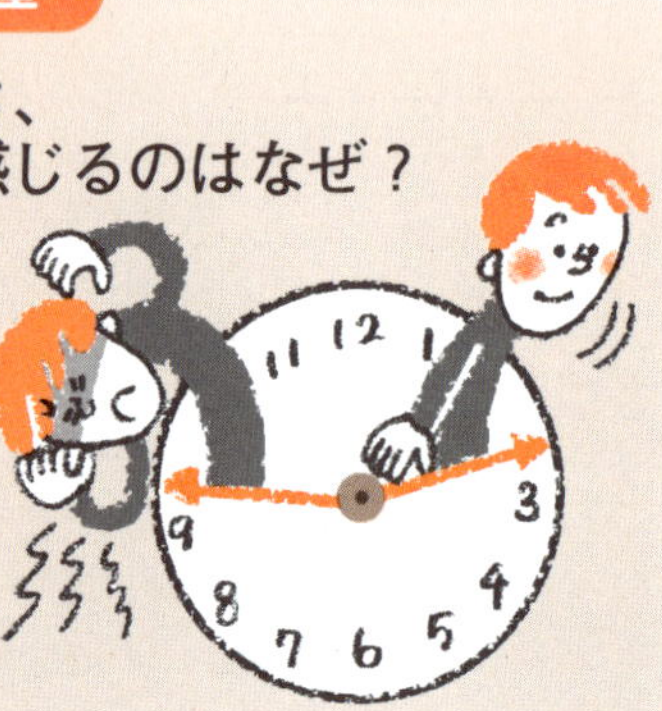

原因が特定できないときはうつ病の可能性も

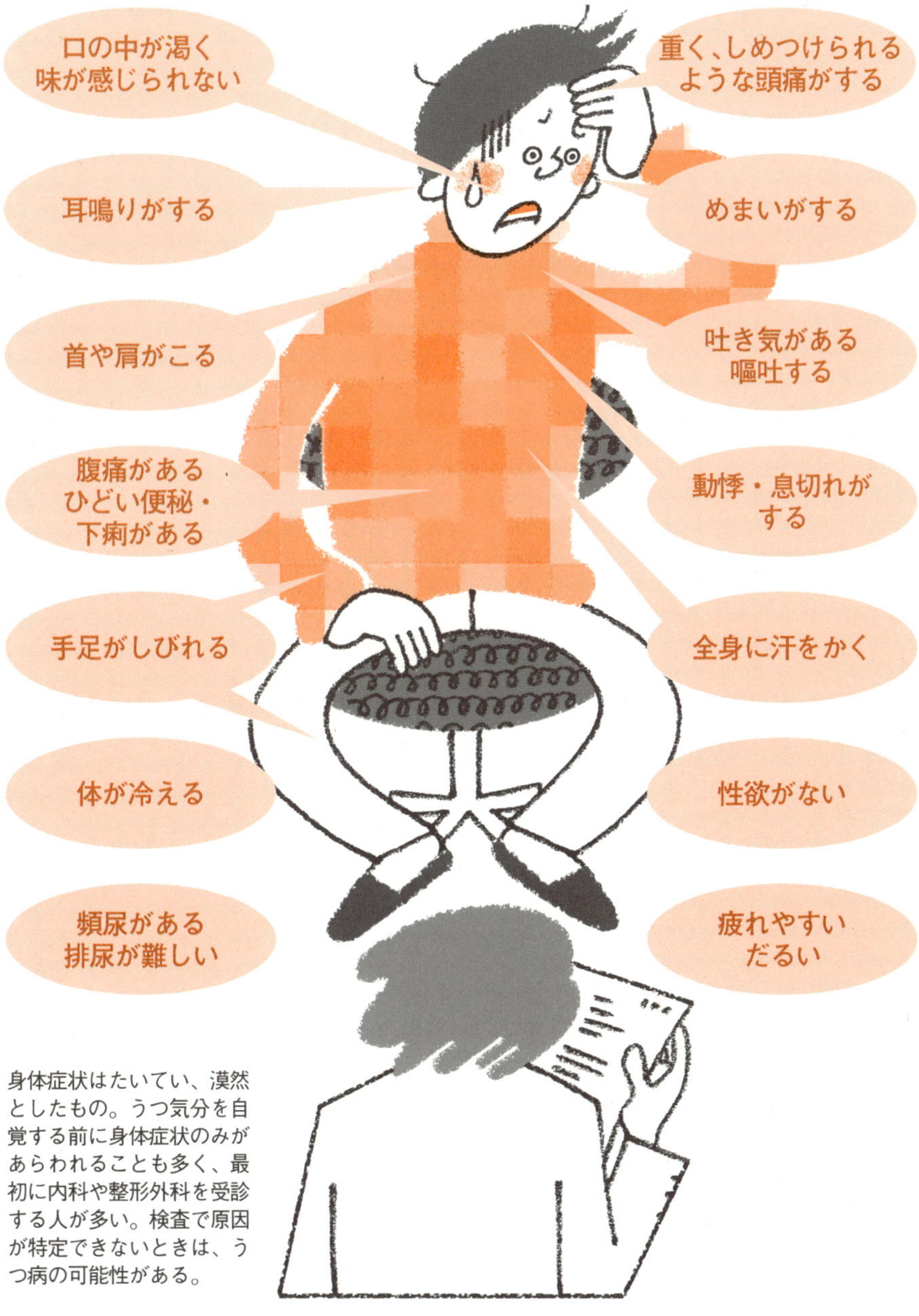

口の中が渇く
味が感じられない
重く、しめつけられる
ような頭痛がする
耳鳴りがする
めまいがする
首や肩がこる
吐き気がある
嘔吐する
腹痛がある
ひどい便秘・
下痢がある
動悸・息切れが
する
手足がしびれる
全身に汗をかく
体が冷える
性欲がない
頻尿がある
排尿が難しい
疲れやすい
だるい

身体症状はたいてい、漠然としたもの。うつ気分を自覚する前に身体症状のみがあらわれることも多く、最初に内科や整形外科を受診する人が多い。検査で原因が特定できないときは、うつ病の可能性がある。

Q うつ病はくり返すと聞きました。本当ですか？

A 約半数は再発します。いかに防ぐかが大切です。

うつ病は、治療を受けてよくなっても、再発することがあります。治ってからの5年間で、50％近くの人が再発するというデータがあるのです。

1年のうちに何回も再発をくり返す人がいる

再発の間隔は人によって異なりますが、たいてい何年間かは大丈夫。数十年後に再発することもあります。ただ、最近は再発までの間隔が短くなっている印象があります。1年間に何回も再発をくり返す人もいるほどです。

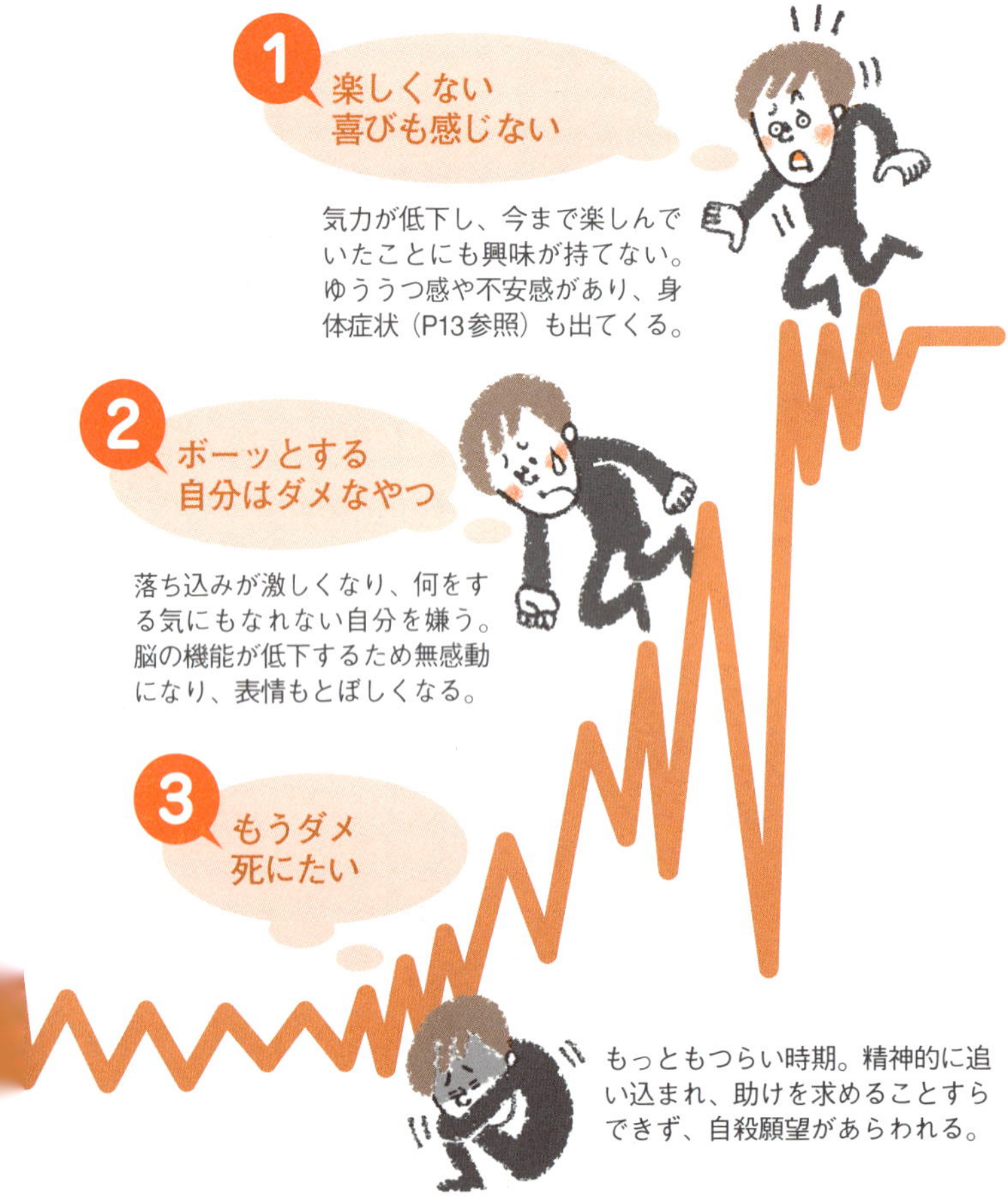

1 楽しくない 喜びも感じない
気力が低下し、今まで楽しんでいたことにも興味が持てない。ゆううつ感や不安感があり、身体症状（P13参照）も出てくる。
2 ボーッとする 自分はダメなやつ
落ち込みが激しくなり、何をする気にもなれない自分を嫌う。脳の機能が低下するため無感動になり、表情もとぼしくなる。
3 もうダメ 死にたい
もっともつらい時期。精神的に追い込まれ、助けを求めることすらできず、自殺願望があらわれる。

うつ病を発症してから再発するまで

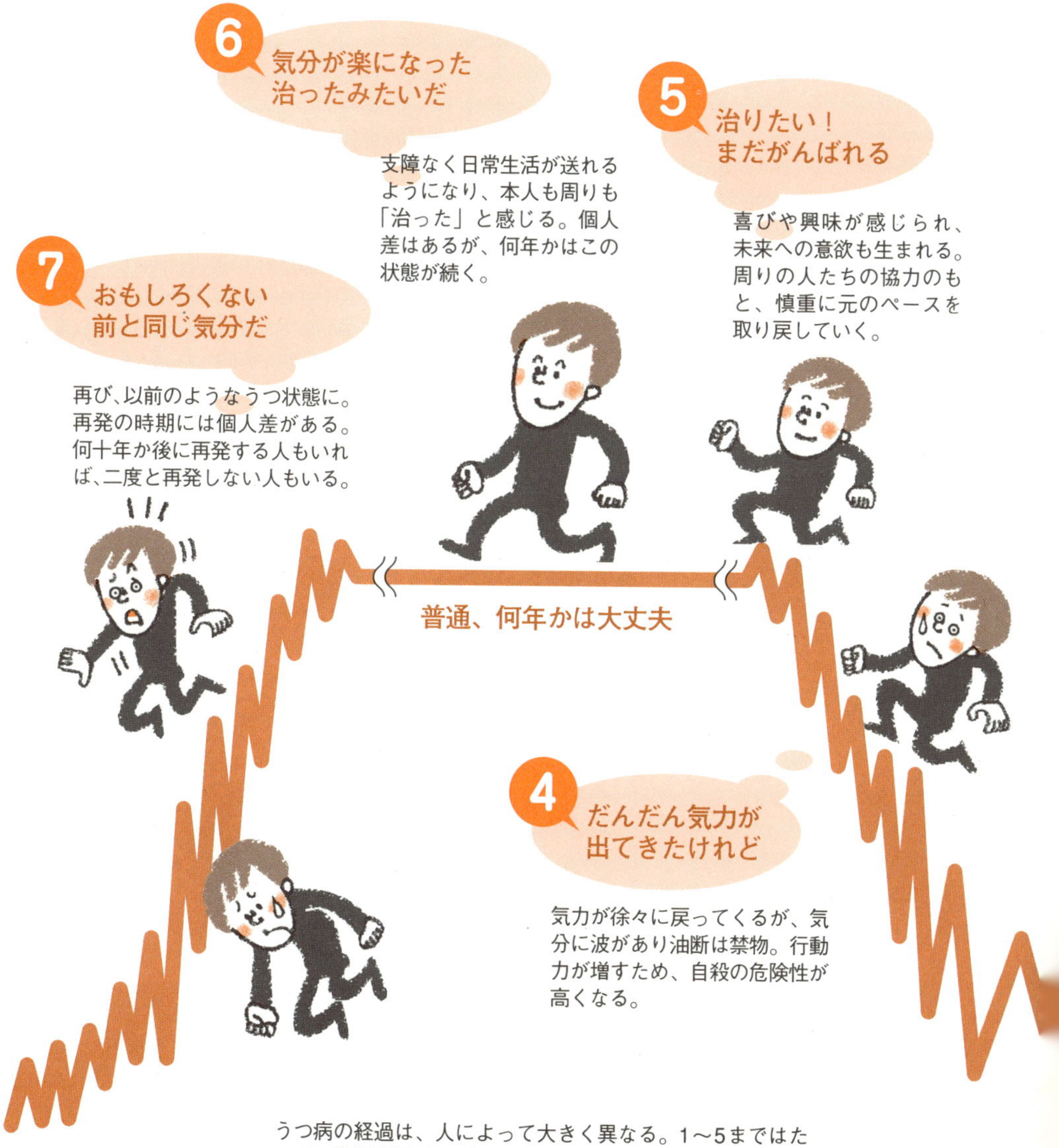
4 だんだん気力が出てきたけれど
気力が徐々に戻ってくるが、気分に波があり油断は禁物。行動力が増すため、自殺の危険性が高くなる。
5 治りたい！まだがんばれる
喜びや興味が感じられ、未来への意欲も生まれる。周りの人たちの協力のもと、慎重に元のペースを取り戻していく。
6 気分が楽になった治ったみたいだ
支障なく日常生活が送れるようになり、本人も周りも「治った」と感じる。個人差はあるが、何年かはこの状態が続く。
7 おもしろくない前と同じ気分だ
再び、以前のようなうつ状態に。再発の時期には個人差がある。何十年か後に再発する人もいれば、二度と再発しない人もいる。

普通、何年かは大丈夫

うつ病の経過は、人によって大きく異なる。1～5まではたいてい数週間だが、1年ほど続くことも。本人や周りの人が異変に気づくのは、2の段階が多い。

Q 思い当たるきっかけはありません。それでもうつ病？

A 喜ばしいことがきっかけで、うつ病になることもあります。

うつ病になったけれど、思い当たるきっかけがないという人はたくさんいます。うつ病になるすべての患者さんに、はっきりした誘因があるとは限りません。

また、必ずしも悪いことがきっかけになるとは限りません。昇進や出産など、喜ばしいことが原因となって発症することもあります。環境の変化に弱い人にとっては、たとえ喜ばしいことでも、環境の変化がストレスになってしまうのです。そのため、患者さんが自分のうつ病のきっかけに気づいていないこともあります。

遺伝は関係しているがそれだけでは発症しない

また、うつ病には遺伝が関係していますが、いわゆる遺伝病ではありません。うつ病になりやすい遺伝素因を持つ人に、ストレスや育ち方（幼少時の経験）などの要因が加わることで、発症するのです。

うつ病の遺伝素因は、人間が生きるのに役立つものと考えられます。たとえば、ものごとにこだわる性質は仕事をするうえで必要な場合もありますが、うつ病の素因ともなってしまうのです。

もっともストレスを感じる状況

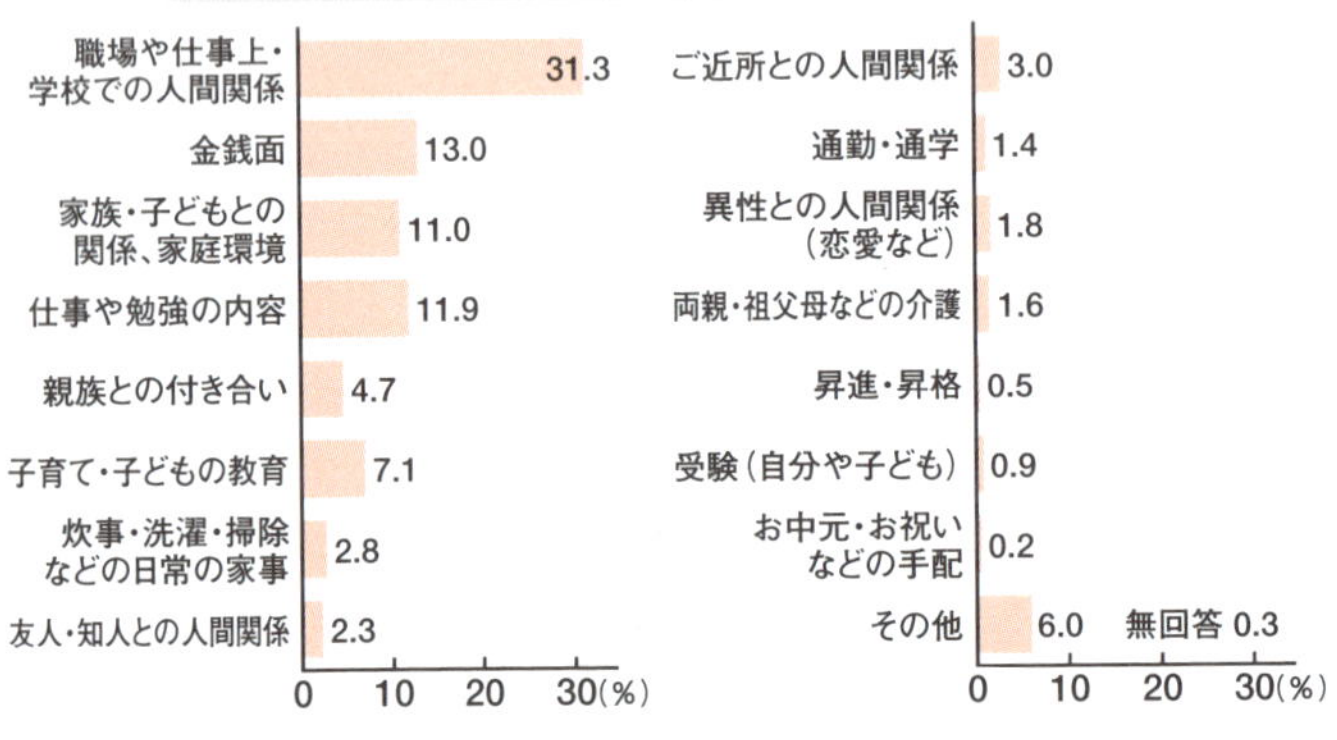
職場や仕事上・学校での人間関係 31.3
金銭面 13.0
家族・子どもとの関係、家庭環境 11.0
仕事や勉強の内容 11.9
親族との付き合い 4.7
子育て・子どもの教育 7.1
炊事・洗濯・掃除などの日常の家事 2.8
友人・知人との人間関係 2.3
ご近所との人間関係 3.0
通勤・通学 1.4
異性との人間関係（恋愛など） 1.8
両親・祖父母などの介護 1.6
昇進・昇格 0.5
受験（自分や子ども） 0.9
お中元・お祝いなどの手配 0.2
その他 6.0
無回答 0.3
0
10
20
30（%）

ストレスを感じている人を対象におこなった「日常のストレス」に関する調査（2008年、マイボイスコム株式会社）より

うつ病の背景にはさまざまな要因がある

ストレス

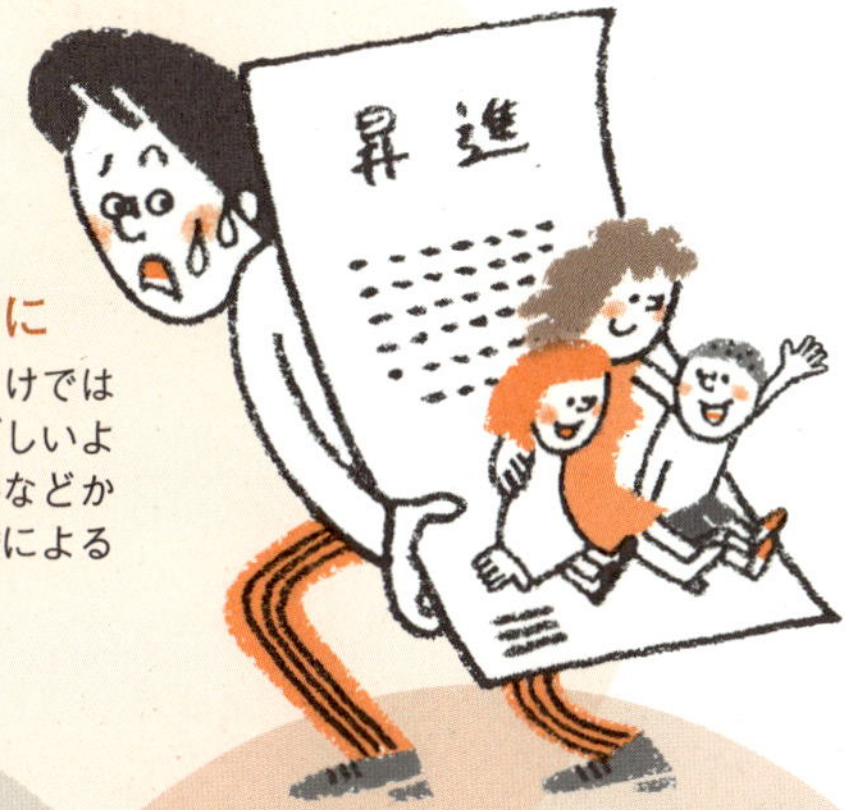

つらいことだけでなく 喜ばしいこともストレスに

リストラや失恋など悪いことだけではなく、昇進や出産といった喜ばしいようなことも、責任が増す緊張感などからストレスに。引っ越しや結婚による環境の変化もストレスのもと。

遺伝的要因

うつ病になりやすい素質が 遺伝することもある

「うつ病は遺伝する」と思っている人も多いが、病気が遺伝するというより、“神経質”や“こだわりがちで融通がきかない”など「うつ病を招きやすい素質」が遺伝によって受けつがれる場合がある。

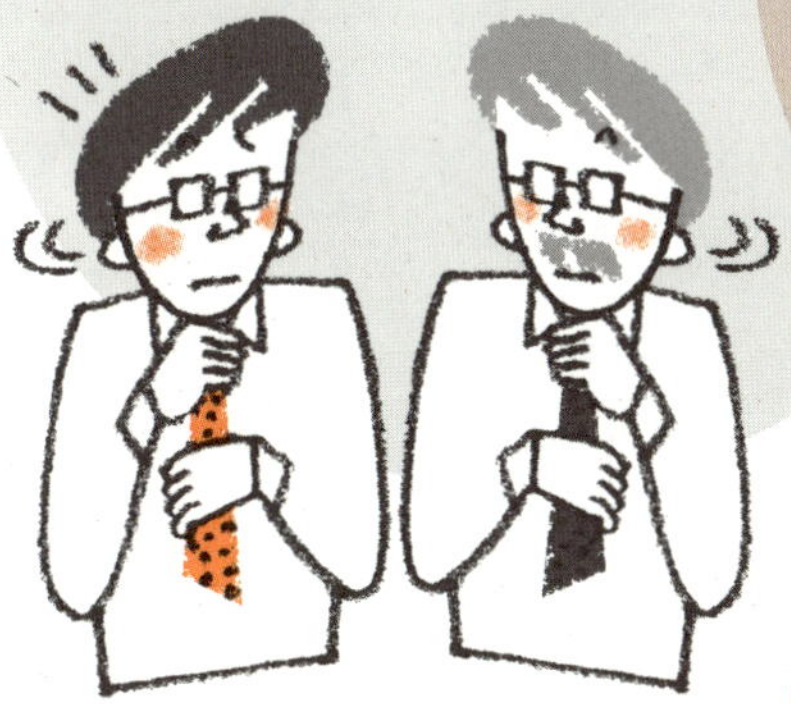

環境的要因

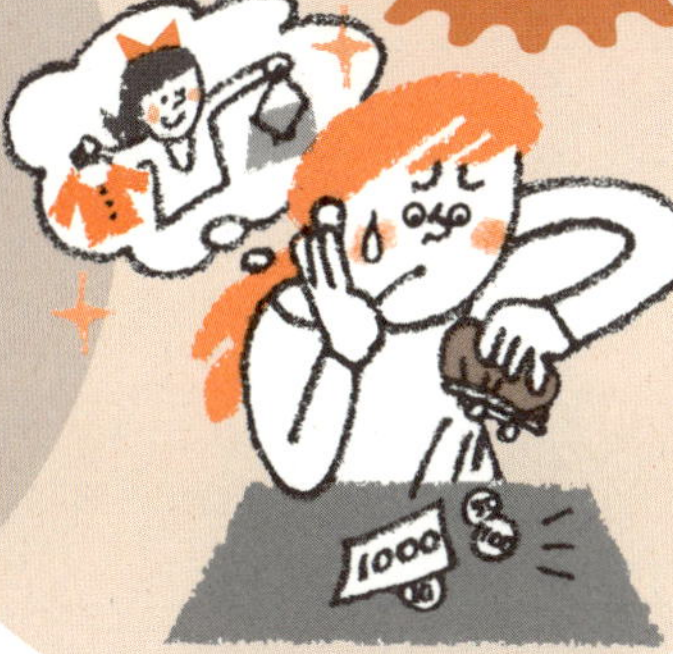

プレッシャーを 感じやすい環境や 育ち方

たとえば、幼少期からお金に困らない家庭で育った人が、生活費をきりつめなければならない環境に置かれたら、より大きなストレスを感じるはず。ストレスの感じ方は、環境や育ち方によっても左右される。

うつ病へと進展

Q 〝まじめでいい人〟は、うつ病になりやすいのですか？

A そうとは限りません。いろいろな性格の人に可能性があります。

かつてうつ病は、まじめで、几帳面で、コツコツと努力を惜しまず、責任感の強い人に多いとされていました。〝まじめでいい人〟ほどうつ病になりやすいというのは、そのためにいわれるようになったのでしょう。

うつ病のタイプによってなりやすい性格も違う

あるタイプのうつ病は、たしかにこのような性格の人に多い傾向があります。しかし、うつ病にはいくつかのタイプがあり（Part3参照）、なりやすい性格もさまざまです。必ずしも〝まじめでいい人〟ばかりがなるものではありません。

このように、うつ病になりやすい性格を一言であらわすことはできませんが、うつ病の患者さんの考え方には、ある程度パターンがあります。詳細は左ページに示しましたが、何かに強くこだわってしまい、臨機応変に考えたり行動したりするのが苦手なタイプの人が多いようです。

うつ病の治療では、このような考え方の傾向を修正することも、大切なポイントとなります。

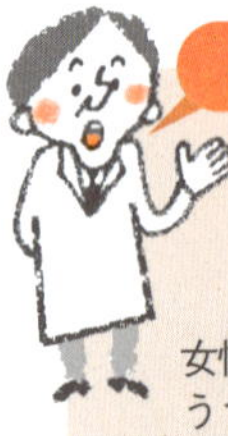

野村先生のプチ相談室

男性より女性のほうがうつ病になりやすい？

女性ホルモンの分泌の変化がうつ病の発症に影響するため、女性のほうがなりやすいといわれます。とくに、ホルモンバランスが大きく変わる出産前後や更年期は、発症しやすい時期といえます（P94参照）。

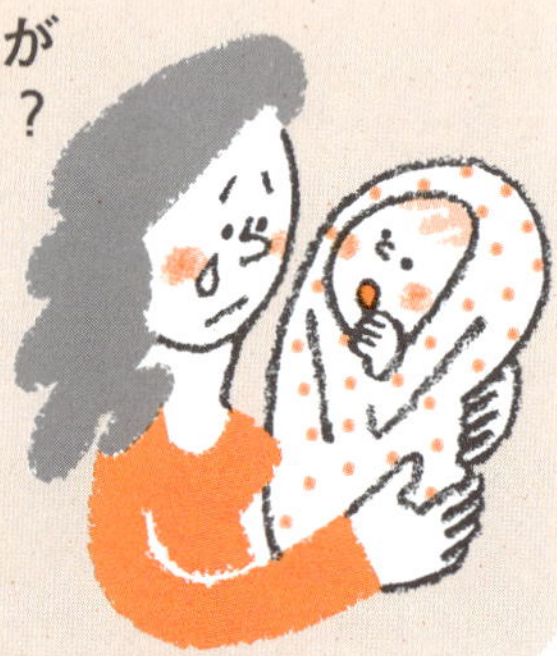

こんな傾向のある人はうつ病になりやすい

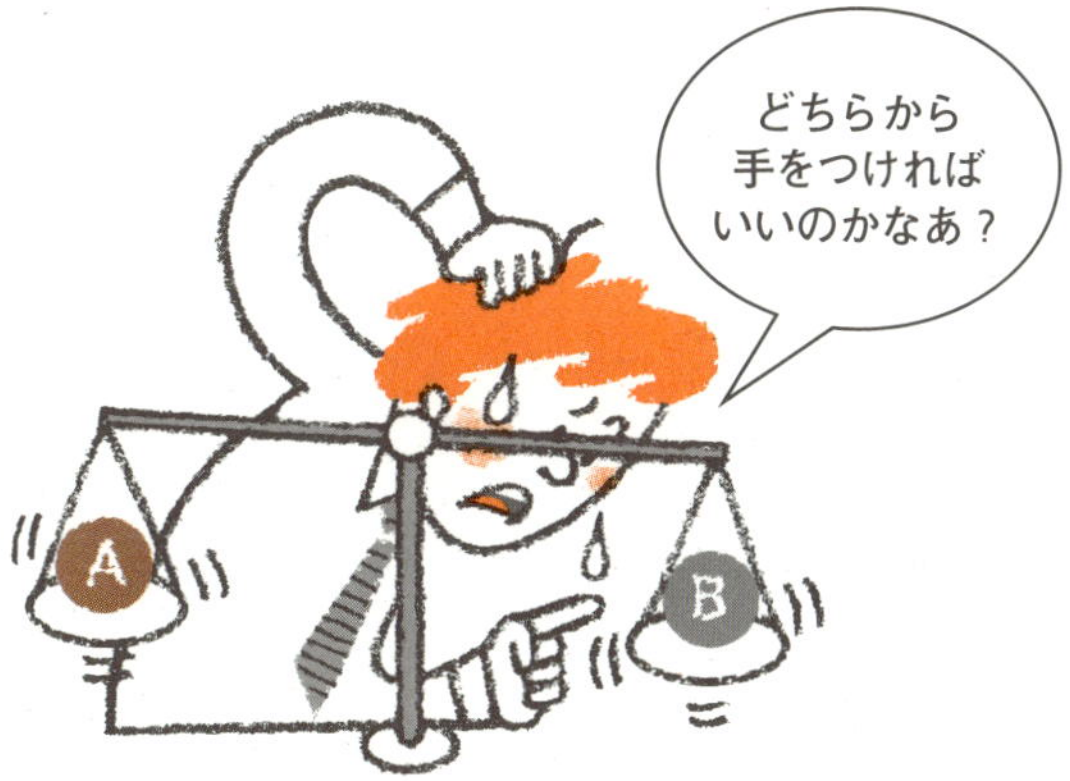
どちらから
手をつければ
いいのかなあ？
A
B

優先順位をつけられない
やらなければならないことが重なったとき、要領よくこなせず全部やりとげようとする。

完璧主義である
何ごとも完璧でなければ満足できない。ほどほどにできてもダメだと考えてしまう。

悪い方向への思い込みが激しい
少し悪いことがあると、「自分はダメな人間」「この先くり返し起こる」などと思い込む。

他人の目が気になる
他人がどう思うかを気にして自分の行動が決められず、どうしたらいいかわからなくなる。

こだわりが強い
何ごとにおいても「こうでなければダメ」と決めつけ、ほかの可能性を考えられない。

よいことを悪く受けとめる
よいことがあっても、見すごしたり、「きっと次は失敗する」などと悪く考えたりする。

「自分のせいだ」と考えがち
自分に関係がないとしても、身の回りで起こることはすべて自分に責任があると考える。

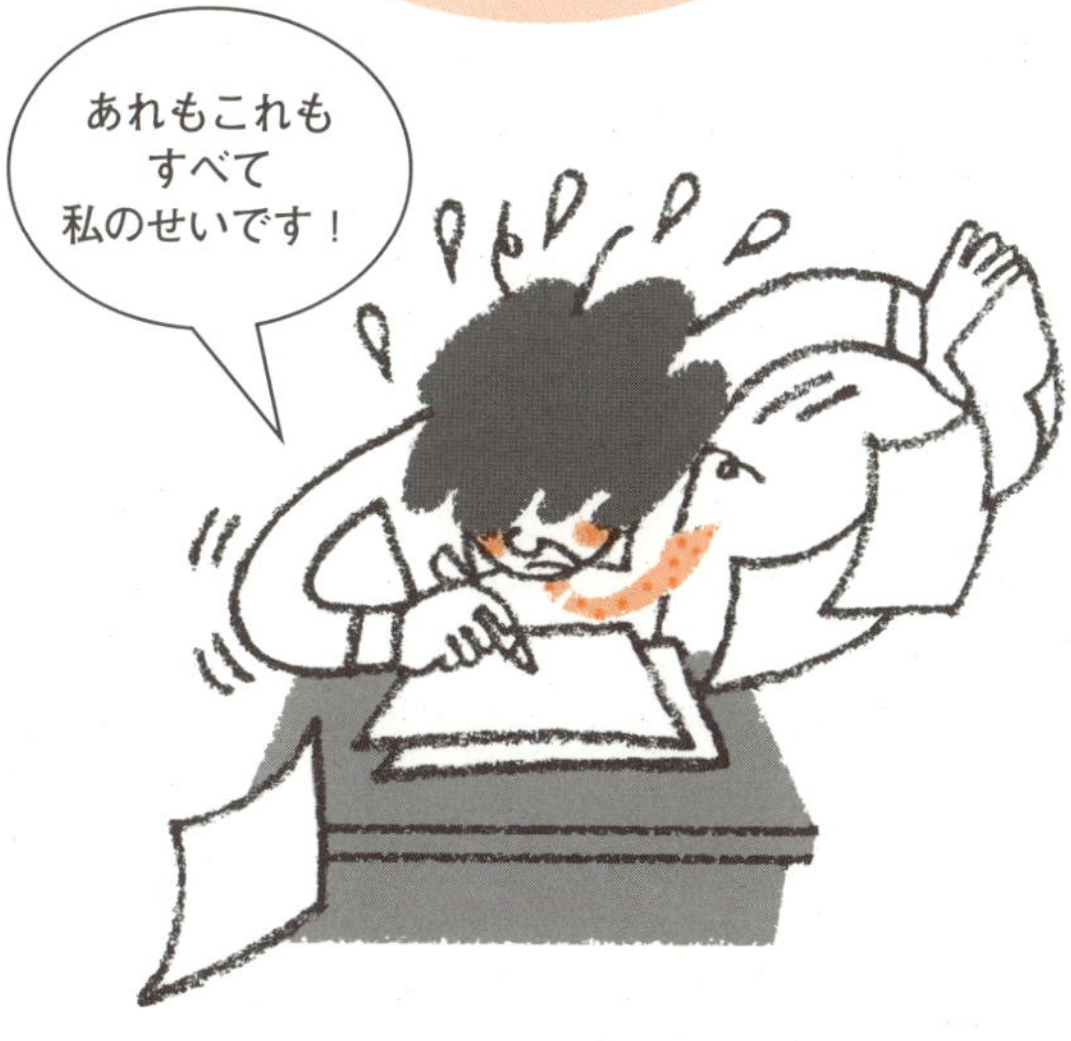
あれもこれも
すべて
私のせいです！

何でも深読みしてしまう
状況や人の言動の意味を、実際以上に深く解釈し、絶対にそうだと思い込んでしまう。

Q 何科を受診すればいいのでしょうか？

A 心療内科や精神科。抵抗があれば、まずは内科へ。

専門的な診断と治療を受けるためには、精神科か心療内科を受診することがすすめられます。精神科はもちろん、心療内科の医師も大部分が精神科医です。

ただし、うつ病では身体症状があらわれますし、初期には精神症状がないこともあるので、かかりつけの内科などを受診する人も多いでしょう。そこでうつ病と診断がつき、治療がおこなわれることもあります。より専門的な治療が必要な状態なら、精神科や心療内科を紹介してくれるはずです。

自分ではうつ病かどうかわからないのであれば、まずかかりつけ医で診察を受けてみましょう。

保健センターや保健所で相談するのもよい

職場に産業医がいる場合は、そこで相談するといいでしょう。職場の問題が関係している場合は、なおさらです。最近は精神医学に詳しい産業医も増えています。

心当たりの精神科や心療内科がなければ、保健センターや保健所で相談するという方法もあります。地域の事情に合わせ、医療機関の紹介もしてくれます。

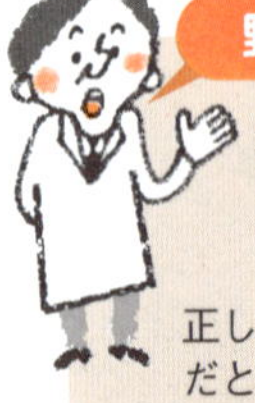

野村先生のプチ相談室

病気と関係のなさそうな質問にも答えなければいけない？

正しい診断や治療に必要なことだと思いますので、よほどいやでない限り、答えるようにしてください。

質問の意図について説明を求めてもいいでしょう。医師と信頼関係を築くために、疑問を残さないことが大切です。

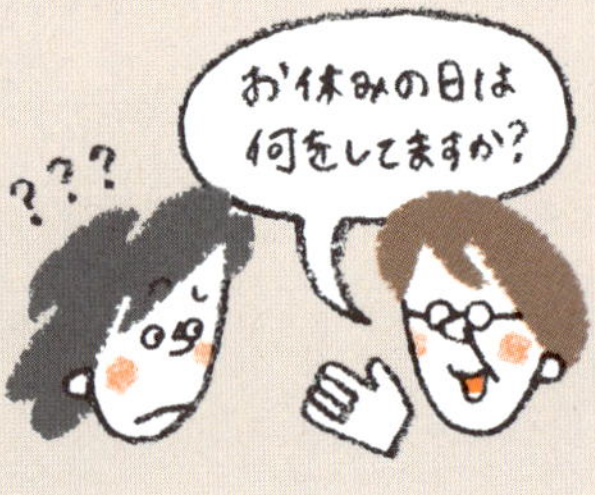
お休みの日は何をしてますか？
???

診察のときはこんなことを聞かれる

どのように感じているのですか？

今感じている気持ちやその程度、いつ頃からかをできるだけ具体的に。日常生活にどんな支障があるかも伝える。

体の調子はどうですか？

痛みを感じるところがある、排泄に異常があるなど、以前と比べて身体的な変化があった場合はそれを伝える。

調子が悪くなる前の生活スタイルは？

職業や勤務状況、食事、睡眠時間など、以前の生活について話す。そのなかにストレスの原因が見つかることも。

食欲はありますか？ よく眠れますか？

そのほか飲酒や喫煙、性欲などについても具体的に。たとえば不眠なら「寝付きが悪い」「早く目覚める」など。

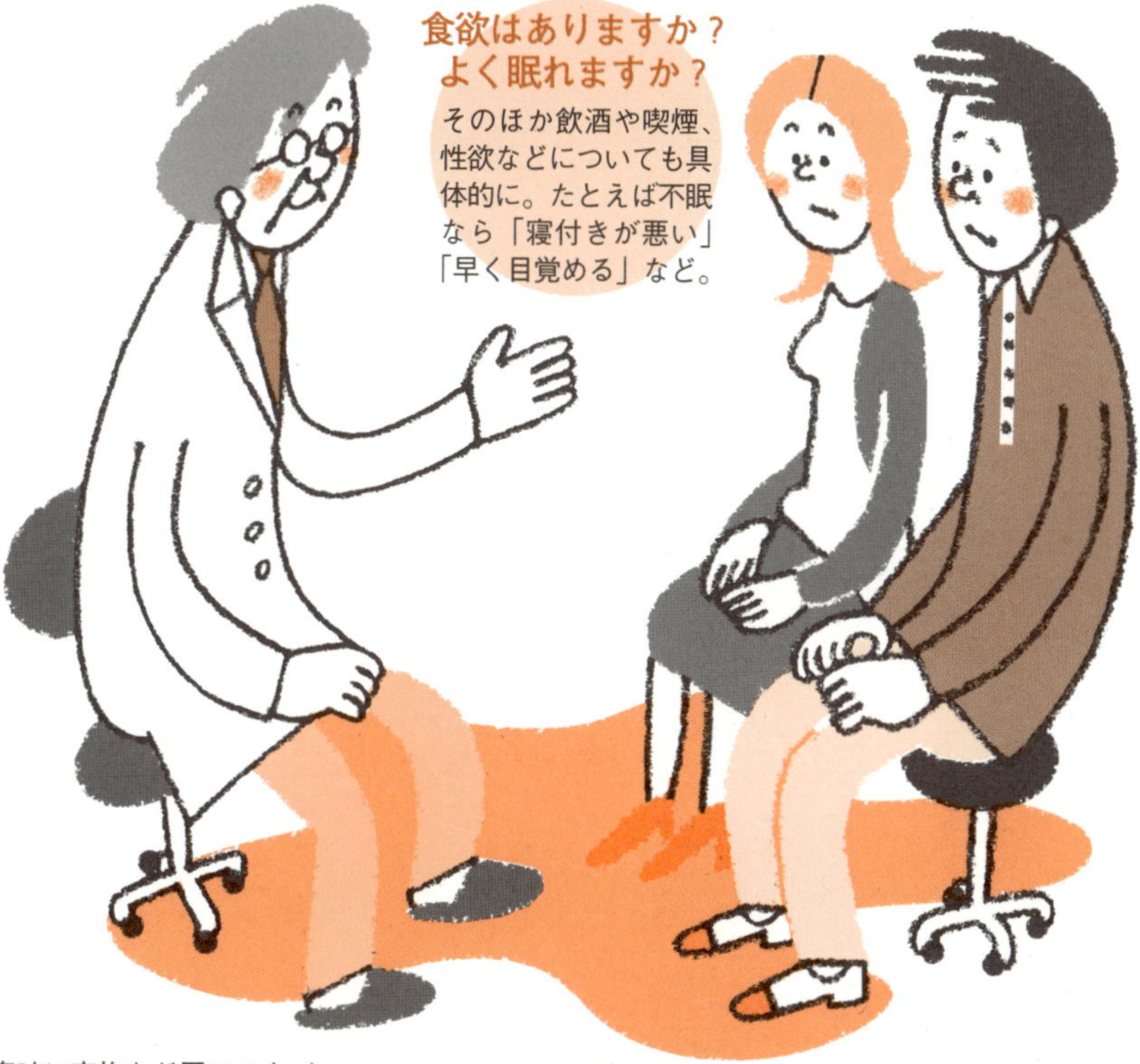

診察時に家族など周りの人が付き添うこともある。普段の患者さんの様子や状況、以前との変化などを医師に伝える。ただし、診察の基本は患者さん自身への面接。患者さんの代わりに話したり、話をさえぎったりしないように。

つらくなったきっかけは？

思い当たらなければ、仕事や学業、プライベートなどで気にかかることを伝える。些細なことでも話してみよう。

過去にかかった病気、治療中の病気は？

病気や薬が症状を引き起こすこともある。精神疾患については、本人はもちろん家族についても既往歴をふり返る。

Q 休職に抵抗があります。絶対に必要？

A 必要です。休養は治療の基本です。

　うつ病の治療でもっとも大切なのは、休養と薬です。そのため、うつ病と診断されると、ほとんどの場合、休職をすすめられます。職場で仕事を続けていたのでは、十分な休養がとれないからです。

　治療のためには、ゆっくり休むことが大切です。せっかく休職したのだから、この機会に以前から時間がなくてできなかった資格試験の勉強をしよう、などと考えてはいけません。気分転換に温泉旅行に出かけたり、趣味に打ち込んだりするのも逆効果。とにかく、ただひたすら何もしないでいることが、この時期の患者さんの仕事と思ってください。

理解を示す会社が増えてきている

　最近はうつ病に対する理解が進み、会社に診断書を提出して休職を願い出れば、問題なく休職できるケースが増えています。会社に迷惑をかけるからと、退職など早まった決断をしないことも大切です。

　もっと努力しなければ、と考えてしまう人は、きちんと休養する努力をしてみるとよいでしょう。

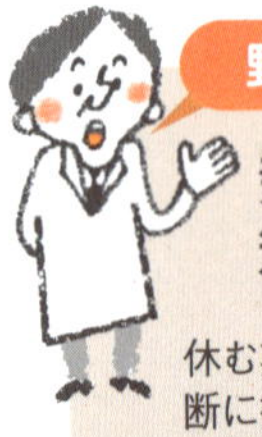

野村先生のプチ相談室

数ヵ月も休職するのは不安。短くできませんか？

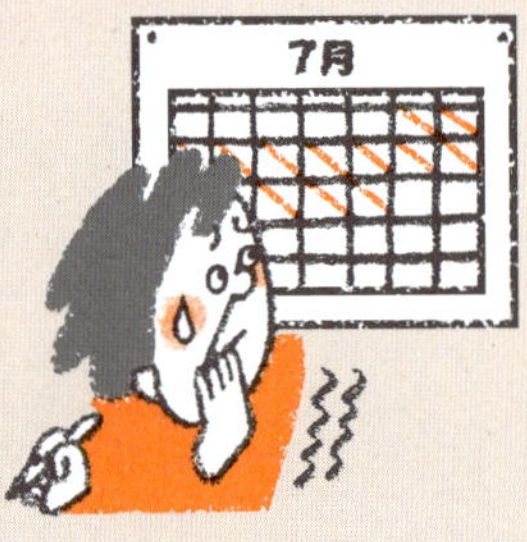

休む期間は、基本的に医師の判断に従います。
ただ、不安が強すぎては休養もうまくいきません。最初は１週間ほどの休暇にし、休養の必要性を理解してから長期休養に入る方法も。医師や上司に相談してみてもいいでしょう。

こんな考えは捨て、とにかく何もしないこと

NG

何もしないと家族がいやな気分になるのではないか

病気が長引くと家族も不安。早く安心させるために休養に専念を。

NG

自分が休んだら周りの人に迷惑がかかる

今は十分働けない時期。しっかり治療してから復帰したほうが周りにもプラスに。

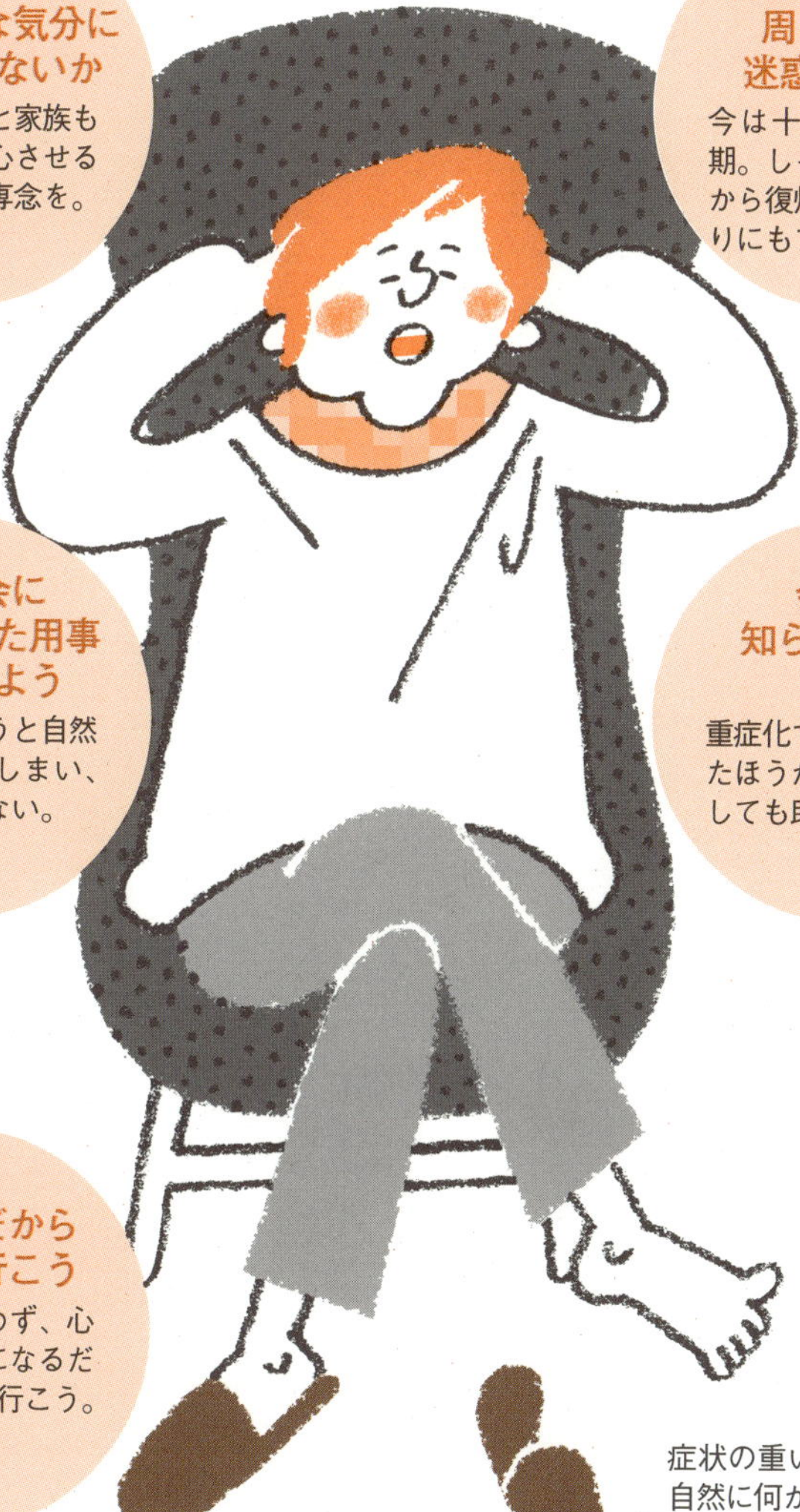

NG

この機会にたまっていた用事を片付けよう

用事をこなそうと自然と無理をしてしまい、十分休養できない。

NG

会社に知られるのが怖い

重症化する前に知らせたほうが、会社側からしても助かるはず。

NG

せっかくだから旅行でも行こう

行っても楽しめず、心身ともに負担になるだけ。治ってから行こう。

NG

症状の重い時期を過ぎると、自然に何かをしたくなる。基本的に「楽しい」と感じることはしてもいいが、インターネットやテレビ観賞は、予想以上に疲れるため注意して。

Q 抗うつ薬で中毒になることはありますか？

A 抗うつ薬に依存性はありません。安心して服薬を。

精神科の治療で使われる薬はなんだか怖そうだ、というイメージを持っている人が多いようです。うつ病の治療でもっともよく使われるのは抗うつ薬ですが、この薬には依存性がないので、いわゆる薬物中毒（薬物依存症）になることはありません。

また、性格が変わることもないので安心してください。抗うつ薬には気分を引き上げたり、気力を出させる作用があるので、薬の種類によっては怒りっぽくなったように感じられることがまれにあります。しかし、これは性格が変わったわけではありませんし、服用をやめれば元に戻ります。

うつ病の治療薬はタイプごとに使い分けられる

うつ病の薬物療法では、抗うつ薬を中心に、気分安定薬や睡眠薬、抗不安薬、抗精神病薬などが使われます。これらすべてを使うわけではなく、うつ病のタイプに応じて使い分けます（Part 4参照）。

抗うつ薬は、効果があらわれるまでに1～3週間かかります。うつ病のタイプによっては、高い効果が得られます。

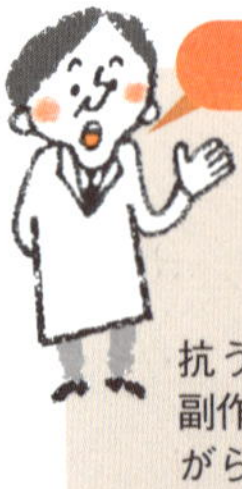

野村先生のプチ相談室

薬の量が増えました。悪化したのでしょうか？

抗うつ薬は少量から飲み始め、副作用や効き目をチェックしながら増やしていきます。悪化したわけではないので、安心してください。治療中に薬の種類や量が変わることは、よくあります。不安なときは医師によく説明してもらいましょう。

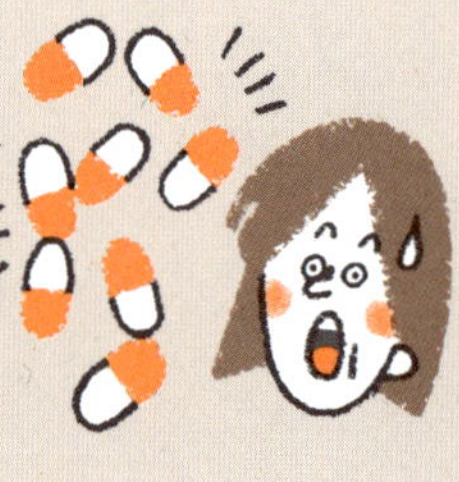

薬物療法の4つのルール

医師に指示された飲み方を守る

決められた量を指示通りのペースで飲む。疑問や不安があれば早めに聞く。

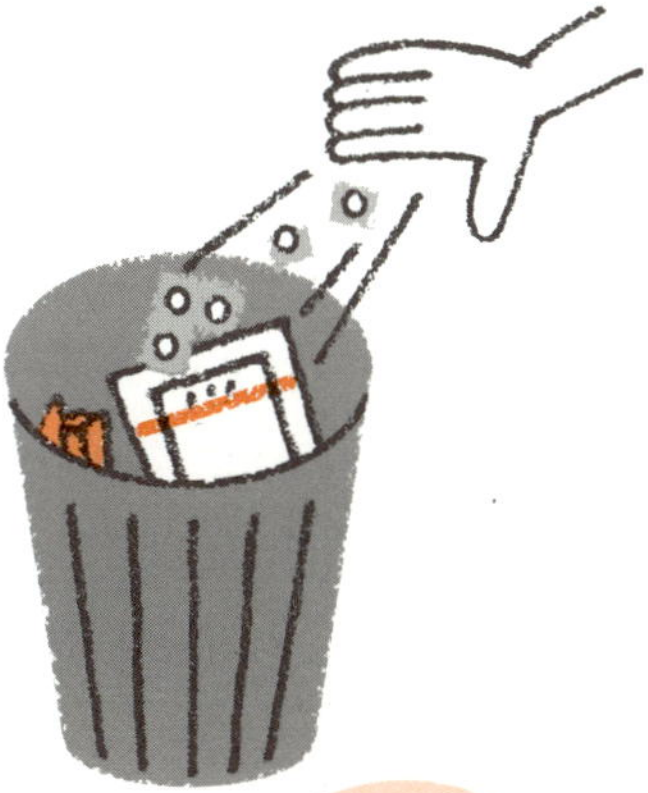

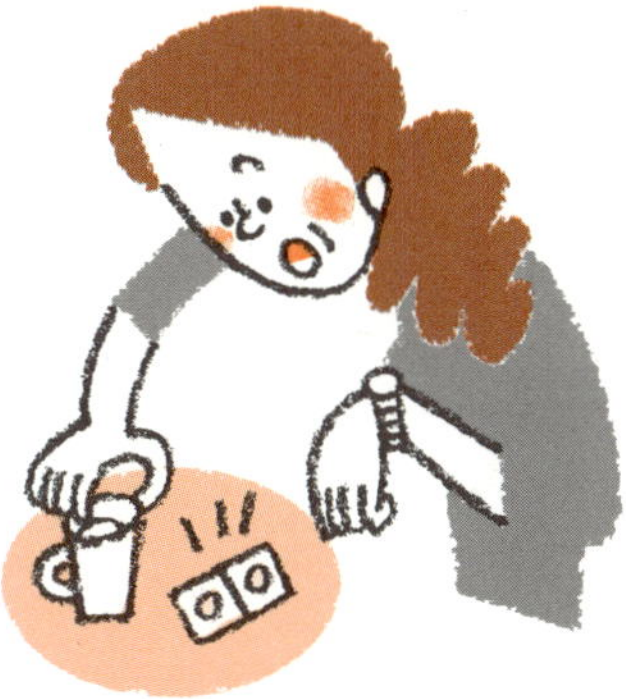

自己判断で服薬をやめない

勝手に薬を減らしたりやめたりすると、治療がうまくいかない。医師に相談を。

長い付き合いになると認識しよう

薬物療法では、効果が出始めてから時間をかけて薬を減らしていく。気長に飲み続ける。

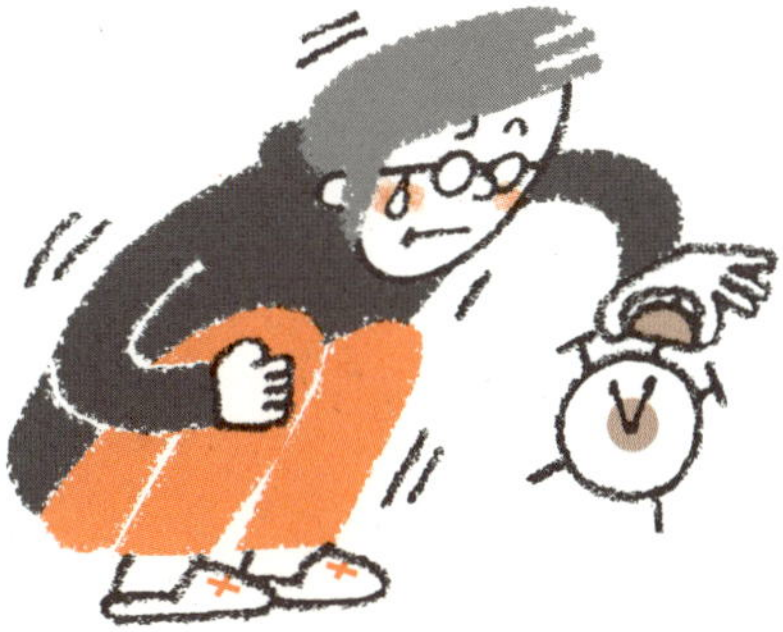

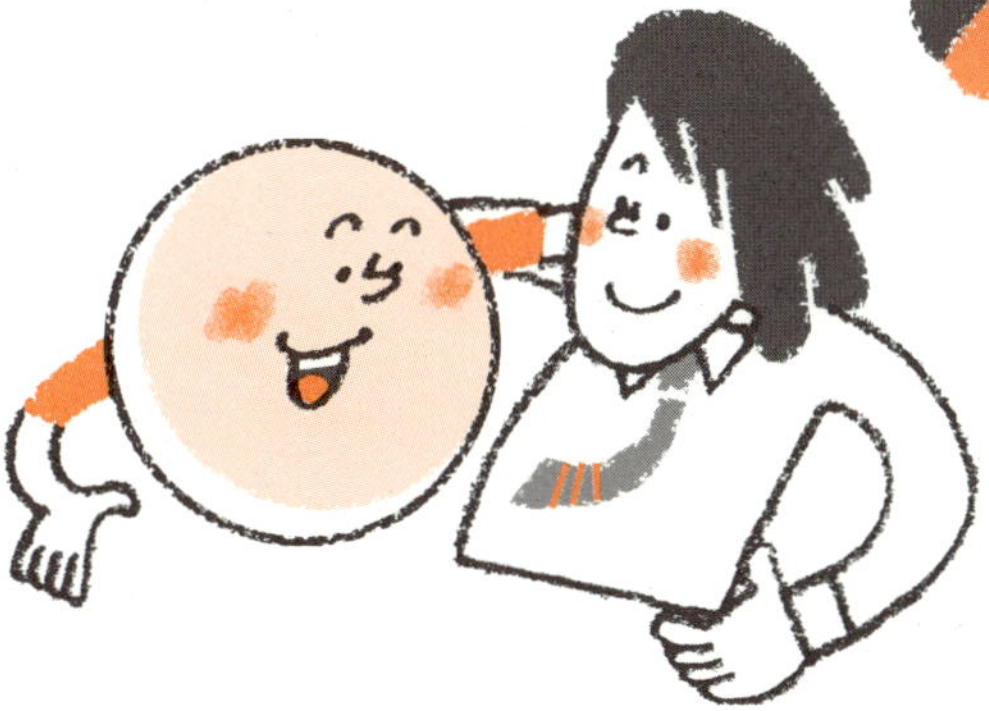

効果はゆっくり。あせらず飲み続ける

効果があらわれるまで2〜3週間かかる。万一副作用が先に出てきてもあせらない。

Q 面接は必ず受けなければならないもの？

A はい。面接は治療の一環として欠かせません。

うつ病の治療では、薬物治療や休養と並行して、医師との面接がおこなわれます。

面接は精神療法の一種であり、うつ病治療には欠かせません。また、薬の効果などを確認し、治療の経過を正確に判断するためにも必要なことです。

面接ではアドバイスはしないこともある

精神療法というと、なにか特殊な治療法を想像しますが、通常は精神科医との話し合いの形をとります。患者さんは自分が抱えている思いを話し、医師側はそれをよく聴いて受けとめ、問題点を整理します。そして、その時点での考え方や病名、治療の見通し、治療法とその副作用などを説明します。

面接では、医師から有効なアドバイスがもらえると考える人もいますが、必ずしもそうではありません。医師が患者を導くのではなく、ともに考え、その人が持つ力を再発掘する治療法なのです。

薬物療法や精神療法以外の治療法としては、通電療法や断眠療法（P118参照）などがあります。

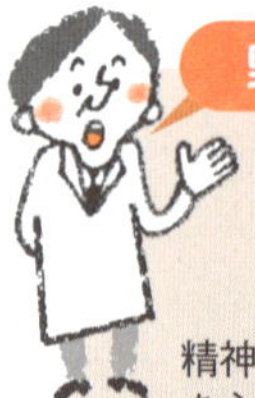

野村先生のプチ相談室

精神療法とカウンセリングはどう違う？

精神療法は、通常は医師による面接を主体とした治療法のことです。カウンセリングは、カウンセラーが相談者の話を時間をかけて聞き、原因や解決法を一緒に探るもの。診断や薬の処方はありません。治療が混乱しないよう、カウンセリングを受けたいときは事前に医師に相談を。

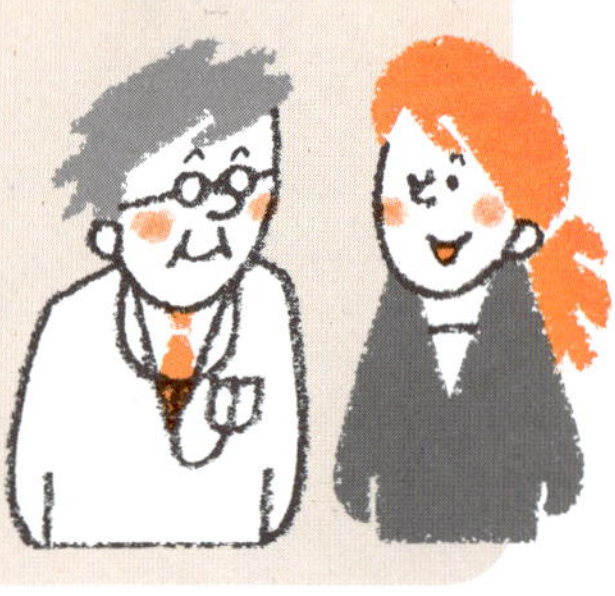

医師は面接によって患者さんを支える

不安をとり除き安心感を与える

病気そのものや治療法に対する不安や疑問にこたえることで、安心して治療に取り組めるようサポートしてくれる。

原因や解決法を探す手助けをする

患者さんが自らうつ病の原因に気づき、回復に向けて行動できるよう、ともに考え、患者さん自身の力を再発掘する。

患者さんの気持ちを受けとめる

医師は面接では聞き役に徹し、批判や評価をすることはない。患者さんのつらさや努力を理解し、受け入れる。

自殺など誤った行動をとめる

自殺や、不安のために早まった決断（辞職、離婚、不動産売買など）をしようとする患者さんを説得し、思いとどまらせる。

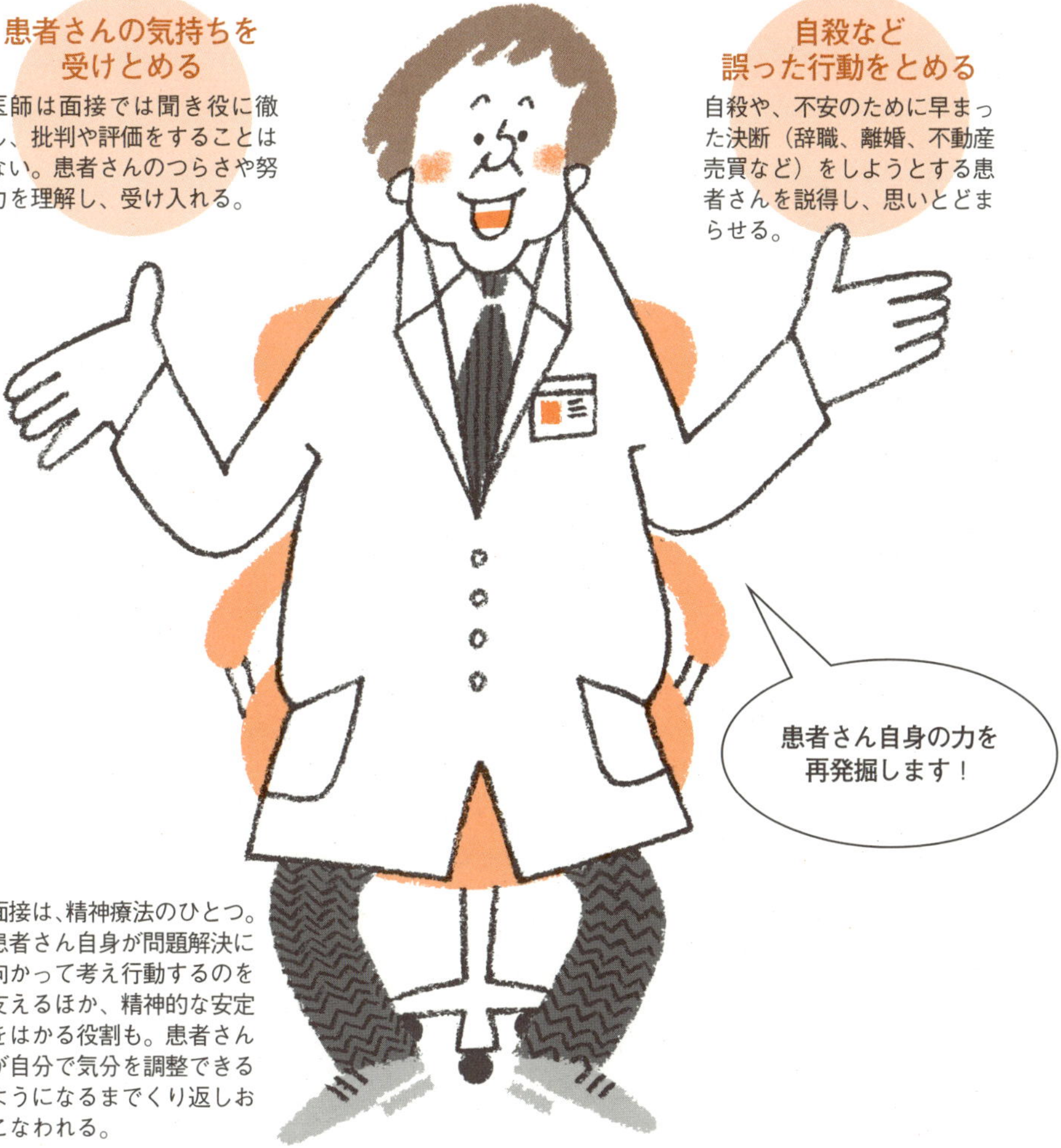
患者さん自身の力を
再発掘します！

面接は、精神療法のひとつ。患者さん自身が問題解決に向かって考え行動するのを支えるほか、精神的な安定をはかる役割も。患者さんが自分で気分を調整できるようになるまでくり返しおこなわれる。

Q よくなってきました。治療をやめたいのですが。

A 回復は一進一退。まず医師に相談しましょう。

うつ病が治るまでにかかる期間は、人によって異なります。統計的には半年から1年といわれていますが、すぐに治る病気ではないと考えるべきでしょう。

また、よくなってきたように感じられても、本当によくなっているとは限りません。うつ病は、一進一退をくり返しながら徐々によくなっていきます。あせらずに治療を続けることが大切です。

よくなった気がするからと、勝手に薬の量を減らしたり、服用をやめたりすると、治まっていた症状が再びあらわれることもあります。薬をやめたいと思ったら、まず医師に相談し、よく話し合うようにしましょう。

再発を防ぐためには回復後も薬を続ける

うつ病の症状が消え、よくなった後も、再発を防ぐ目的で薬の服用を続けます。薬の量を減らさないまま、1年ほど続けるのが理想的。それ以前に薬をやめると、再発率が高くなることがわかっています。とくに、何回もうつ病をくり返している人は、簡単に服用を中止してはいけません。

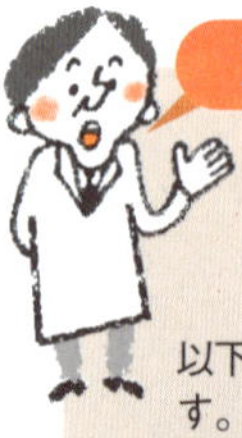

野村先生のプチ相談室

入院が必要なのはどんなとき？

以下のようなときは入院が望まれます。家族や医師とよく相談を。

- うつ症状が重いとき
- 家庭で十分休養ができないとき（家族の理解が得られない、幼い子どもや高齢者と同居していて、世話のために気が休まらないなど）
- 自殺の危険性が高いとき

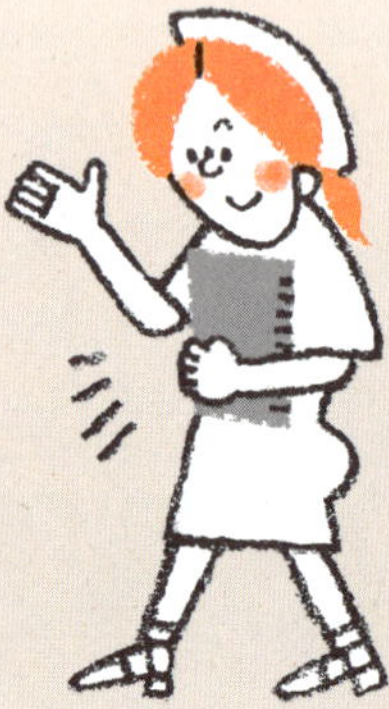

ゆっくり快方へ。あせらず治療を続けよう

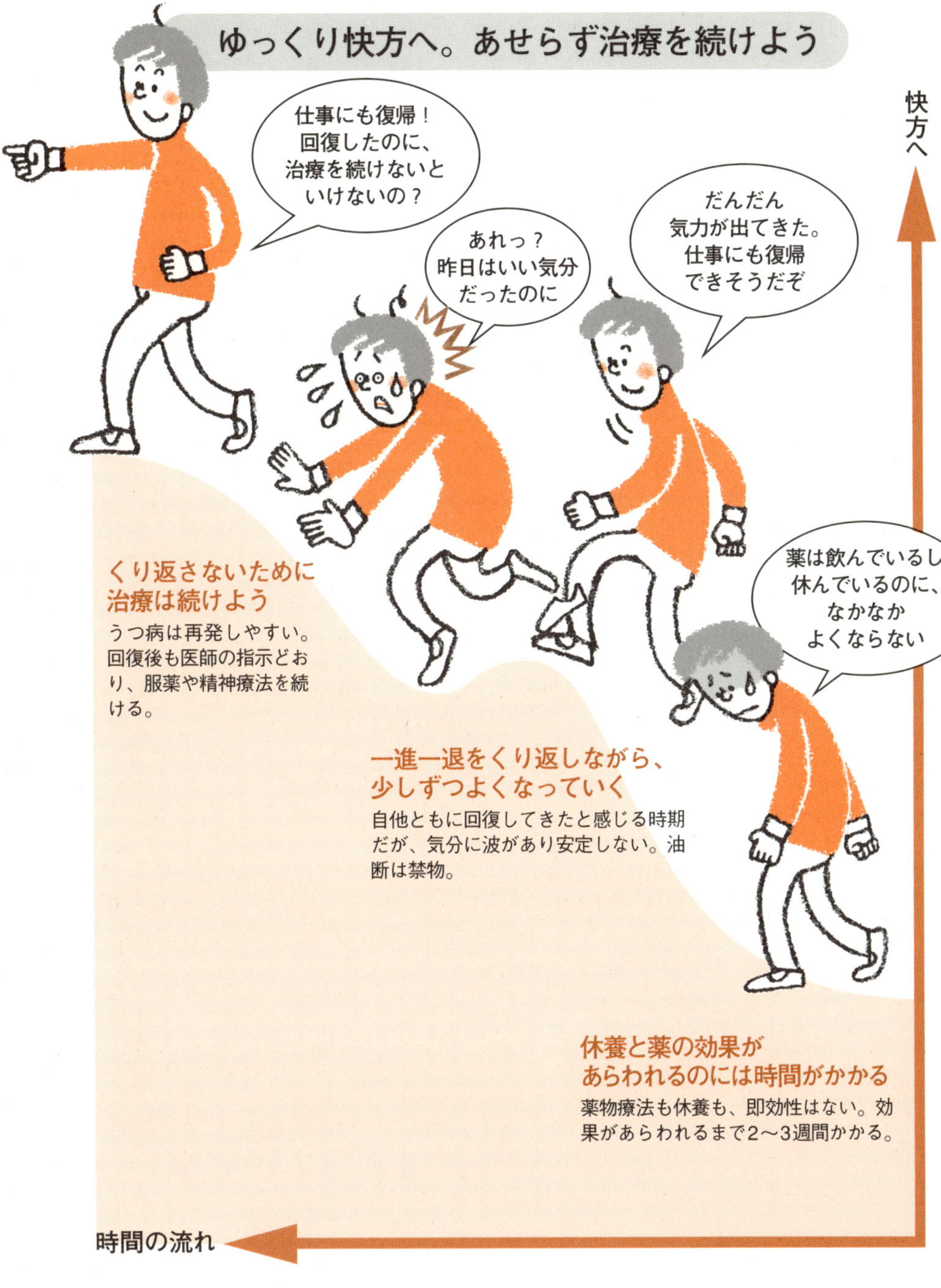
仕事にも復帰！
回復したのに、
治療を続けないと
いけないの？
あれっ？
昨日はいい気分
だったのに
だんだん
気力が出てきた。
仕事にも復帰
できそうだぞ
薬は飲んでいるし
休んでいるのに、
なかなか
よくならない
快方へ
時間の流れ

休養と薬の効果があらわれるのには時間がかかる

薬物療法も休養も、即効性はない。効果があらわれるまで2～3週間かかる。

一進一退をくり返しながら、少しずつよくなっていく

自他ともに回復してきたと感じる時期だが、気分に波があり安定しない。油断は禁物。

くり返さないために治療は続けよう

うつ病は再発しやすい。回復後も医師の指示どおり、服薬や精神療法を続ける。

Q 復職したいと思ったら、どうすればいいですか？

A まず医師に相談を。ゆっくり体を慣らしていきます。

うつ病の治療のために休職していた人は、症状がよくなってくると、早く復職しなければと考えがちです。しかし、早すぎる復職は、うつ病の再発を招くことにつながります。復職の時期については、主治医とよく話し合って決めることが大切です。

　症状が改善し、勤務に耐えられる程度に心身のエネルギーが回復し、かつその状態が安定するまでは、休職を続ける必要があります。

復職が可能かどうかについては、下の項目をチェックしてみましょう。

いきなりフル稼働は無理 仕事は徐々に増やす

　職場に復帰したとたん、病気になる前と同じ仕事をこなすことはできません。休職した負い目からついがんばってしまうものですが、無理は禁物。しばらくは〝慣らし運転〟が必要で、徐々に仕事を増やしていきます。その点について、会社や職場の上司によく理解してもらうことが必要です。

　また職場のストレスが原因の場合には、人事異動を含めた環境整備が必要になることもあります。

復職のための自己チェック

- □ **生活リズムが取り戻せているか**
  起床・就寝時刻が規則的か、睡眠時間は十分か、3食とれているか
- □ **日常動作をひとりでおこなえるか**
  着替えなどの動作ができるか、電車やバスをひとりで利用できるか
- □ **体力が回復しているか**
  日中起きていられるか、作業が続けられるか、体力が戻っているか

医師や上司と相談しながら慎重に

STEP 1

医師に復職の意志を伝える

医師に復職したいと相談。最近の生活状況や気分も伝え、タイミングなどについて意見を聞く。

STEP 2

上司と面談し、時期などを決める

時期や復帰後の雇用形態などについて、具体的に話し合う。自分や家族の希望も提示して。

STEP 3

復職に向けて生活を整えていく

復職を目標に、それに合わせて起床時間や食事など生活全般のリズムを調整していく。

STEP 4

復職支援サービスなどで徐々に慣れる

上司と相談しながら、復職支援プログラム（P32参照）の利用や、半日出勤から始めるなどの工夫をし、徐々に体を慣らす。

→ 疲労感が強ければ、復職を見送る

→ とくに問題がなければ、正式に復職する

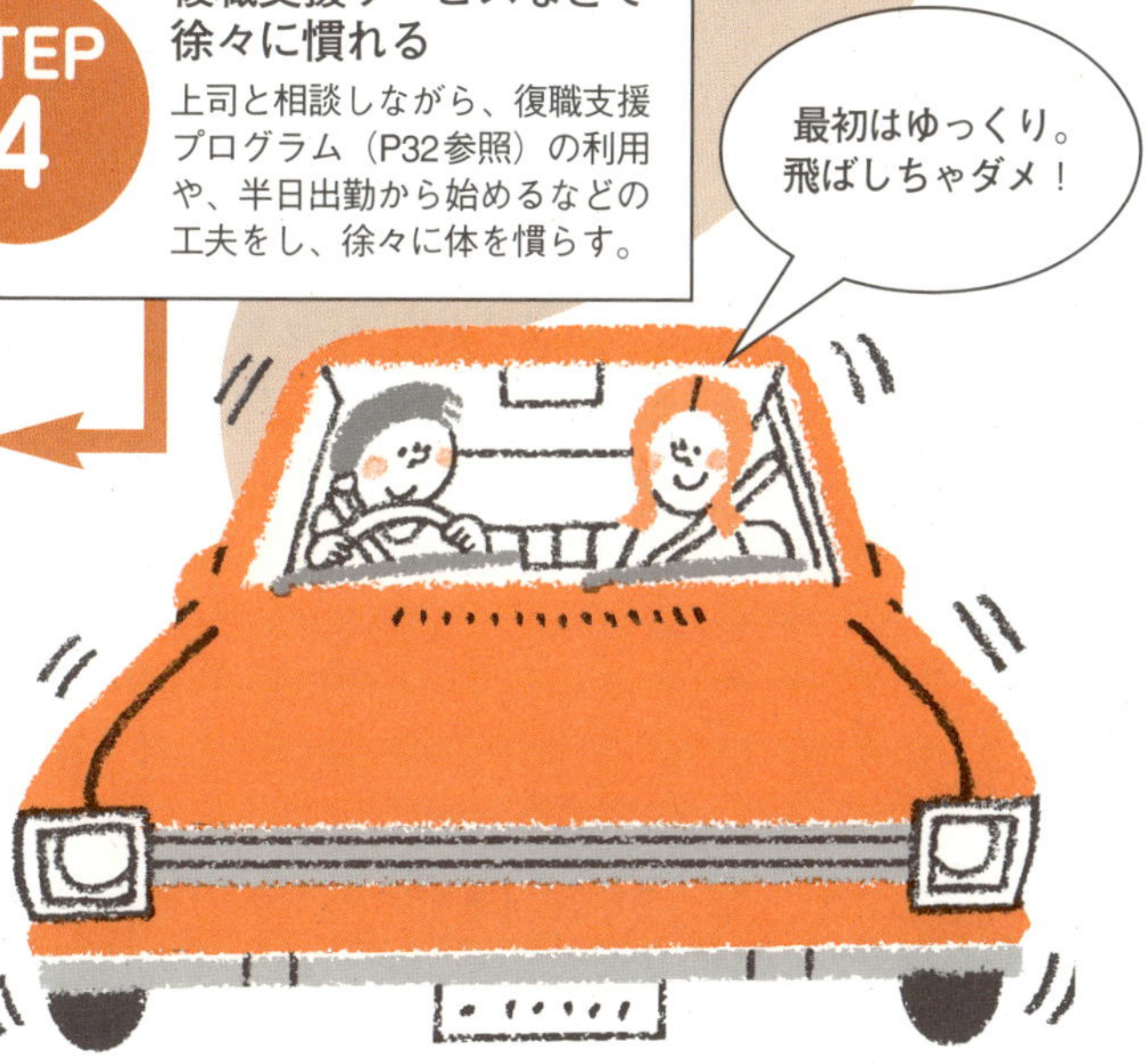
最初はゆっくり。
飛ばしちゃダメ！

Q 復職後、ちゃんと働けるかどうか不安です。

A 〝復職支援プログラム〟を利用してみてはどうでしょうか。

　復職する際には慣らし運転が必要ですが、それができないケースも少なくありません。そこで、復職前に、復職支援プログラムを受けることがすすめられます。プログラムを通じて、生活リズムを整え、自分の作業能力を確かめ、対人関係を作る練習をして、無理なく復職できるようにするのです。

近所に施設がなければ自分で復職準備を

　復職支援プログラムは、医療機関や民間団体によるもののほか、地域障害者職業センター（左ページ下の連絡先参照）などでおこなっていることもあります。希望する場合は医師に相談してみましょう。

　どのくらいの期間プログラムを受けるかは、患者さんや施設によりさまざまですが、だいたい3ヵ月～1年程度が目安です。

　近所に復職支援プログラムをおこなっている施設がなければ、自分で復職の準備を進めます。下に示す3つのポイントを参考にしてください。主治医と相談しながら、無理のない範囲で、通勤して仕事をする生活に慣れていきます。

自宅でできる復職のための準備

日課表をつけて生活リズムを管理

毎日一定の時間に起床・就寝できるよう、生活リズムを整える。日課表をつけてチェックして。

図書館に通い外出の練習を

出社時間に合わせて自宅近くの図書館に通い、外出の緊張や、活字を追う作業に慣れる。

ウォーキングなどの軽い運動で体力づくり

ウォーキングやジョギングなど。早起きの習慣をつけるため午前中におこなうといい。

復職支援プログラムで受けられるサポートの一例

よりよい復職の進め方を探る

支援対象者と雇用事業主、主治医との相談を通して、3者の同意にもとづいた復職の進め方などの作成を支援する。

復職に必要な体力や生活づくりを支援

センター内でカウンセリングや作業をおこない、復職にそなえた体力づくりや、生活リズムの調整を援助する。

受け入れ側へもアドバイス

雇用事業主に対する支援。復帰後の仕事内容や労働条件など、適切な受け入れ態勢をアドバイスする。

簡単な作業

読書やパソコンを使った簡単な入力作業、資料作成など、実際の仕事に近い作業に取り組み、働く感覚を取り戻す。

軽い運動

体力やコミュニケーション力を養う。ストレッチやヨガ、軽いスポーツなど、センターによってメニューはさまざま。

グループで話し合いをする

グループを作って話し合う。複数の人と協調して話すことで、対人能力や、ストレスへの抵抗力をつける。

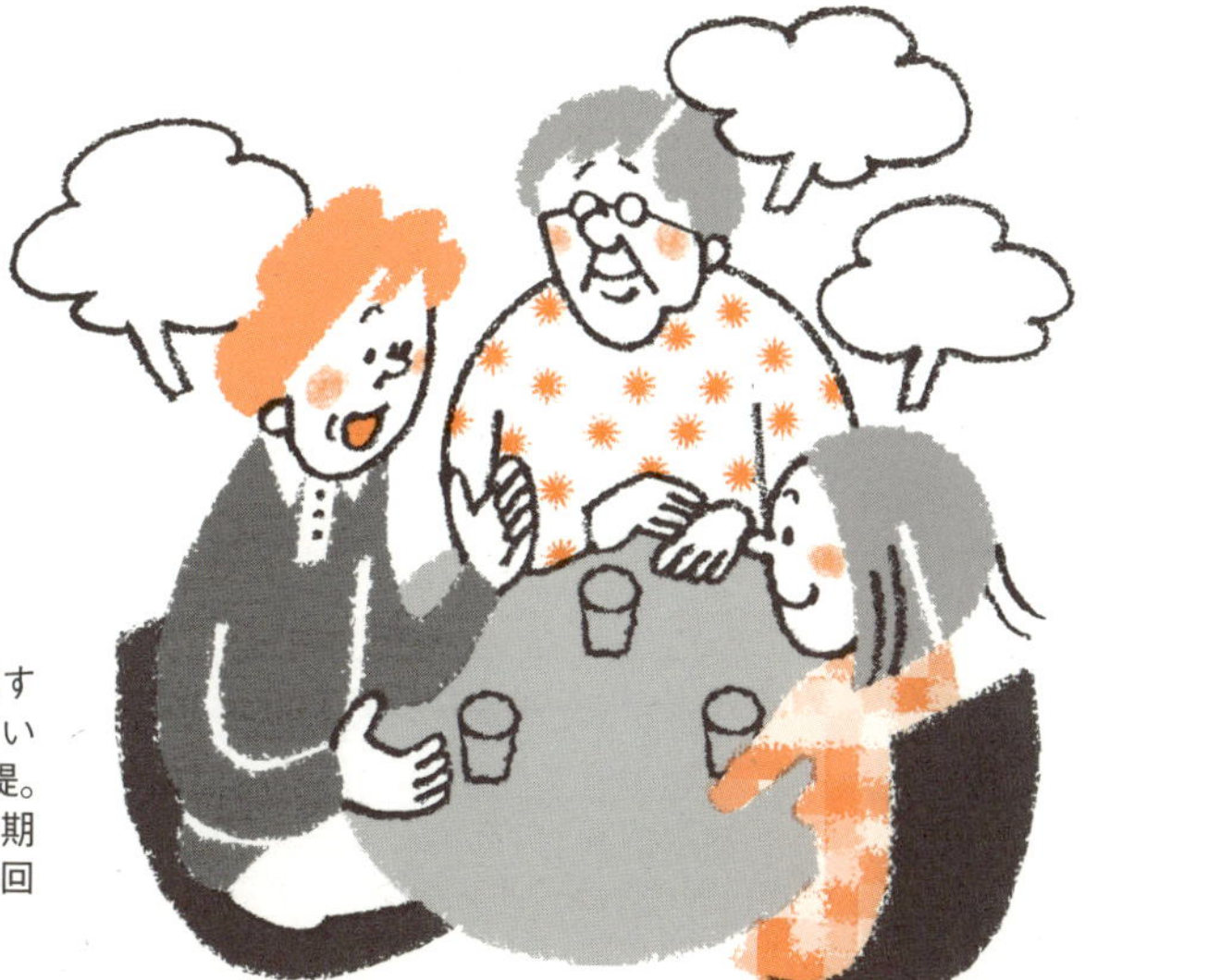

復職支援プログラムに参加するには、ある程度回復していて、施設に通えることが前提。プログラムの内容や受ける期間は、施設や、患者さんの回復状況によって異なる。

●地域障害者職業センターの連絡先　独立行政法人 高齢・障害者雇用支援機構ホームページ
http://www.jeed.or.jp/jeed/location/loc01.html#03

COLUMN 1

治療にかかるお金の心配を解消

医療費の負担を軽くする制度を利用してみよう

休職により収入が不安定なうちは、なるべく医療費の負担を減らしたいもの。そんなときは「自立支援医療費制度」（詳細は下記参照）の利用がおすすめです。そのほか、

●精神障害者保健福祉手帳を取得する…税制上の優遇措置があるほか、交通機関の運賃が無料や割引に。

●確定申告で医療費控除を受ける…年間医療費が10万円を超える（所得額が200万円未満なら所得の5％）場合に受けられる。

などの方法があります。地域の保健所や役所に問い合わせてみましょう。

自立支援医療費制度とは

●内容	医療保険では医療費の3割が自己負担となるが、この制度では医療費の一部が公費で負担され、自己負担は原則として1割になる。 本人や世帯の所得、疾患などに応じて、月当たりの負担額に上限が設けられる。 通院や薬代、往診、訪問看護などのほか、精神保健福祉センターのデイケアなども対象となる。
●対象	精神疾患の治療のために継続的に通院している患者さん
●有効期限	原則として1年間。引き続き利用するには、更新の手続き（有効期限の3ヵ月前から可）が必要
●申請窓口・問い合わせ	区市町村の役所へ（申請は役所の担当窓口へ）

Part 2

あなたの大切な人がうつ病になったら

うつ病の治療には、家族や職場の人など
周囲の支えが欠かせません。
患者さんを上手にサポートし、
看護のストレスを抱え込まないよう、
対応のポイントを覚えておきましょう。

こんな言動はやめて！

周りの人の何気ない言動が、
うつ病の人にとっては
大きな負担になることも。
日常をふり返ってみましょう。

朝、たたき起こす

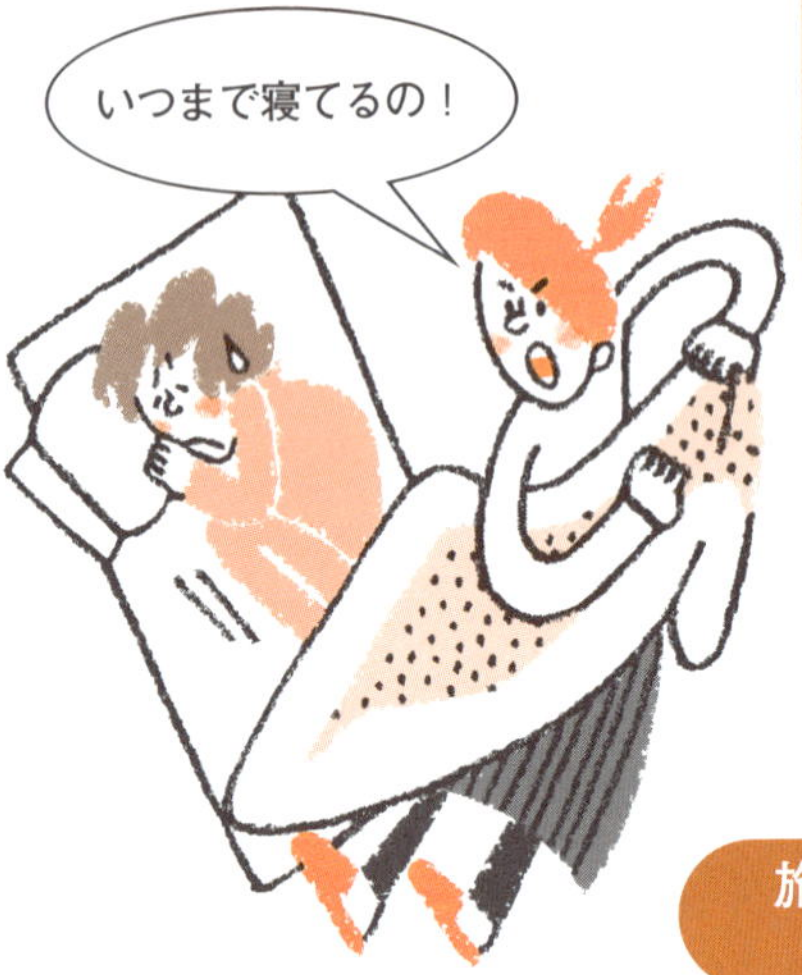
いつまで寝てるの！

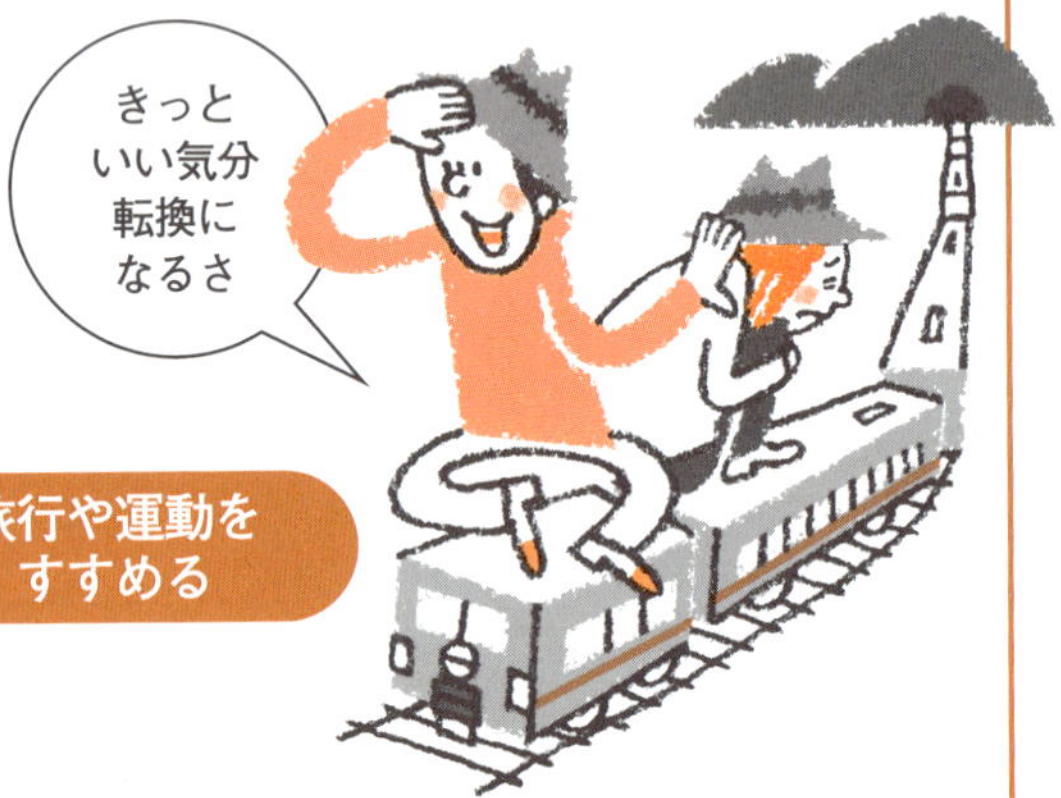
きっと
いい気分
転換に
なるさ

旅行や運動をすすめる

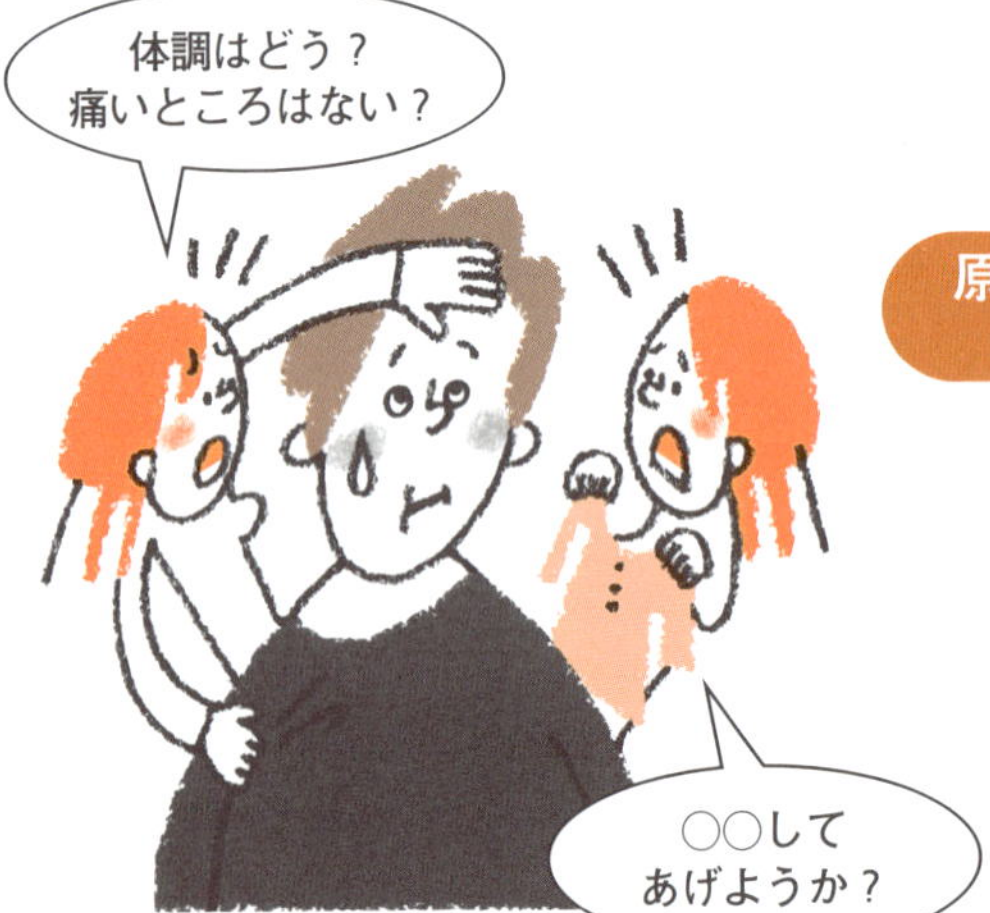
体調はどう？
痛いところはない？
○○して
あげようか？

過剰に心配したり世話をやく

原因をしつこく追及する

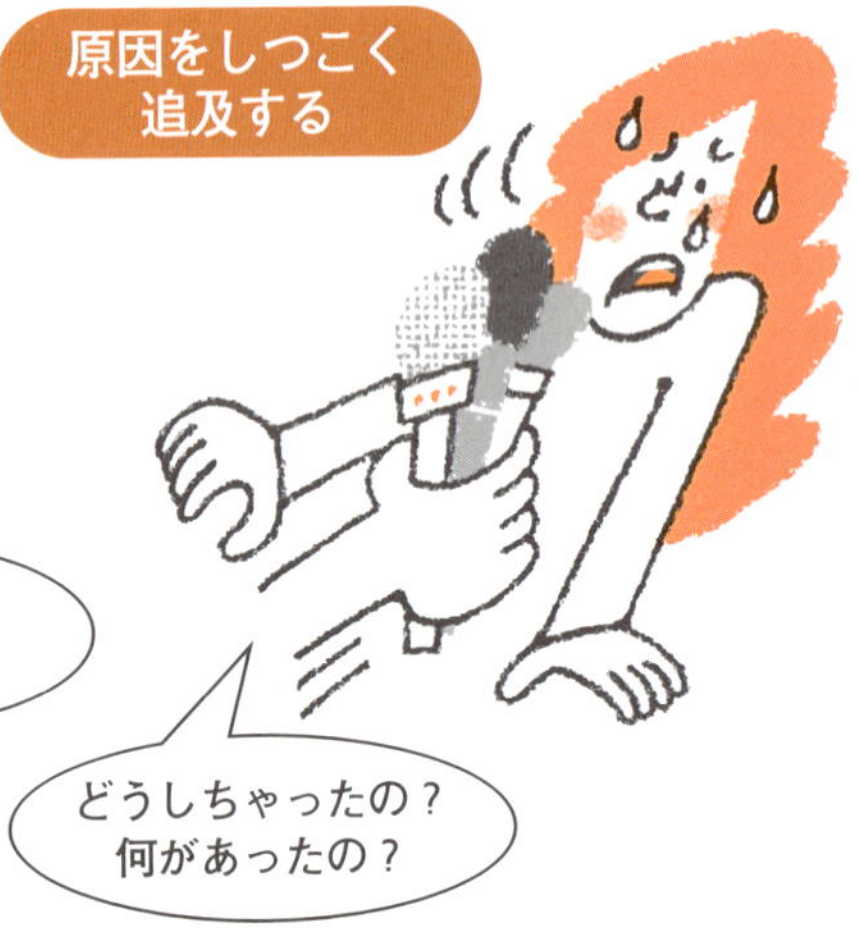
どうしちゃったの？
何があったの？

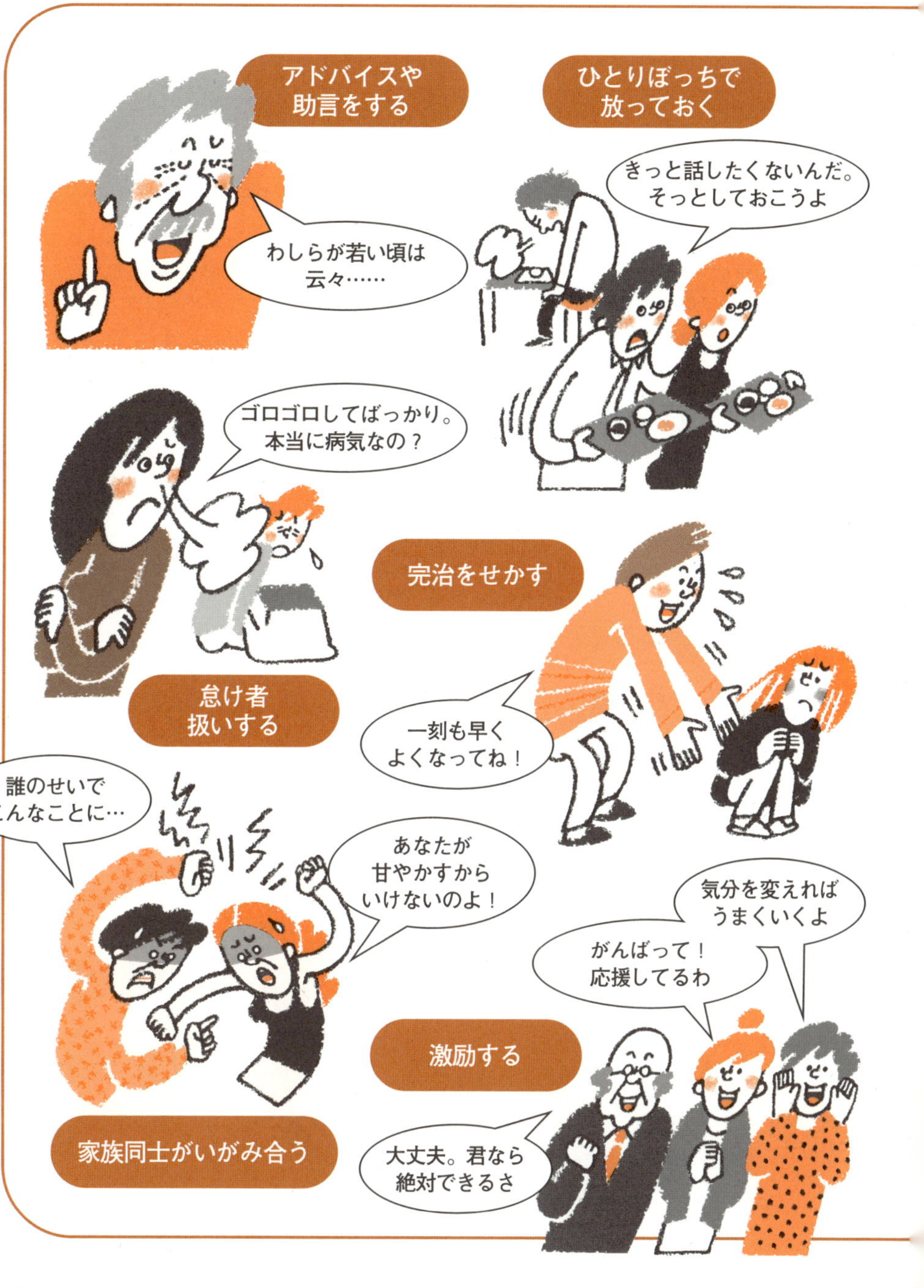
アドバイスや助言をする
わしらが若い頃は云々……
ひとりぼっちで放っておく
きっと話したくないんだ。そっとしておこうよ
ゴロゴロしてばっかり。本当に病気なの？
怠け者扱いする
完治をせかす
一刻も早くよくなってね！
誰のせいでこんなことに…
あなたが甘やかすからいけないのよ！
家族同士がいがみ合う
気分を変えればうまくいくよ
がんばって！応援してるわ
激励する
大丈夫。君なら絶対できるさ

こんなふうにサポートを

悩みを抱えて苦しむうつ病の人にとって、
身近な人たちの助けは、
大きな支えになります。
正しい接し方を覚えておきましょう。

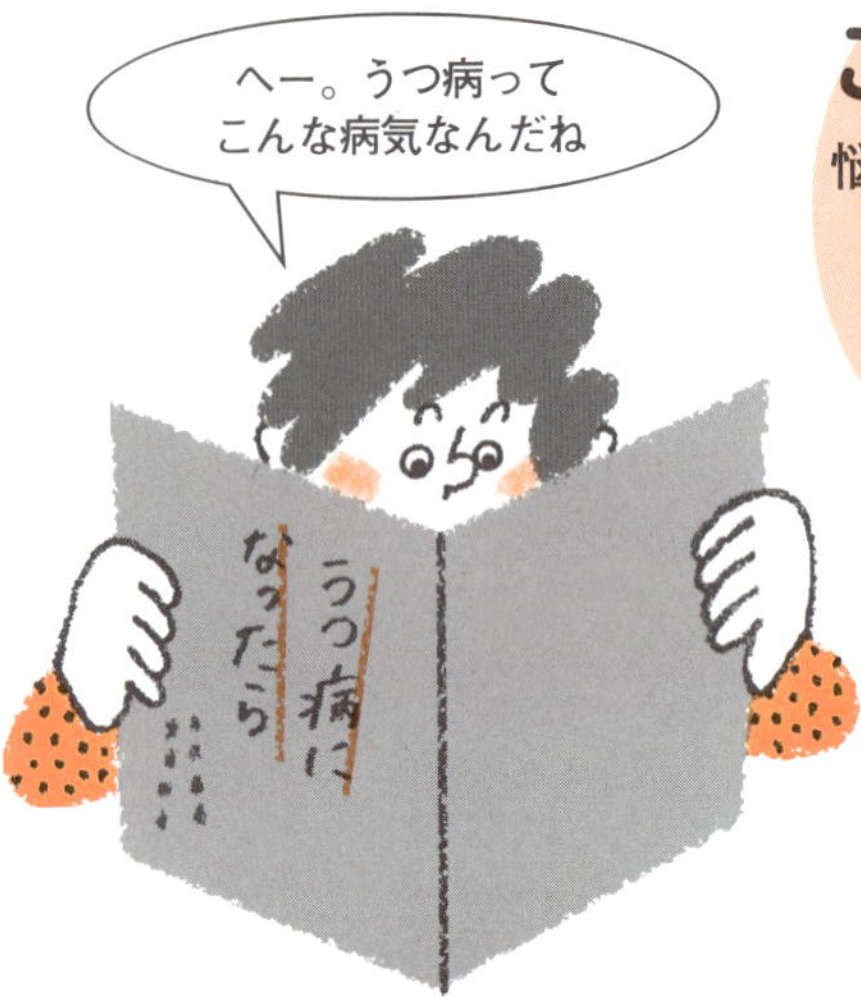
へー。うつ病って
こんな病気なんだね
うつ病に
なったら

**病気について
正しく理解する**

**患者さんの話を
ひたすら聞く**

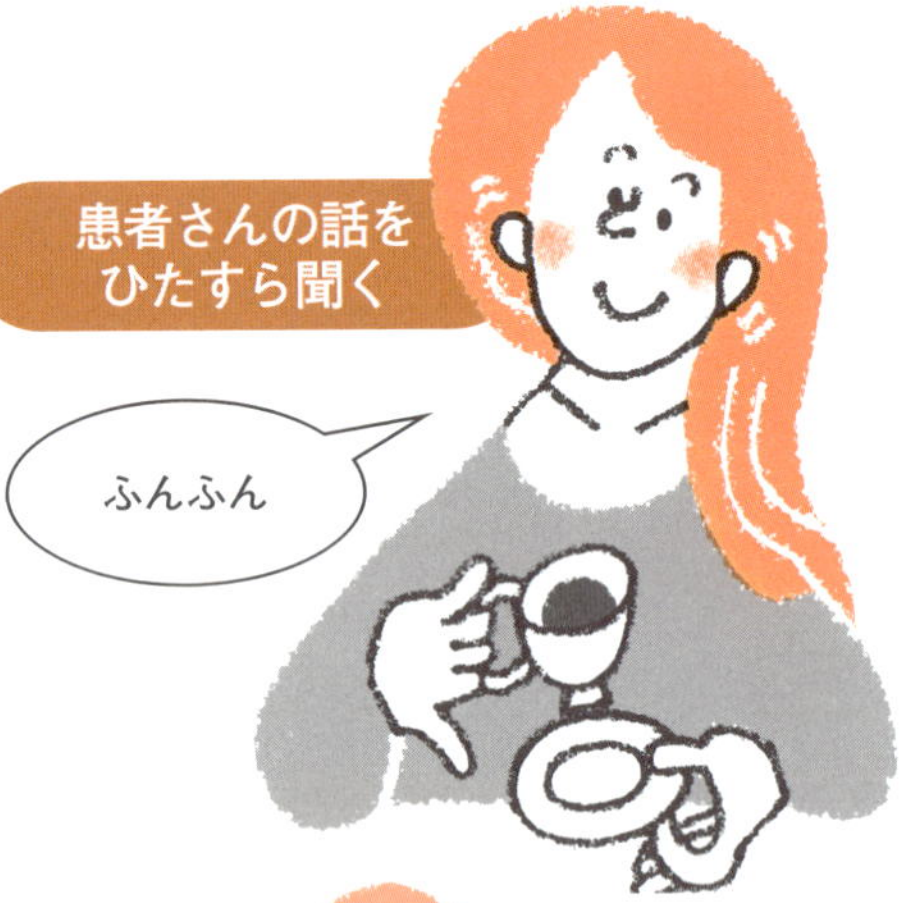
ふんふん

適度に気にかける

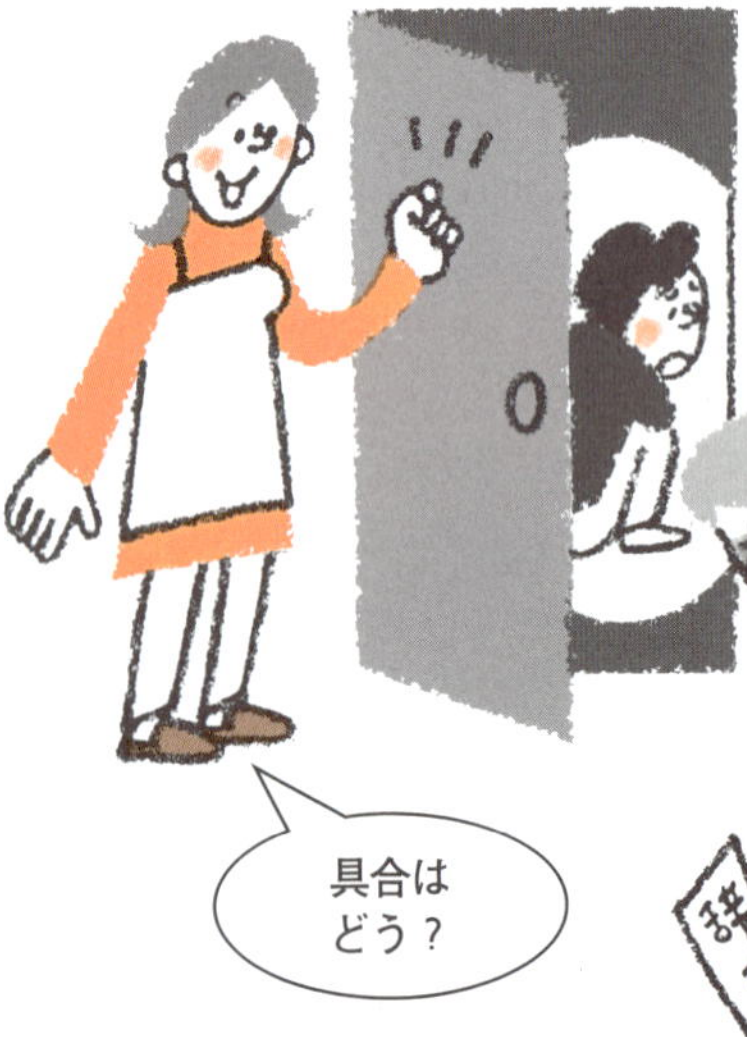
具合は
どう？

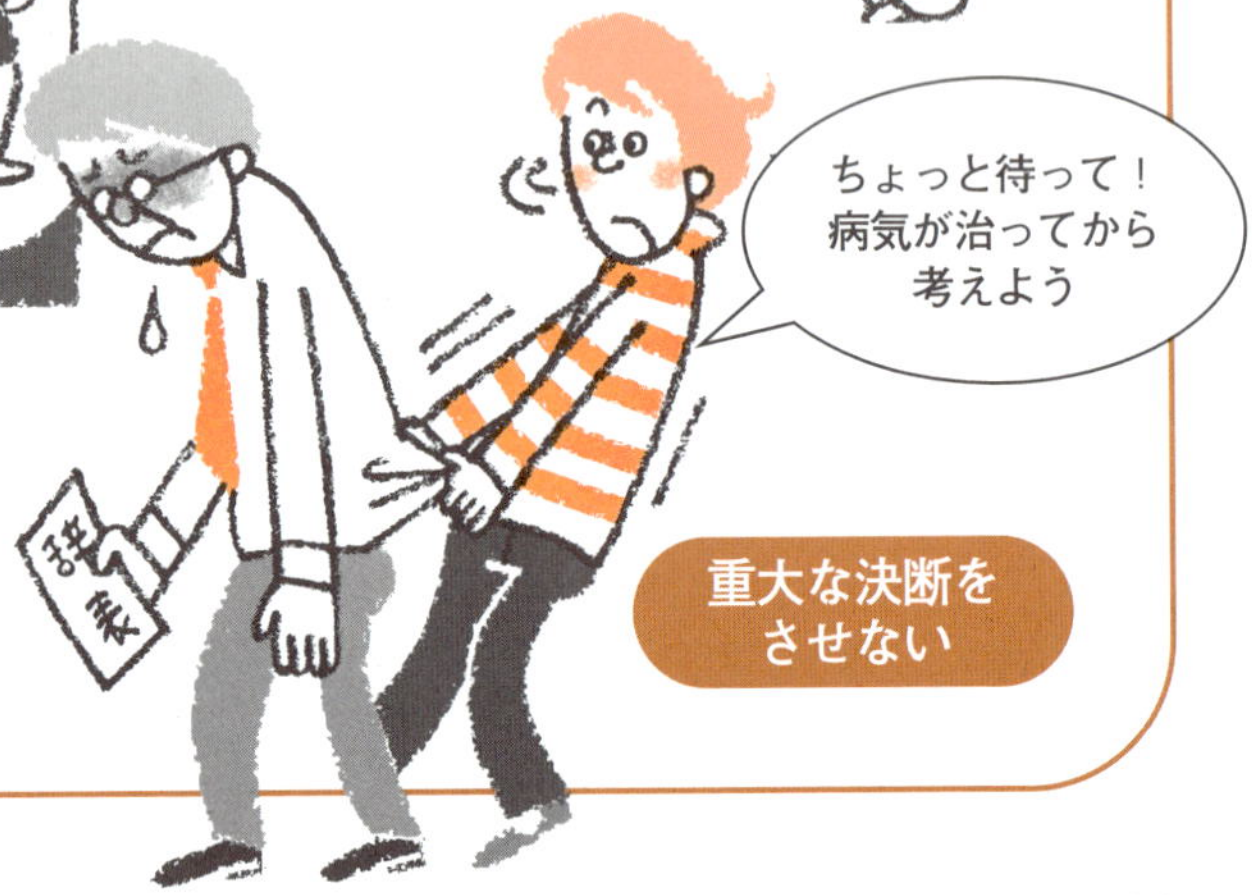
ちょっと待って！
病気が治ってから
考えよう
辞表

**重大な決断を
させない**

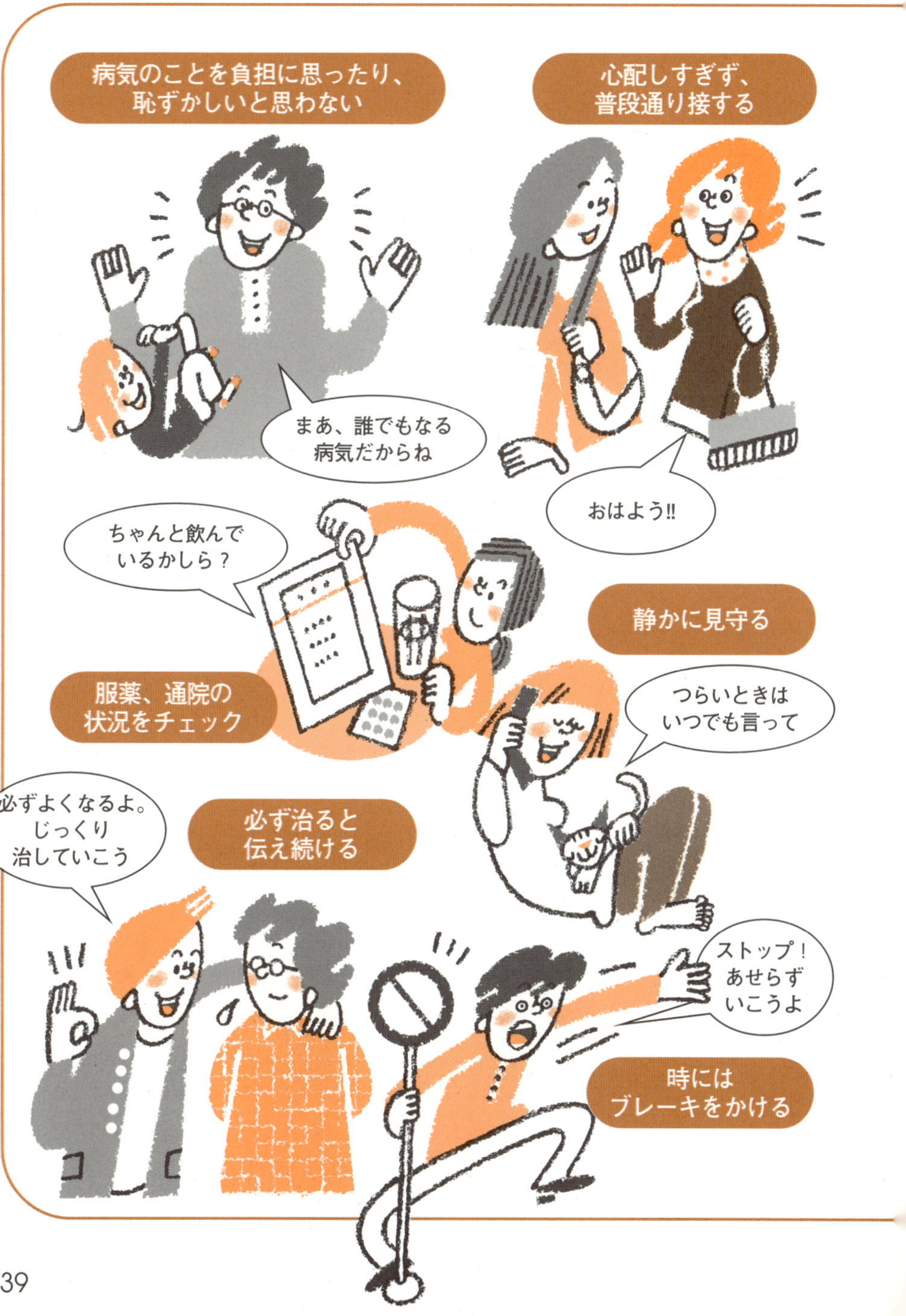
病気のことを負担に思ったり、
恥ずかしいと思わない
まあ、誰でもなる
病気だからね
心配しすぎず、
普段通り接する
おはよう!!
服薬、通院の
状況をチェック
ちゃんと飲んで
いるかしら？
静かに見守る
つらいときは
いつでも言って
必ず治ると
伝え続ける
必ずよくなるよ。
じっくり
治していこう
時には
ブレーキをかける
ストップ！
あせらず
いこうよ

家族・友人編

Q どんな様子だと、うつ病の疑いがありますか?

A 表情や身だしなみの変化を、見逃さないでください。

うつ病になった人が、自分の病気に気づいているとは限りません。症状が軽い段階では、本人は心身の変化を感じていないこともあります。また、変調を感じていたり、うつ病かもしれないと考えていても、周囲に迷惑をかけたくないという思いから、助けを求めたりはしないことも多いのです。

そこで、早い段階で治療を始めるためには、周りの人のサポートが必要になります。うつ病の場合、左ページに示したようなサインがあらわれます。これらの変化に、本人より周りの人が先に気づくこともよくあります。

ポイントは、以前のその人と比べてどうか、ということ。いつもきちんとしていた人が、だらしない印象になったというように、変わった点があれば要注意です。

自己診断テストの症状も参考にしてみよう

うつ病自己診断テスト（P10参照）のチェック項目に示した症状の有無も、うつ病かどうかを判断するのに役立ちます。本人でなければわからない部分もありますが、参考にするといいでしょう。

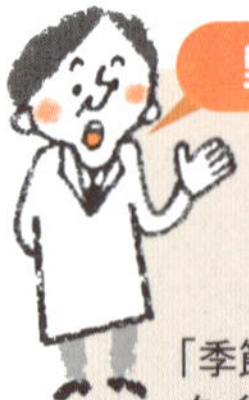

野村先生のプチ相談室

冬の間だけうつ病になることもありますか？

「季節性うつ病」と呼ばれるタイプは、毎年のように同じ季節にうつ病をくり返してしまうものです。たいてい秋から冬にかけて抑うつ症状があらわれ、春になると自然とよくなりますが、原因ははっきりしていません。

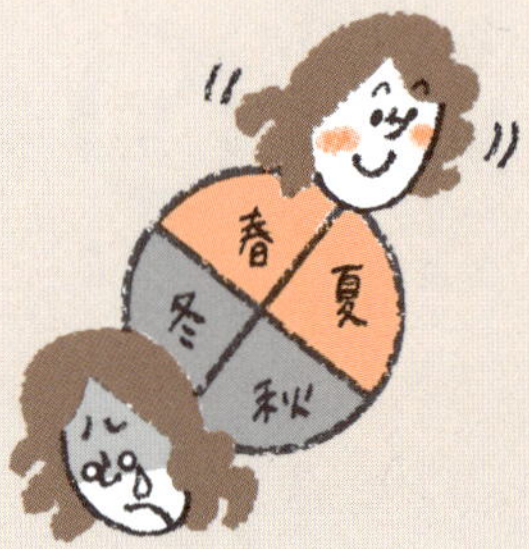

こんな様子が見られたらうつ病の可能性が

- □ 以前なら間違いなく面白がることでも、笑わずにつまらなさそうにしている
- □ 人と会うのを嫌がる
- □ 飲酒量が増える
- □ 集中力、決断力がない
- □ ウロウロと落ち着きなく歩き回る
- □ 声が小さくなる、無口になる
- □ 身だしなみが悪くなり、だらしない印象になる
- □ いつもできていたことができなくなる（家事、生活習慣、通勤など）
- □ ボーッとしている、動作が緩慢になる
- □「死にたい」「生きていても仕方ない」など、自殺をほのめかす
- □ 一日中ひどくだるそうにしている

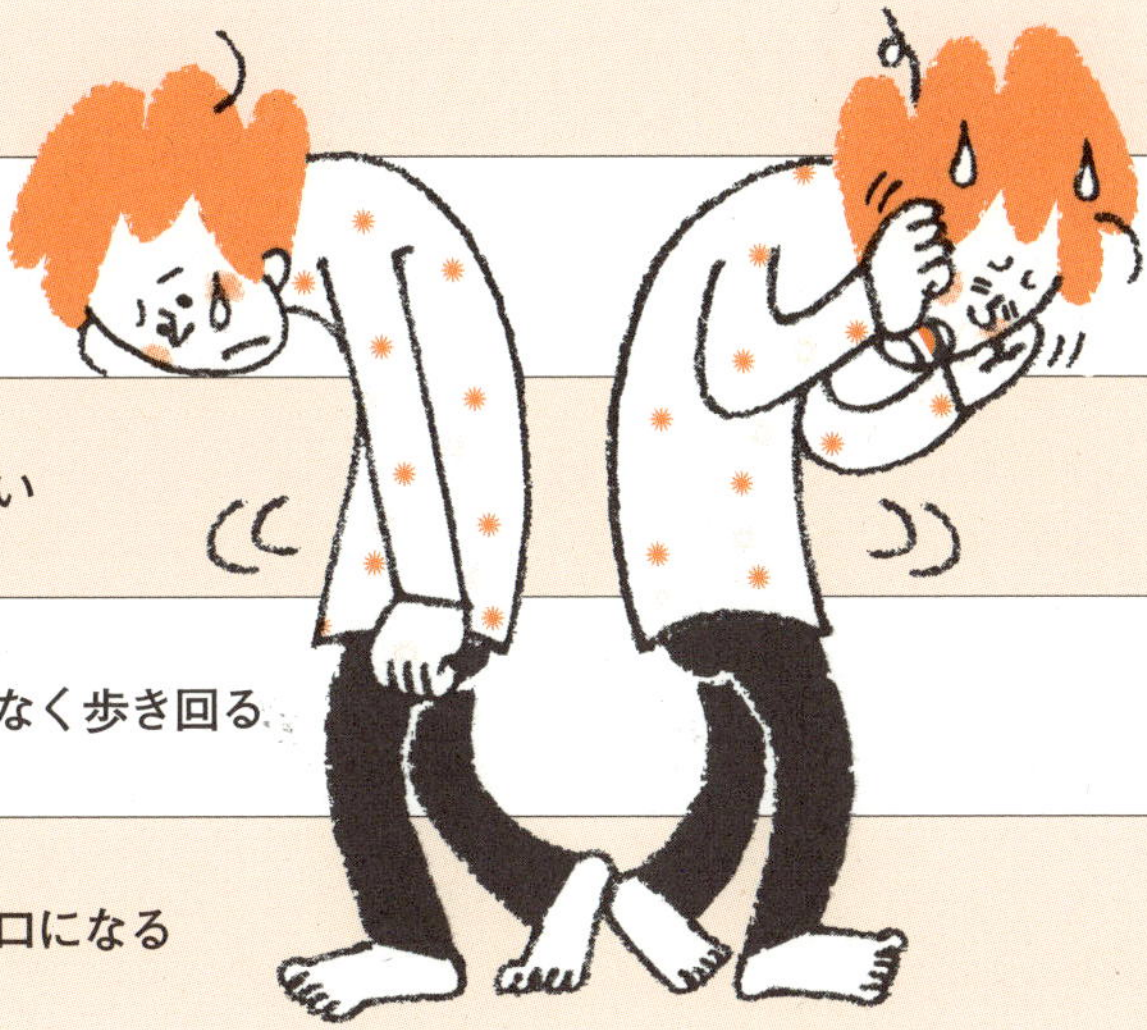

Q 単なるうつ気分や統合失調症とは、どう違う？

A つらさの度合いや、妄想の内容が違います。

いやなことがあれば、誰もがゆううつになります。こうした単なるうつ気分なら、周りの人から見ても理解できますし、時間がたつと自然と治まります。

うつ病のうつ気分は、より長く続き、より強いもの。下記のような悲観的な考えがぐるぐると頭の中を回り、前向きになれません。なぜそこまで悲観的に考えるのか、周囲には理解できないこともあります。

うつ気分が高じて生活に支障をきたす、自分を責める、などの特徴もあります。

妄想的な考えをすることもある

心の病気ということで統合失調症と同じように考える人もいますが、基本的に別のものです。

もっとも大きな違いは、妄想の内容。うつ病では、悲観的な思考が極端になり妄想に発展することがありますが、「もう破産する」という貧困妄想や、「世間に迷惑ばかりかけてきた」という罪業妄想が典型的。統合失調症の妄想は、「誰かが自分を殺そうとしている」などの被害妄想が中心です。

うつ病の人が陥る“ぐるぐる思考”

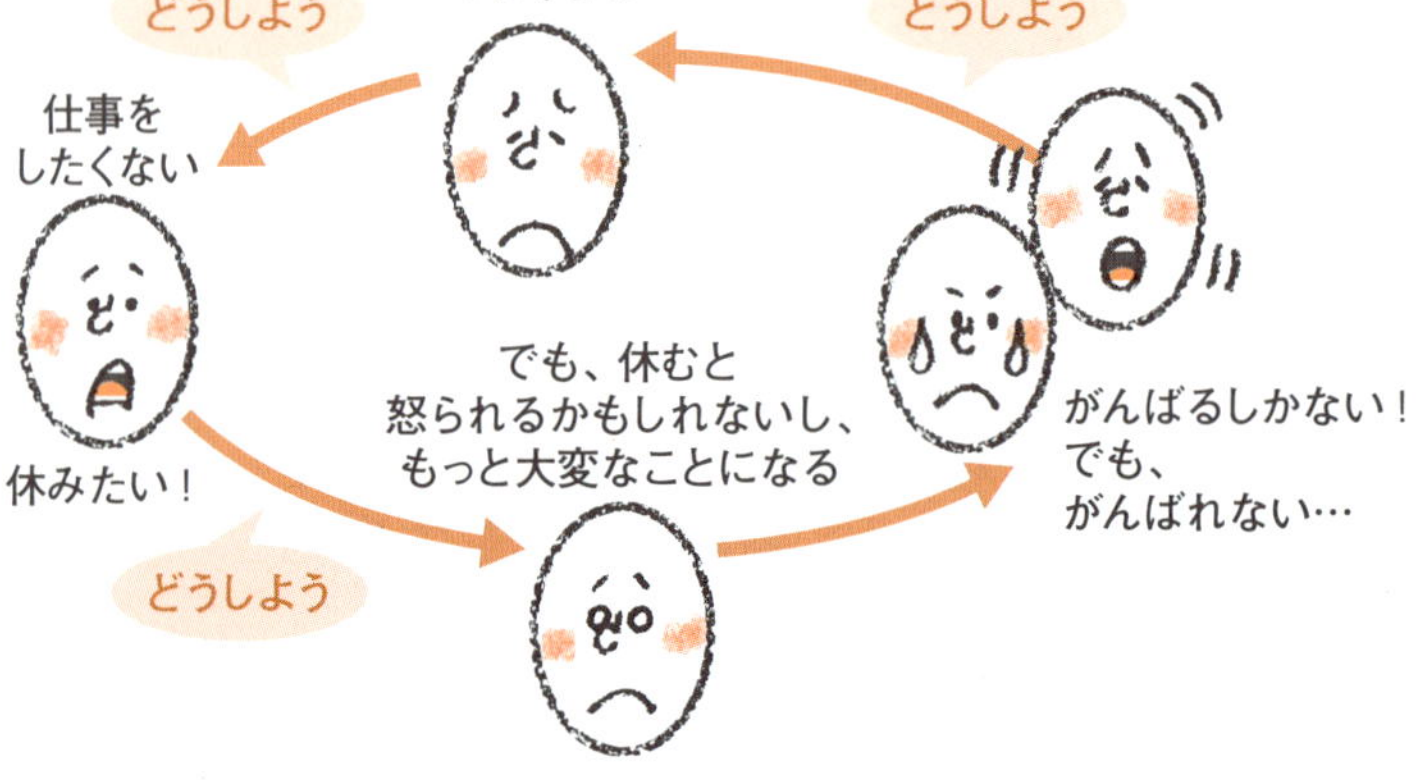
つらくなる
どうしよう
仕事を
したくない
休みたい！
どうしよう
でも、休むと
怒られるかもしれないし、
もっと大変なことになる
がんばるしかない！
でも、
がんばれない…
どうしよう

統合失調症や通常のうつ気分とは似ているようで違う

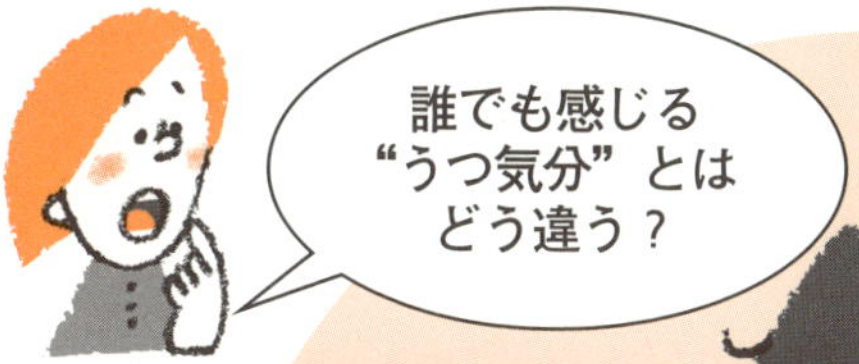
誰でも感じる
“うつ気分”とは
どう違う？

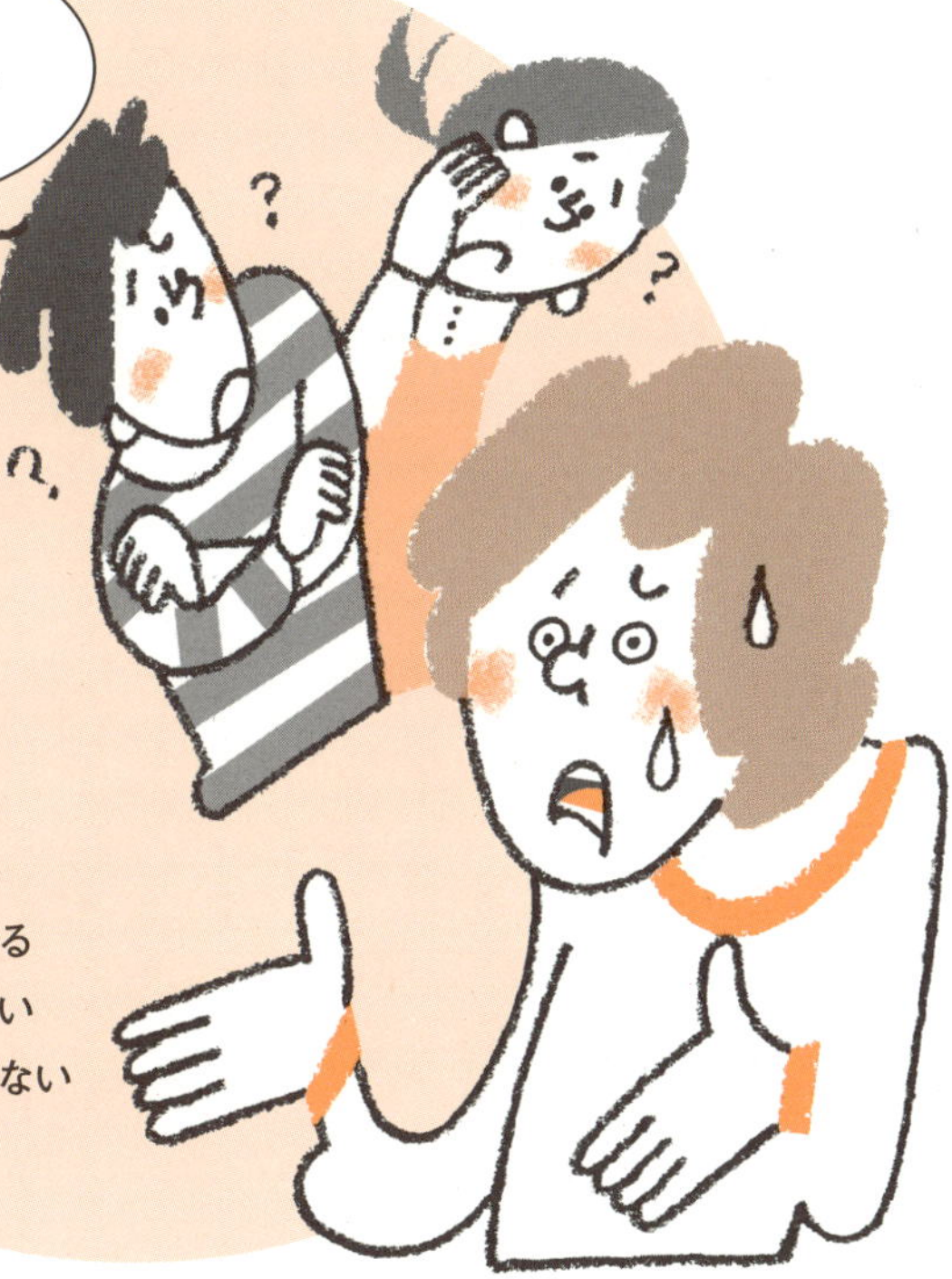

A 質・量ともに重い、絶望的な落ち込みによって日常生活が阻害されます

通常、落ち込むと「悲しくて泣けてくる」などの感情がありますが、うつ病では「何の感情もわかない」「つらさすら感じない」といった絶望的な落ち込みによって、日常生活がまともに送れなくなります。

［うつ気分との違い］

- 妄想的になることがある
- 自殺することがある
- きっかけがはっきりしないことがある
- 周りから見て理解できない場合が多い
- うつ気分が続き、なかなか軽くならない
- 趣味や仕事が手につかない

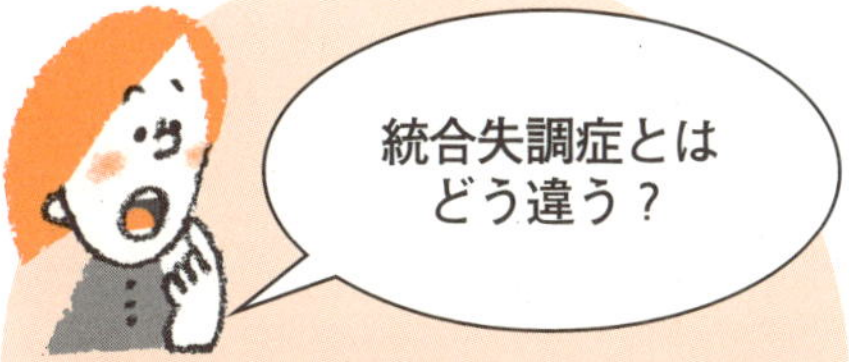
統合失調症とは
どう違う？

A 陥りがちな妄想の傾向が大きく異なります。

うつ病では、小さなミスで「自分はクビだ」「生きている価値がない」と考えるような自己否定的な妄想が中心。

一方、統合失調症は「誰かに殺される」といった被害妄想が多く見られます。

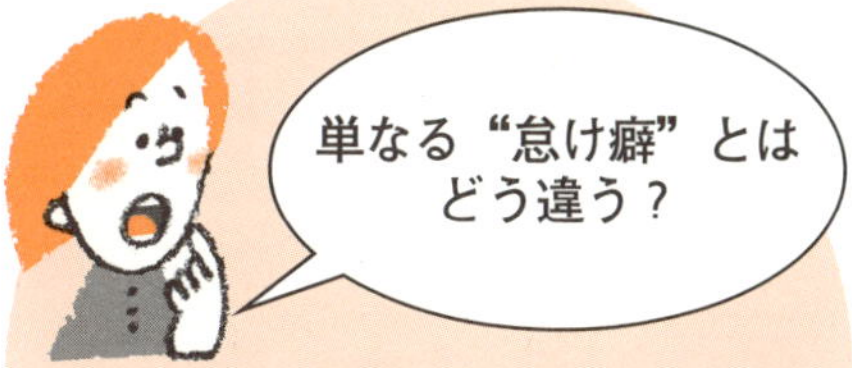
単なる“怠け癖”とは
どう違う？

A「したいけれどできない」というつらさがあります。

怠けるときは、それほどつらさは感じないでしょう。

うつ病で意欲が低下すると、仕事や家事が「したいけれどできない」状態になるため、強いあせりや罪悪感があり、つらい思いをします。

Q うつ病の症状があるのに、本人は違うと言い張ります。

A よく話し合い、受診するよう説得してください。

うつ病の患者さんは、苦しくても病気だと思っていないことがあります。「自分がダメな人間だからだ」「もっとがんばればいい」などと考えてしまうのです。

こういう人を医療機関に行かせるのは大変ですが、家族が中心となって根気よく説得し、なんとしても受診させてください。放っておくと、取り返しのつかないことになる可能性もあります。

きちんと説明すれば納得することが多い

説得するときは、受診が必要だときちんと説明します。こんな症状があるし、とてもつらそうなので、とすすめてみましょう。説得のコツは、具体的に症状をあげること。あいまいな言い方では伝わりません。とくにメランコリー型うつ病（P70参照）の場合はまじめな性格の人が多いため、論理的に説明すると効果的です。

ウソをつくのはやめてください。「自分が受診するので一緒に来て」などと連れ出し、受診させるようなやり方です。患者さんを傷つけることになりますし、その後の診療も進めにくくなります。

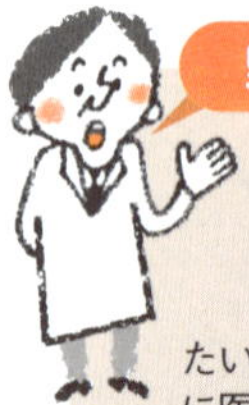

野村先生のプチ相談室

医師と相性が合わないと言います。転院は可能ですか？

たいていは面接を重ねるうちに医師との信頼関係が築かれるもの。しかし、やむを得ない場合には、正直に伝えて紹介状を書いてもらいます。紹介状により、これまでの診断や治療の経過などの情報が、新しい医師に伝えられます。

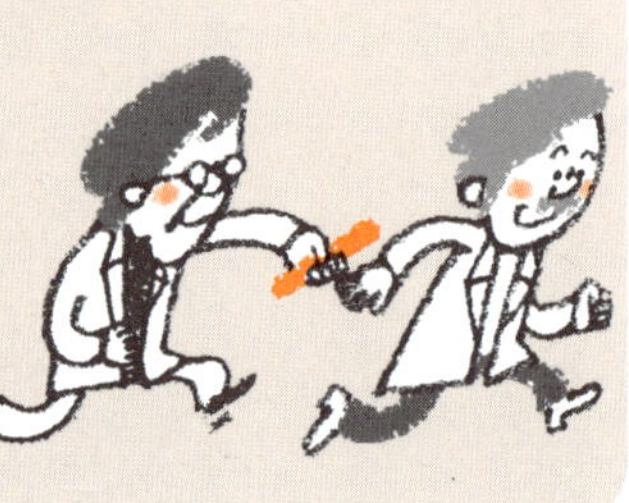

受診をすすめるときは、どんな説得が効果的？

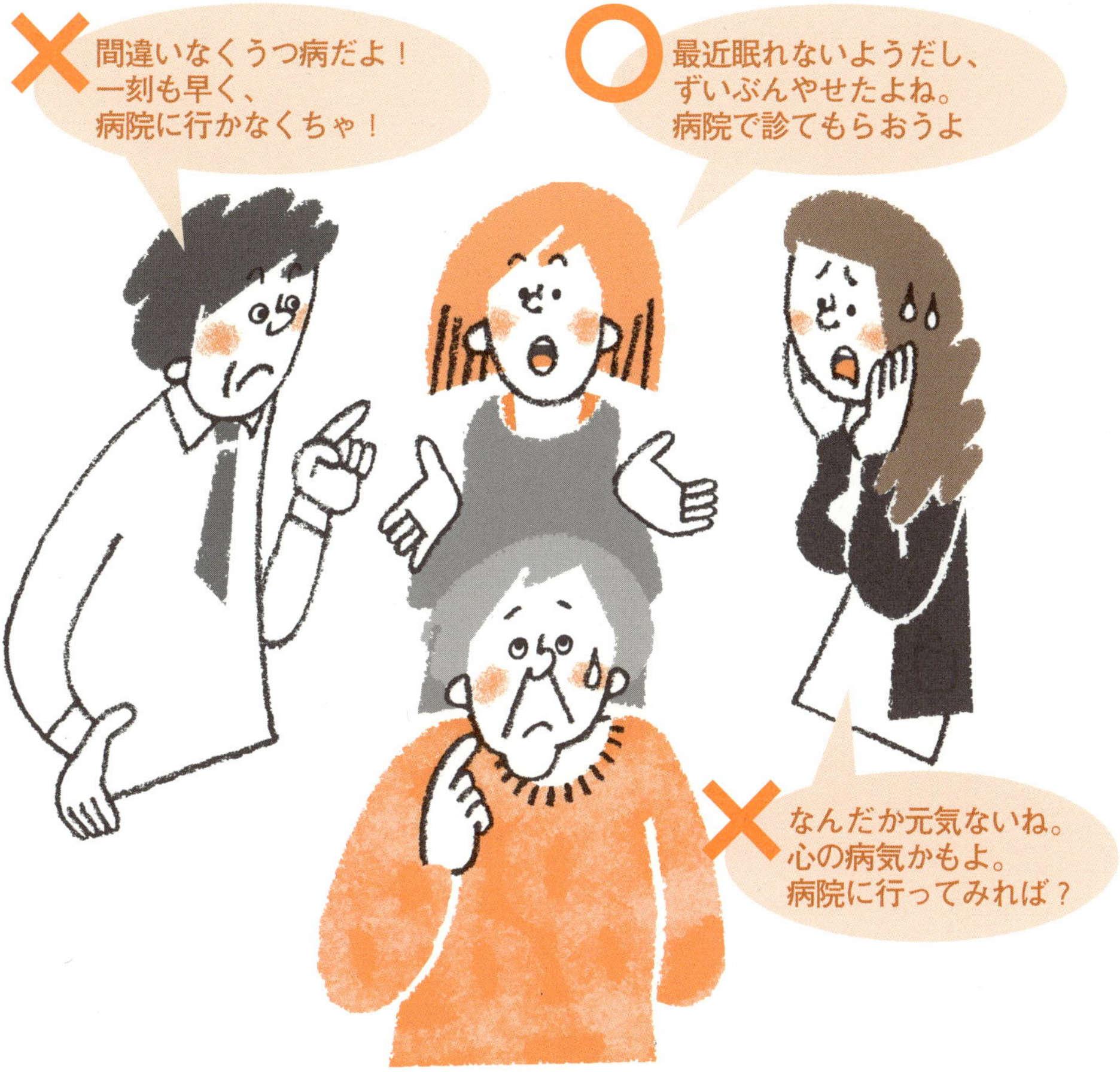
間違いなくうつ病だよ！
一刻も早く、
病院に行かなくちゃ！
最近眠れないようだし、
ずいぶんやせたよね。
病院で診てもらおうよ
なんだか元気ないね。
心の病気かもよ。
病院に行ってみれば？

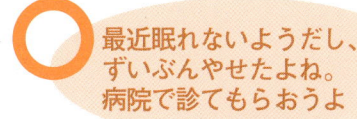

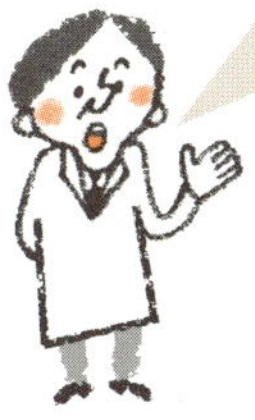

具体的な症状や問題点を指摘する

「病気だ」と決めつけられるのはつらいものですし、「元気がないから」などのあいまいな理由では納得させることはできません。

受診をすすめるときは、論理的に説得を。具体的な症状や問題点をあげ（眠れない、体重が減った、仕事の効率が落ちている、など）、その改善のために受診が必要だと説明しましょう。

家族・友人編

Q 家族として、どのように接するべきでしょうか？

A 聞き役に徹することがもっとも大切です。

うつ病の患者さんにとって、家族は身近にいる頼れるサポーターです。医師と患者さんとの橋渡しをしたり、休養中に身の回りのことを引き受けるなど、さまざまなサポートが考えられます。うつ病の治療に、家族の協力は欠かせません。

話を聞くことが一番のサポートになる

なかでももっとも力を傾けてほしいのは、話を聞くことです。聞き役に徹して、しっかり受けとめてください。うまく話を聞くことができれば、患者さんの心の負担を軽くすることができます。

気分が落ち込んでいるときは話す気力もないので、そっとしておきます。治りかけて元気が出てきたときや、不機嫌になっているときは、積極的に話を聞きましょう。患者さんが攻撃的な言葉をぶつけたり、感情的な言い方をすることもありますが、言い合いにならないよう気をつけてください。

家族がうつ病について正しい知識を持ち、患者さんの言動に対してできるだけ的確な対応をすることが大切です。

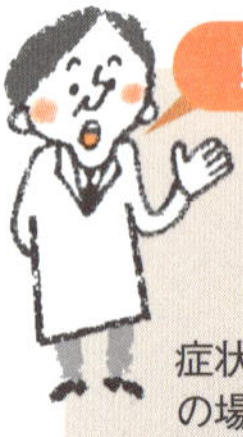

野村先生のプチ相談室

患者がひとり暮らしの場合は、どうサポートすればいい？

症状が重く、単身赴任者などの場合は、家族の誰かが同居を、ひとり暮らしの学生なら、実家に連れ帰り、近くの病院で治療したほうがいいと思います。それができないときは、医師に相談して対策を考えましょう。

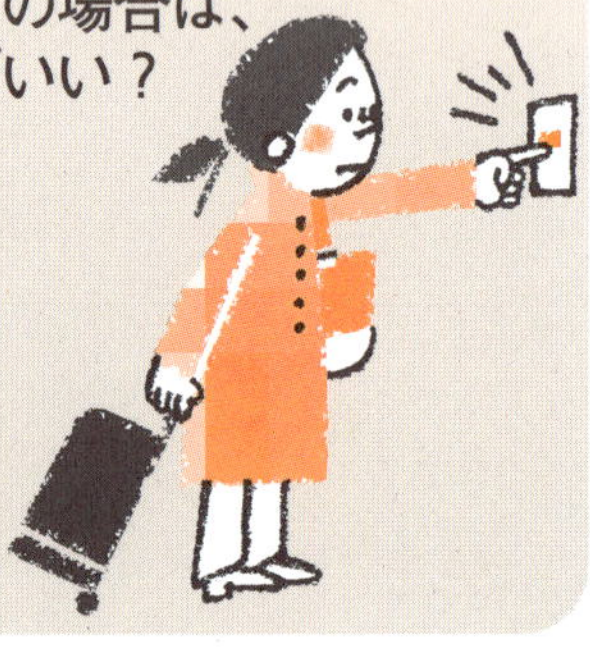

患者さんと医師との橋渡しをする

治療がスムーズに進むよう必要なときにフォローする

治療では、定期的に面接がおこなわれる。医師と患者さんとの面接が基本だが、患者さんが正確に現在の状況を伝えられない場合などは、家族が付き添って情報を補足する。

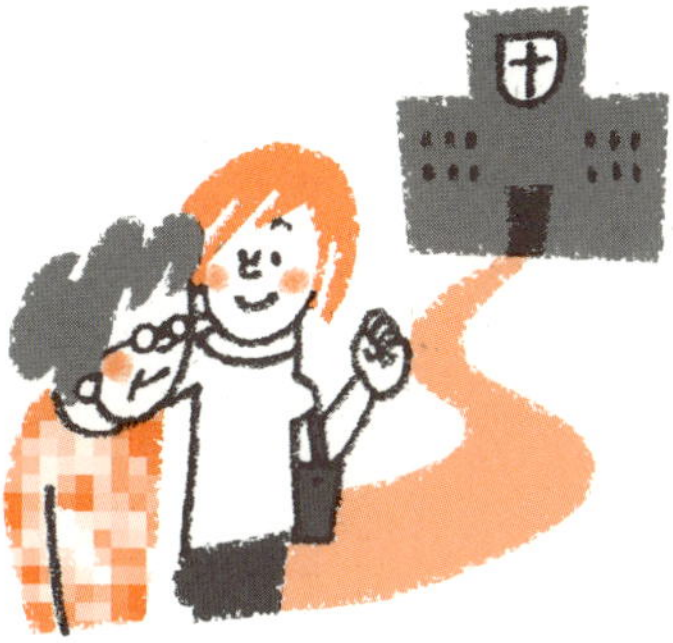

精神的な支えになる

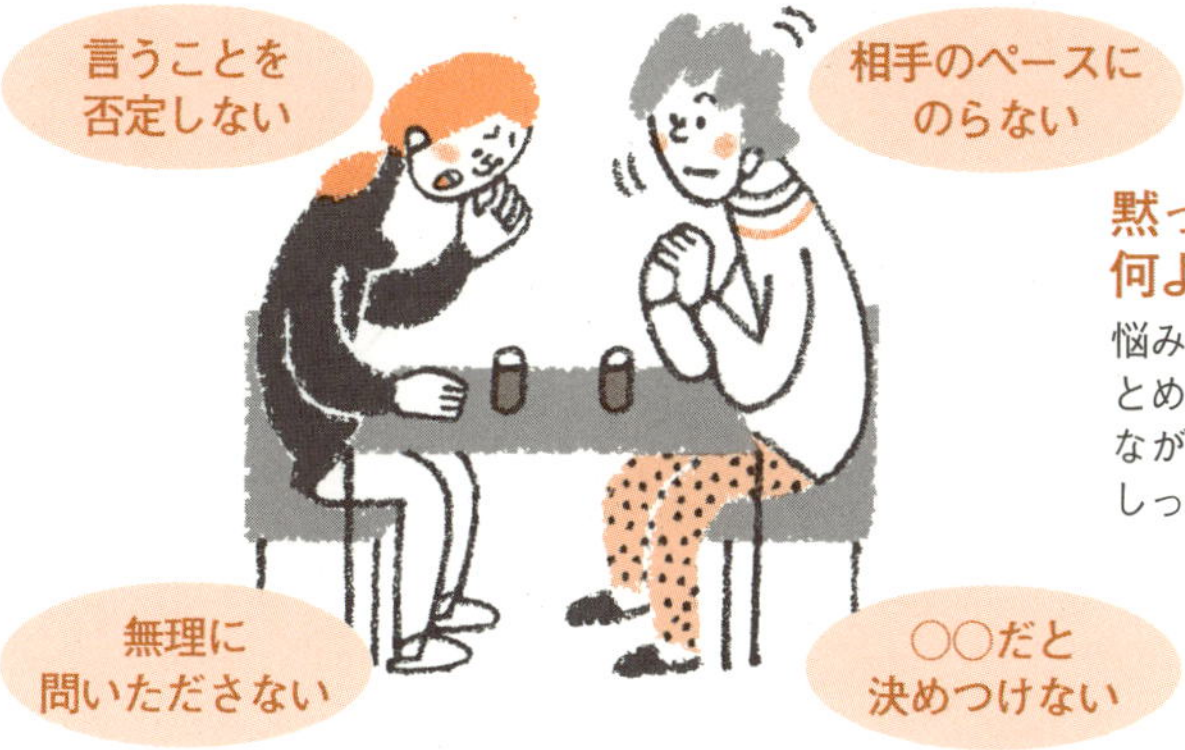
言うことを
否定しない
相手のペースに
のらない
無理に
問いたださない
○○だと
決めつけない

黙って話を聞くことが、何より大きな支えに

悩みを抱える患者さんにとって、受けとめてもらうことは大きな安心感につながる。否定したり茶化したりせず、しっかり聞いてあげることが大切。

日常生活を送る手助けをする

身の回りのことを過保護にならない程度に手伝う

治療中は、患者さんが休養に専念できるよう、家族が家事などを引き受ける。患者さんが何かをしたがるときは、意欲が出てきた証拠。無理のない程度に少しずつさせる。

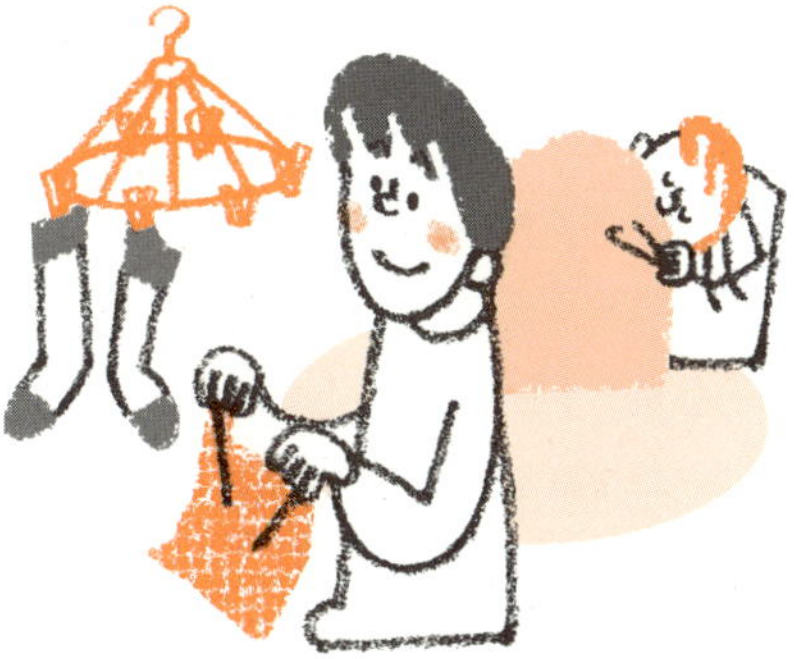

家族・友人編

Q 友人がうつ病のようです。私にできることは？

A 受診や、家族と連絡をとることをすすめましょう。

まず大切なのは、医療機関を受診させること。うつ病は死に関わる病気なので、放っておいてはいけません。ただし、安易な気持ちで関わることは避けてください。

治療には家族が関わるのが原則

診察の際は友人が同行することもできますが、治療に関わるのは家族が原則です。友人の異常に気づいたのであれば、本人に受診をすすめ、現在の状態を家族に話すように説得してみます。場合によっては、本人の家族に直接連絡をとることも必要でしょう。本人が家族とうまくいっていない場合にできることは、受診をすすめることです。

治療中は、話を聞くなど、支えになることはできますが、あまり深入りせず、うまく距離を保って接していくのが理想です。うつ病になると人と会うのが苦痛になることもあるので、無理に会おうとしないほうがいいでしょう。

治療がうまくすすみ学校や職場に復帰するとき、友人たちが以前と変わらない態度で接することは、大きな支えになります。

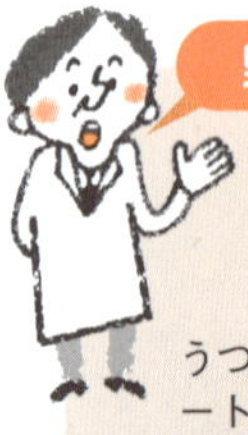

野村先生のプチ相談室

病院への付き添いは、友人が行ってもいいのでしょうか？

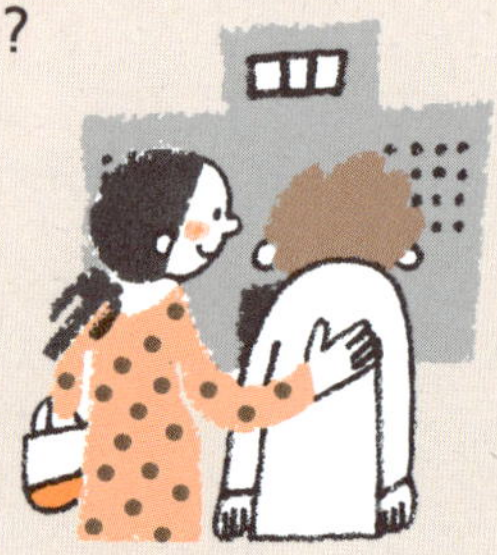

うつ病の患者さんの生活をサポートし、心の支えになることは、ときに大変なもの。中途半端な気持ちで治療に関わろうとすると、友人関係をこじらせる恐れもあります。場合によっては友人でも結構ですが、家族のほうが望ましいでしょう。

調子がよくなるまで遠くから見守って

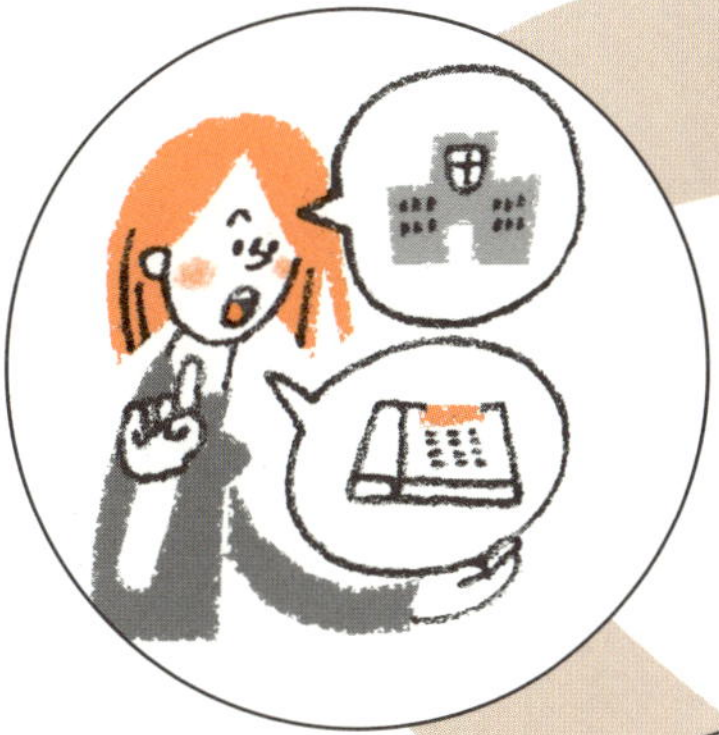

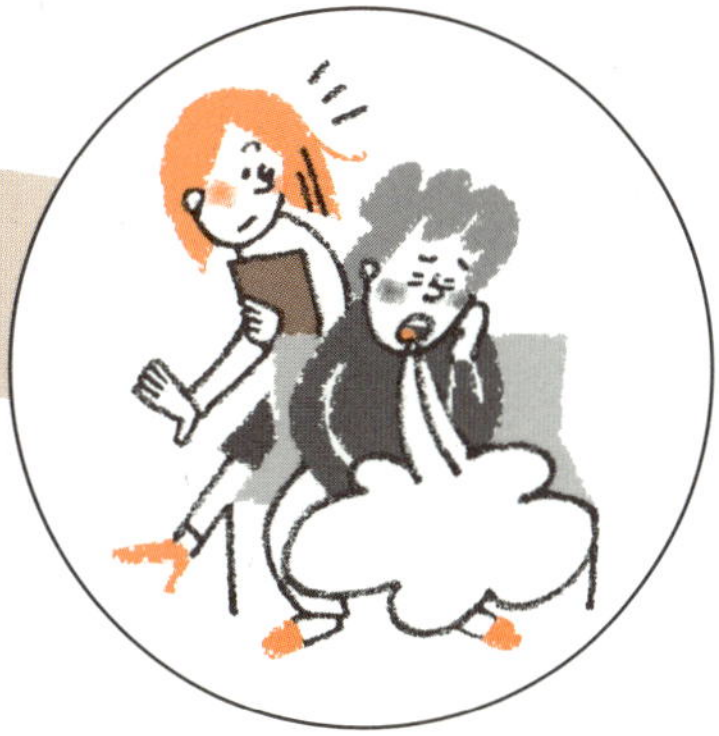

おかしな様子に気づいたら声をかけてみよう

周りの人の指摘により、早く病気に気づける場合も。それとなく声をかけてみて。

落ち込みが続いたら家族への連絡や受診をすすめてみよう

本人が家族への連絡や受診を拒むときは、具体的な症状を指摘して説得を（P45参照）。

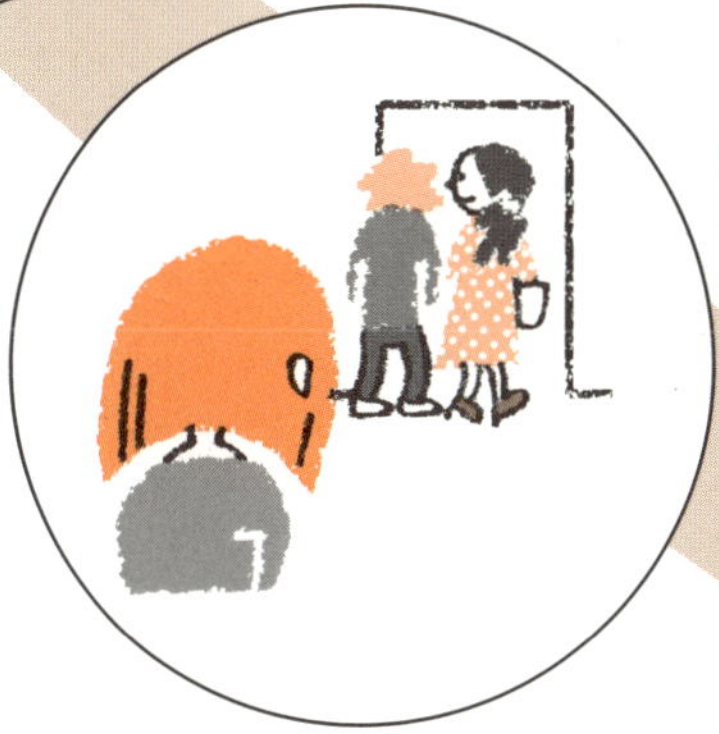

診察から治療までは家族にまかせて

治療は自宅での休養が中心。友人は、仕事や学校のことなど家庭外でのサポートを。

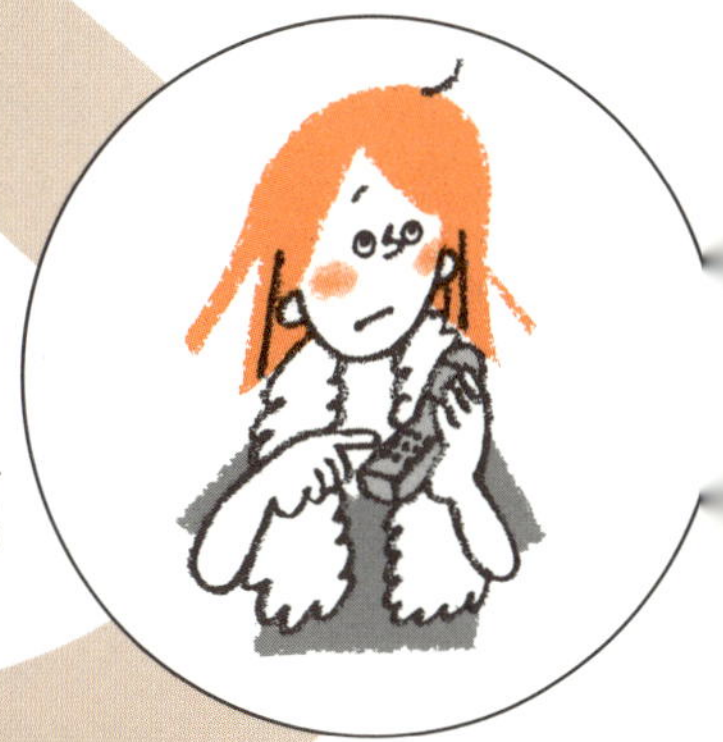

休養中は無理に会おうとしない

頻繁な連絡や面会はかえって負担をかけることに。患者さんが望むまでひかえよう。

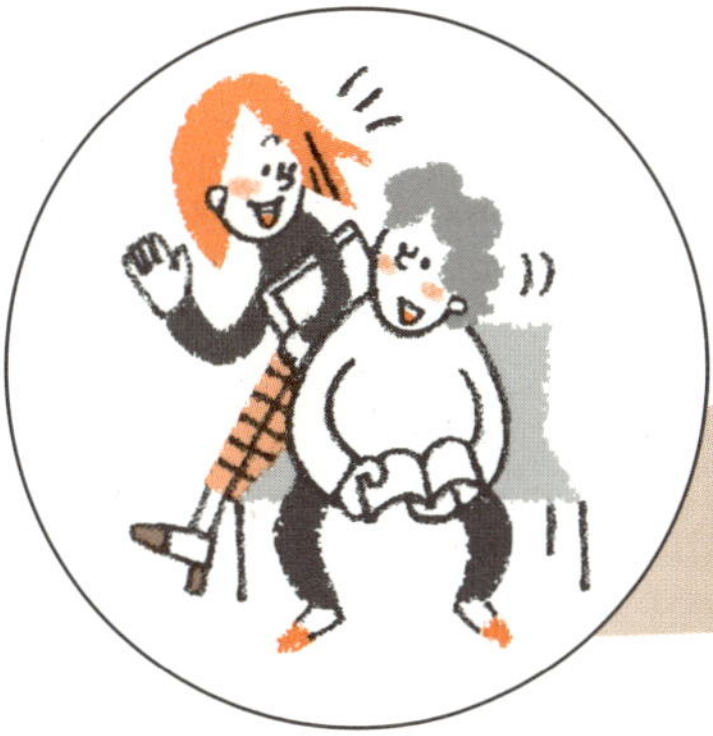

復帰後はなるべく普段通りに接する

患者さんの疎外感や不安をあおらない。本調子ではないと理解しつつ、普段通りに。

家族・友人編

Q 急に元気になりすぎて、ついていけません。

A 双極性障害で見られる症状です。医師とよく相談を。

うつ病には、「躁状態」と「うつ状態」の両方があらわれる双極性障害（Ｐ76参照）というタイプがあります。急に元気になったのは、躁状態に変わったところと考えられます。

最初から躁状態があらわれれば、双極性障害と診断しやすいでしょう。しかし、最初にうつ状態があらわれたために普通のうつ病と診断され、治療の途中に躁状態が出て、双極性障害とわかることもよくあります。

双極性障害の場合は、治療方法も対応も、普通のうつ病の場合とは異なってきます。まずは医師に相談してください。

躁状態には調子を合わせようとしない

躁状態になると、左ページのような行動をとる場合があり、周りの人はとてもついていけません。また、本人は病気と認識していないため、家族が心配して受診をすすめたりいさめたりしても、うまくいかないことが多くなります。対応のコツはＰａｒｔ3で紹介しますが、基本的に躁状態のペースに巻き込まれないようにします。

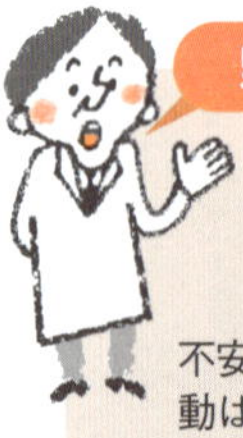

野村先生のプチ相談室

入院中のお見舞いでは、どんなことに気をつける？

不安をつのらせるような言動は禁物。患者さんが気にかけている仕事や家庭問題の話題は避けてください。うつ病の症状として、厭世的になり人に会うのを嫌がることがあるため、面会できないときもあります。

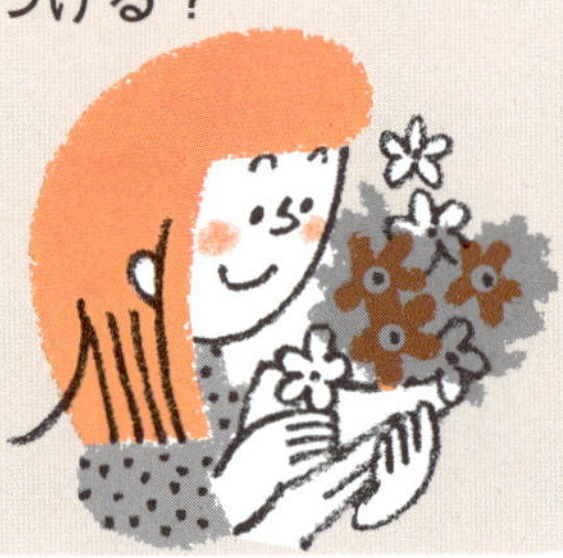

躁状態のときは感情の波が激しくなる

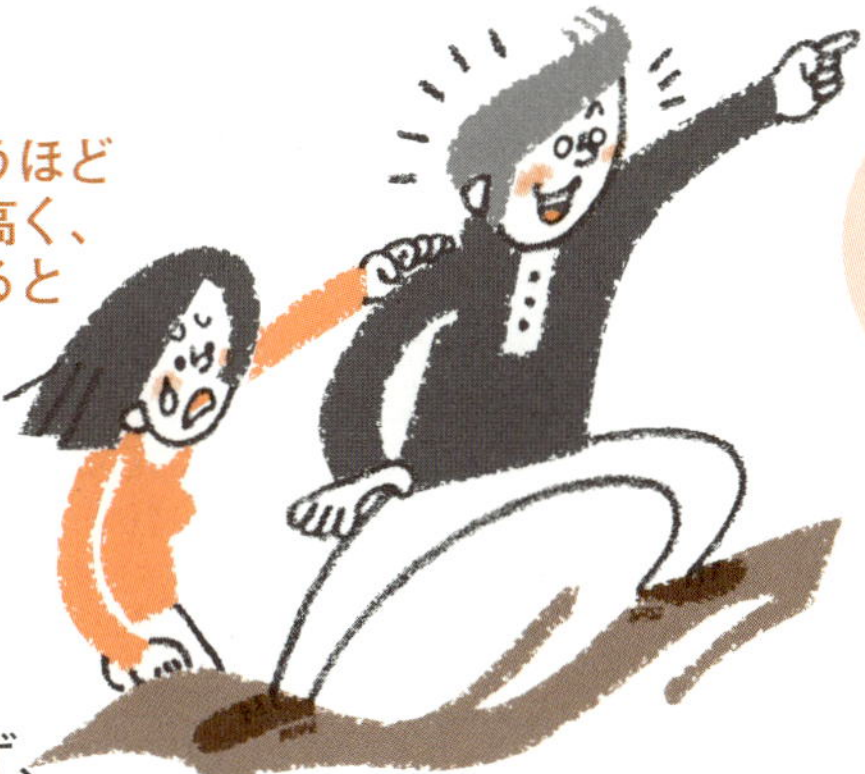

case1
周りがとまどうほどテンションが高く、それを指摘すると怒り出す

状態を否定せず、具体的に説明して説得

否定されると怒り出すことが多い。不眠など具体的な問題をあげ、医師への相談をすすめる。

case2
イライラしていて、些細なことで激しく怒る

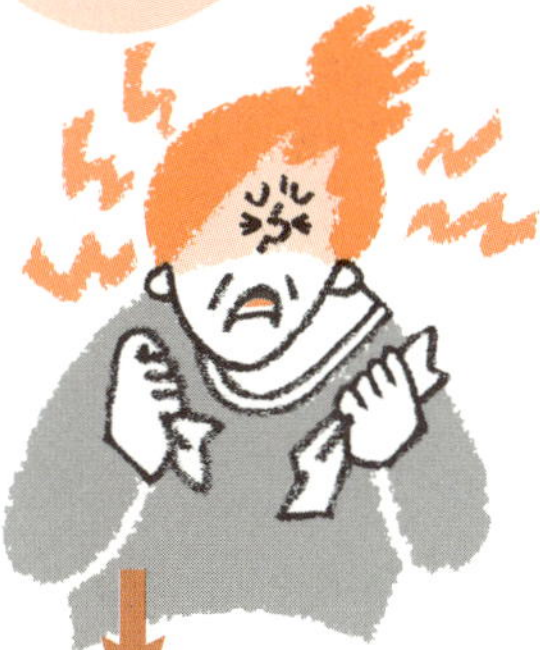

感情的にならずに受けとめる

感覚が鋭くなり、傷つきやすく怒りっぽくなる。むやみに衝突しないよう冷静に受けとめる。

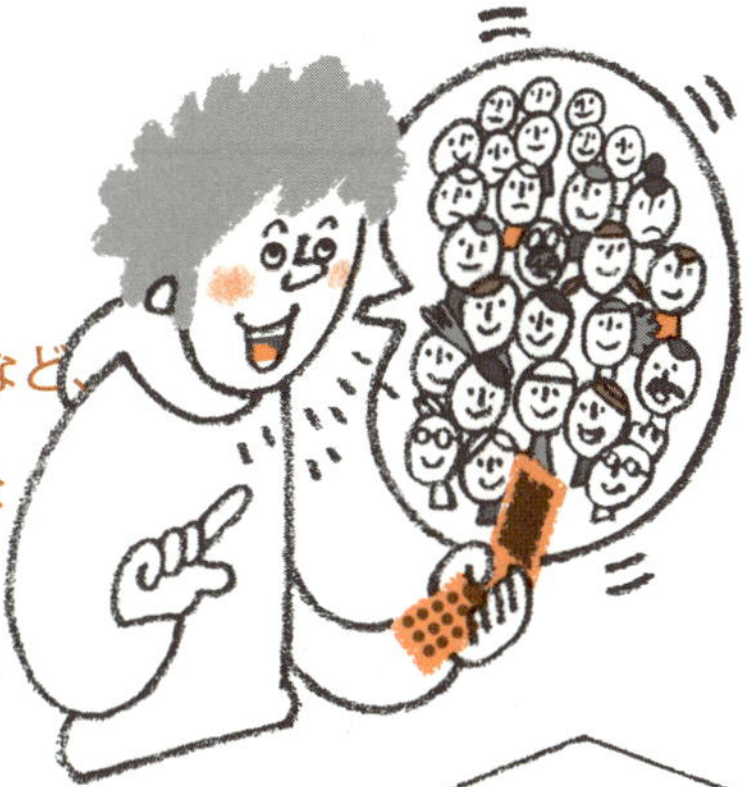

case3
「今すぐ友達が1000人呼べる」など、本気か冗談かわからないような発言をする

否定も同調も禁物。中立的に接するように

否定すると怒らせ、同調すると誇大的な思考を助長させる。いったん中立的に受けとめた後に話題をすり替えるなどし、気持ちを別の方へ向けさせて。

case4
高額の借金や買い物など、常識では考えられないことをしようとする

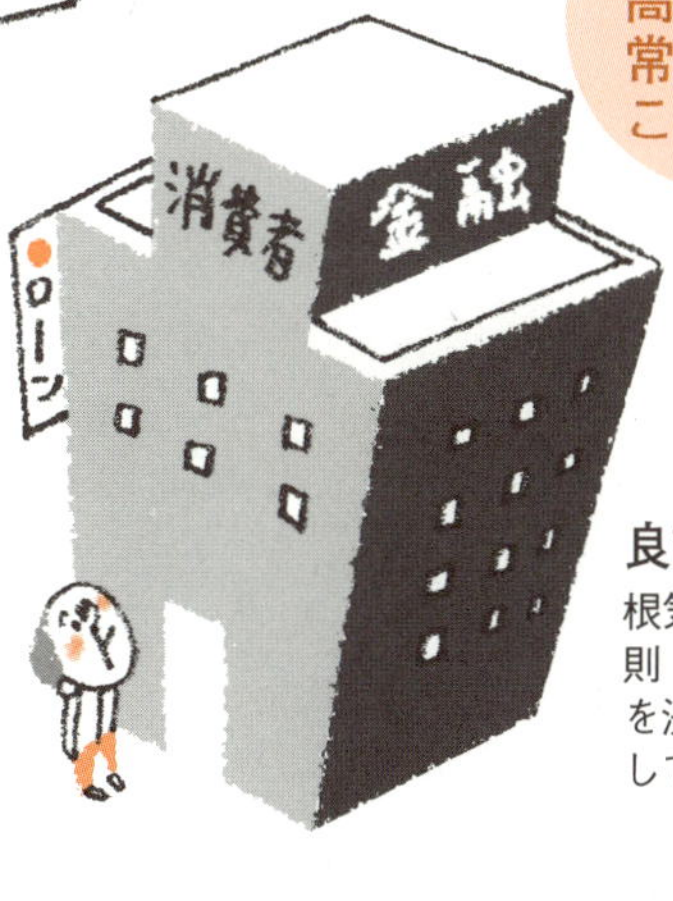

良識にうったえ説得を

根気強く説得する。最初に規則（使えるお金の金額など）を決めておき、たびたび確認して守らせるのも効果的。

Q 看護に疲れてしまいそう。どうすればいいですか？

A うまく距離をとりましょう。家族会や相談窓口の利用も検討を。

うつ病の患者さんが療養し、回復していくためには、家族の看護が大きな力になります。しかし、どうしても家族にかかる負担が大きくなってしまいます。看護する家族が大きなストレスを抱え込むのは、患者さんにとってもマイナスといえます。

看護する家族にも支えや休養が必要

そうならないためには、患者さんと少し距離を置いて接するのが上手なやり方です。心配だからと常にそばについていたり、患者さんの言動に一喜一憂していては、お互いにストレスが大きくなってしまいます。

看護に疲れてしまう前に、思い切って休むことを考えましょう。看護をひとりで抱え込まないことも大切です。家族が分担しながら見ていれば、交替で息抜きすることもできます。

また、家族向けの相談窓口や、うつ病患者の家族同士で作られた家族会もあります（Ｐ１４０参照）。うまく活用して看護する家族が元気でいることが、患者さんにもプラスになるでしょう。

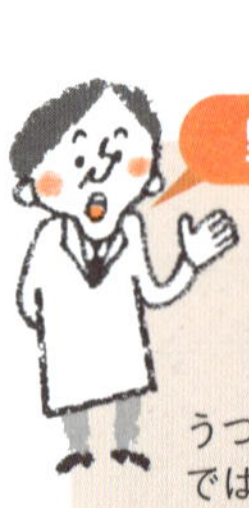

野村先生のプチ相談室

看護疲れで周りの人もうつ病になることはありますか？

うつ病の要因はストレスだけではないため、看護でストレスがたまっても、同じようにうつ病になるとは限りません。
とはいえ、ストレスが心身に悪影響を与えることは明白。ため込まないよう対策を。

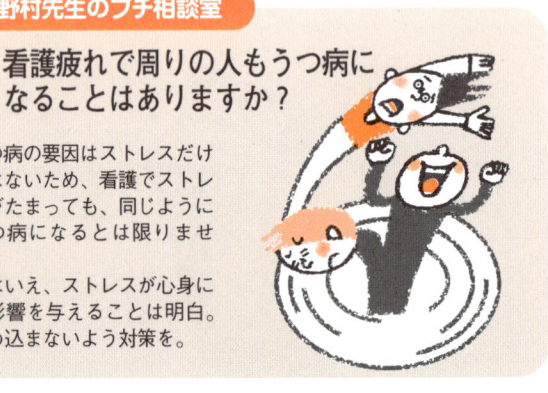

疲れやつらさを感じるときは助けを求めよう

一進一退をくり返す回復期は、家族の気持ちも不安定になりがち。精神的・体力的に負担が増していらだち、患者さんと衝突して自己嫌悪におそわれることも。時には助けを求めることも必要。

家事や看護は分担し、ひとりで抱え込まない

家事や看護は、家族や近い身内の人と分担し、ひとりが負担を抱えすぎないように。

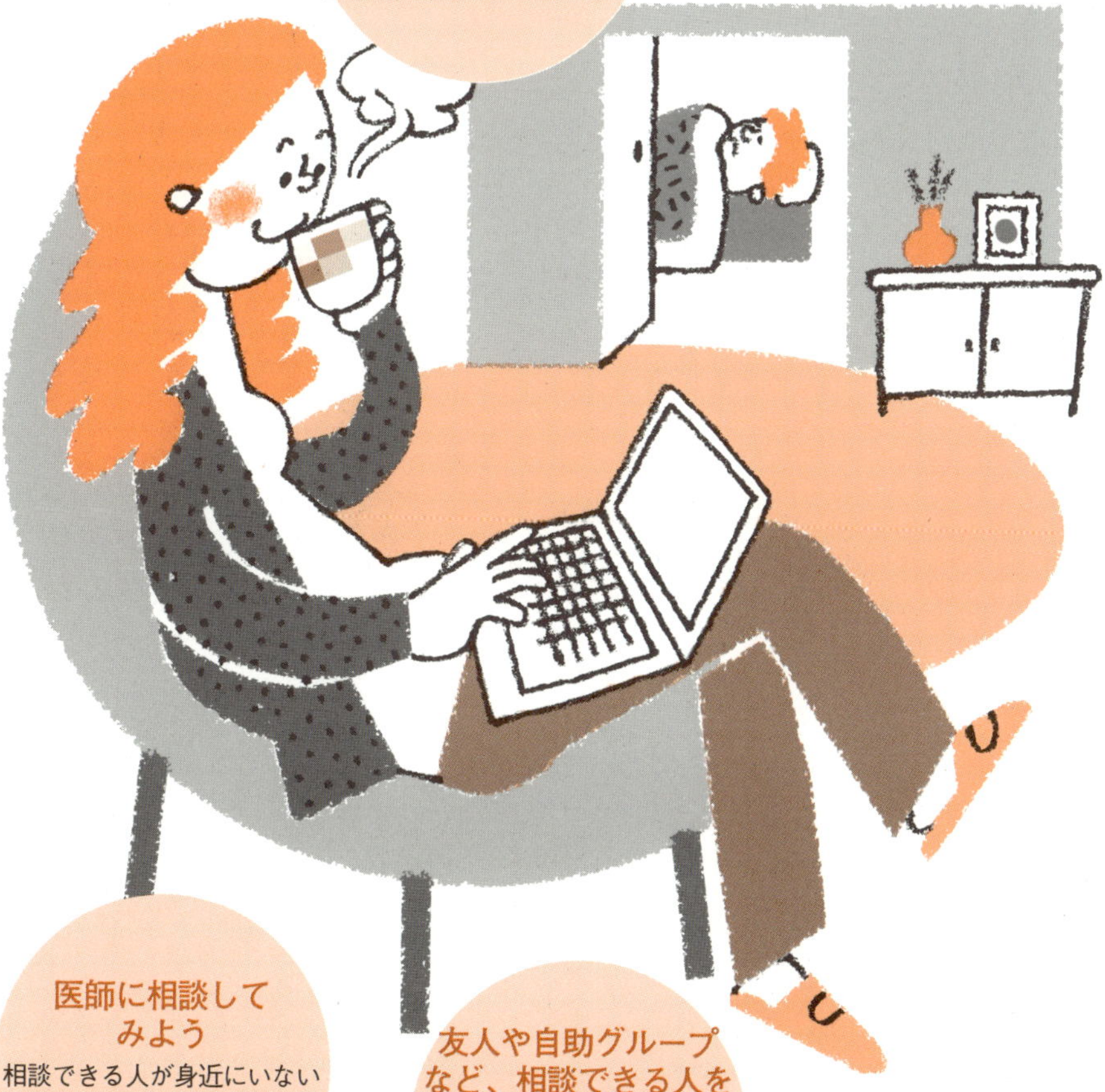

医師に相談してみよう

相談できる人が身近にいないときは患者さんの主治医に話してみよう。いいアドバイスが得られることがある。

友人や自助グループなど、相談できる人を見つけよう

患者さんや家族で構成されるグループなど（P140参照）に参加。同じ悩みを持つ存在に励まされることも多い。

家族・友人編

Q 自殺させないためには、どうすればいいですか？

A 前兆に早く気づいてあげてください。

うつ病になると、ほとんどの人が、一度は「死にたい」と考えます。自殺願望はうつ病の重要な症状でもあるのです。「死ぬと口にする人は本当は死なない」などといわれることがありますが、これは間違い。うつ病の患者さんが口にする自殺願望は、本気だということを覚えておきましょう。

「死にたい」と言われても はぐらかしてはいけない

自殺について患者さんと話すことは、タブーではありません。「死にたい」と言われたときには、きちんと話を聞き、患者さんの気持ちを受けとめてください。そのうえで、「あなたに死なれたらとてもつらい」ということをはっきり伝えます。それが、自殺を思いとどまらせることにつながります。「ばかなことを言って」などとはぐらかしたり、頭ごなしに否定するのはよくありません。気持ちを打ち明けているのに、それを拒否されたと感じるからです。

自殺しようとする患者さんは、左ページのようなサインを出しています。サインの早期発見が、自殺の防止に役立ちます。

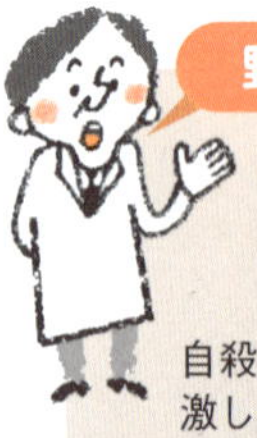

野村先生のプチ相談室

もっとも危ないのは どんなとき？

自殺願望が強いときは、激しい焦燥感があり、落ち着きなく歩き回ったり、イライラすることが多いといわれます。この気持ちが続く約1〜2日間はとくに注意。異常があればすぐ医療機関へ。

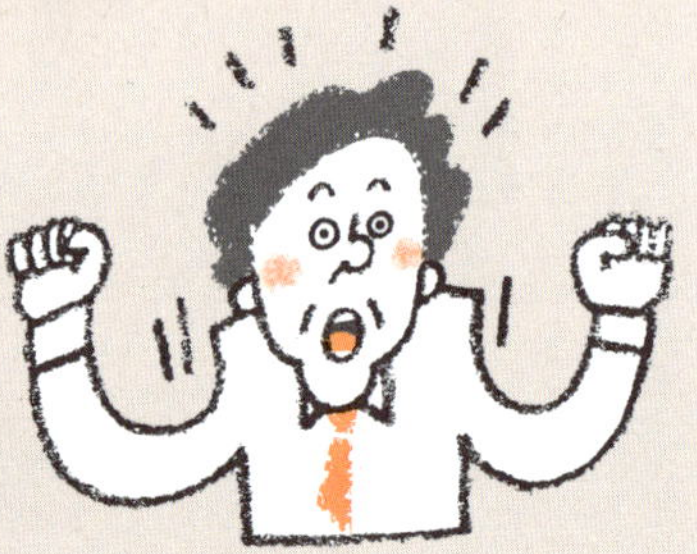

自殺願望が強くなると、こんな行動に出る

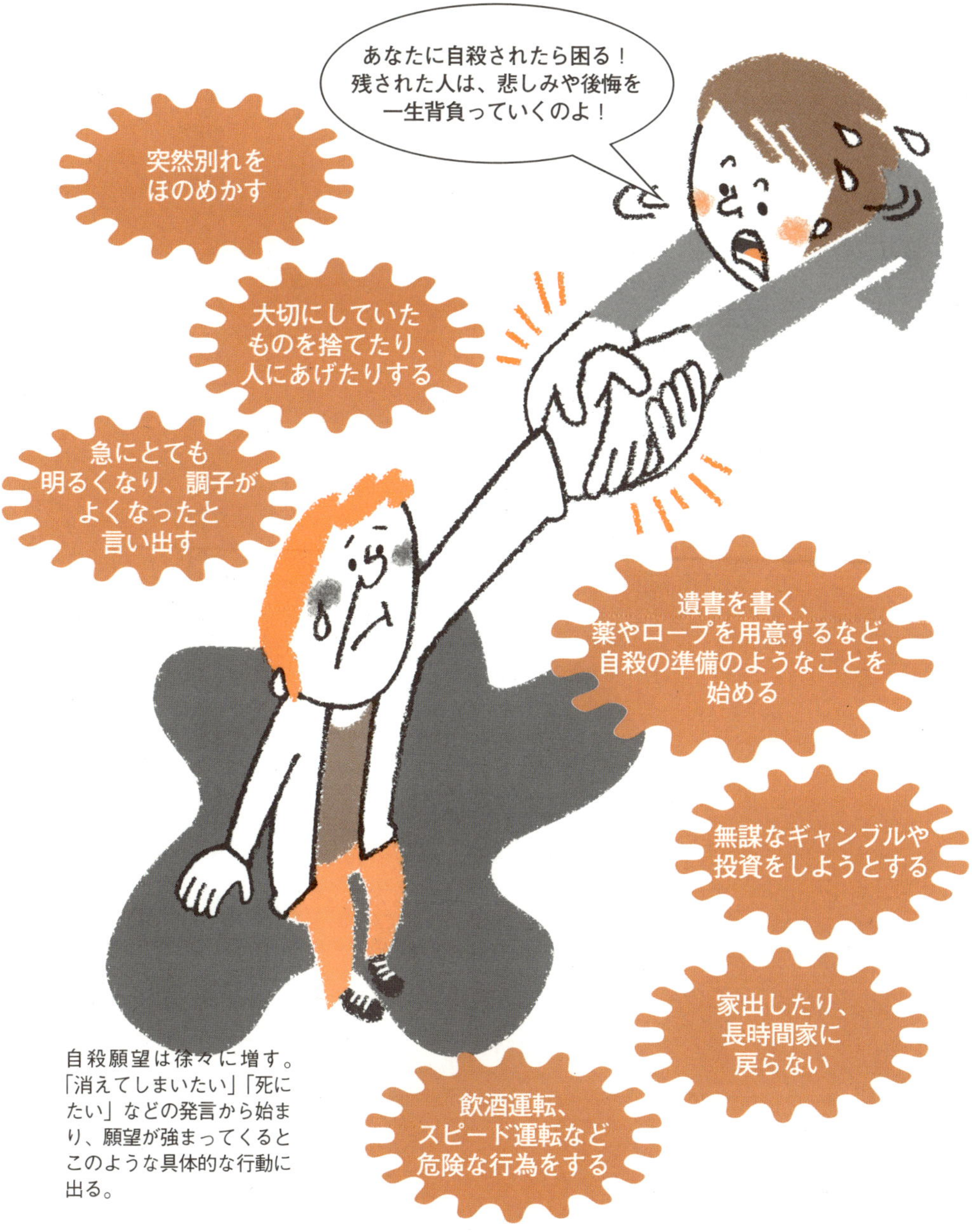
あなたに自殺されたら困る！
残された人は、悲しみや後悔を
一生背負っていくのよ！
突然別れを
ほのめかす
大切にしていた
ものを捨てたり、
人にあげたりする
急にとても
明るくなり、調子が
よくなったと
言い出す
遺書を書く、
薬やロープを用意するなど、
自殺の準備のようなことを
始める
無謀なギャンブルや
投資をしようとする
家出したり、
長時間家に
戻らない
飲酒運転、
スピード運転など
危険な行為をする

自殺願望は徐々に増す。「消えてしまいたい」「死にたい」などの発言から始まり、願望が強まってくるとこのような具体的な行動に出る。

職場編

Q うつ病になると、勤務態度にはどうあらわれますか?

A 遅刻や無断欠勤の増加、集中力の低下に注意して。

うつ病のきっかけはさまざまですが、最近は、仕事や職場のストレスでうつ病になる人が増えています。とくに目立つのが、働き盛りといわれる30代、40代のうつ病です。

職場でよく見られるうつ病の症状には、左ページに示したようなものがあります。問題なのは、いずれも「仕事を怠けているのではないか」と誤解されがちな症状だということ。本人も、自分自身に対し、「情けない」「努力が足りない」と考え、うつ病に気づいていないことがあります。

上司から声をかけるとうまくいくことが多い

どうも様子がおかしいという場合には、上司や親しい同僚が、本人から話を聞くようにします。とくに上司からの声かけは、効果的なことがあります。家族の忠告は聞かなくても、上司の言うことはよく聞くことがあるからです。

話す内容は、「最近元気がないようだけど、病院に行ってみたらどうだ」といったことが中心。大切なのは、とにかく受診をすすめることです。

企業における心の病の増減傾向（2006年）

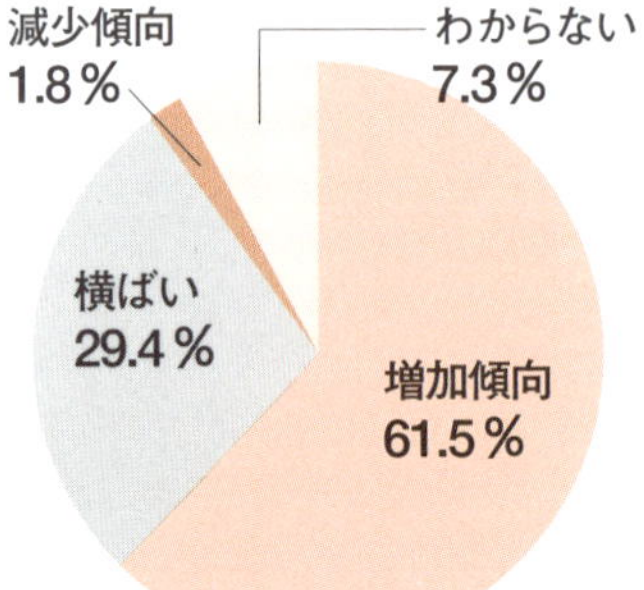
減少傾向
1.8％
わからない
7.3％
横ばい
29.4％
増加傾向
61.5％

心の病のもっとも多い年齢層（2006年）

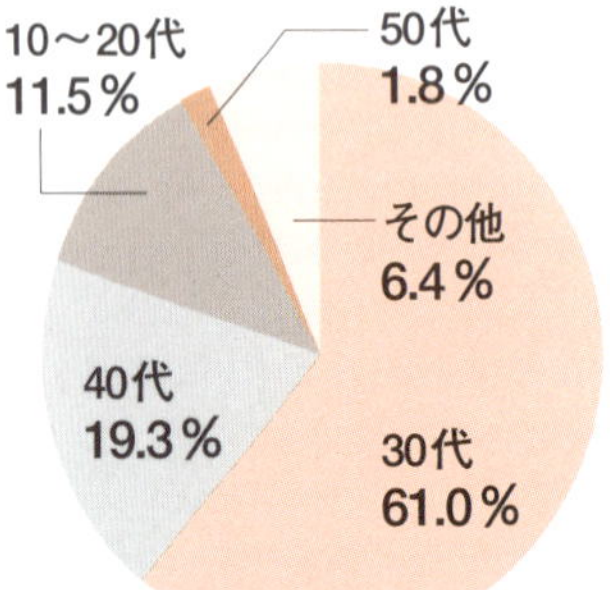
10〜20代
11.5％
50代
1.8％
その他
6.4％
40代
19.3％
30代
61.0％

『メンタルヘルスの取り組み』に関する企業アンケート調査（2006年、(財)社会経済生産性本部　メンタル・ヘルス研究所）より

職場の人が気づくうつ病のサイン

仕事の効率が落ちた

ものごとに集中できず、以前より作業に時間がかかるようになる。

ミスが目立つようになった

記憶力や判断力が低下。仕事上の些細な処理などができなくなる。

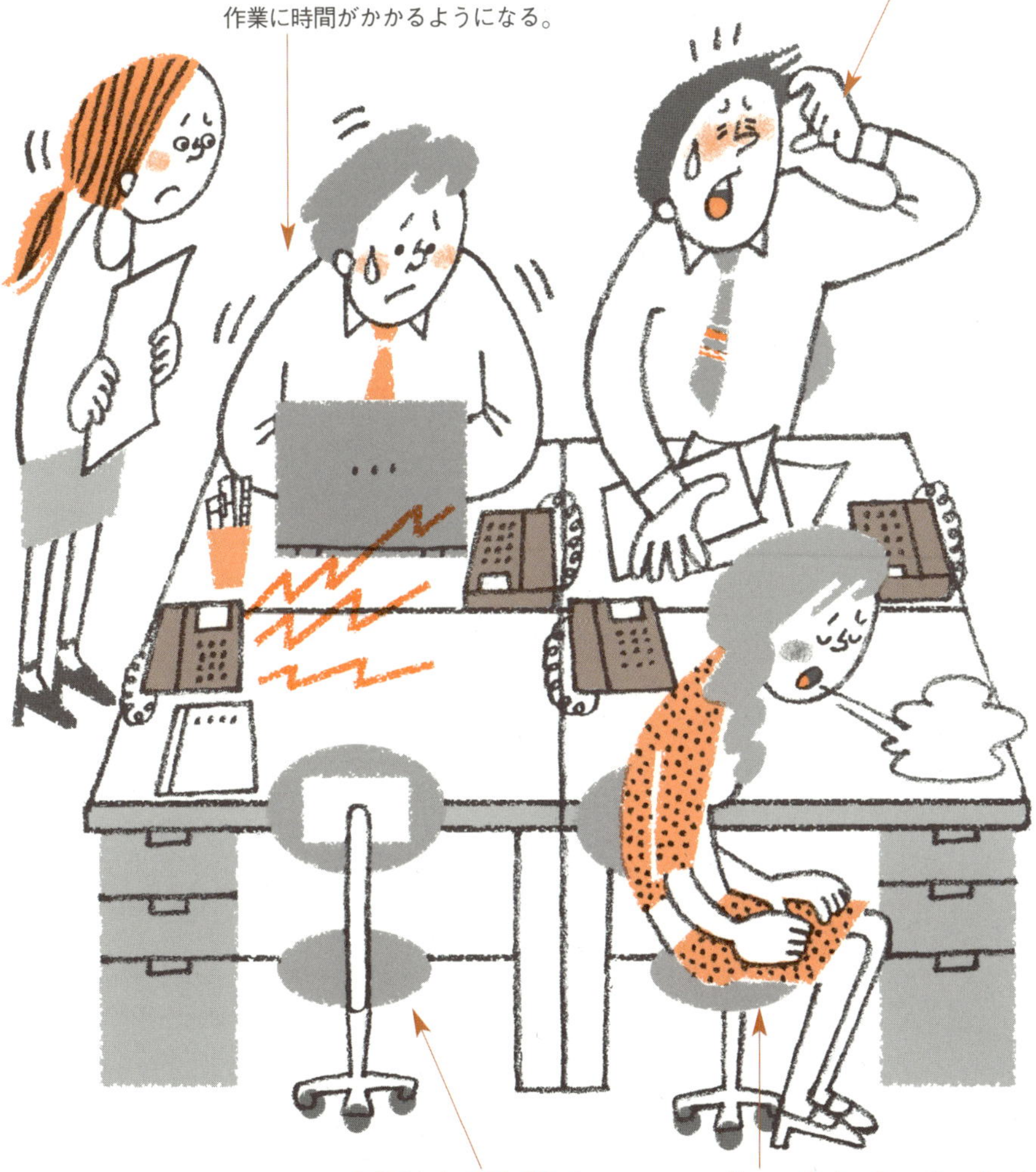

うつ病のタイプによっては、ほかのサインがある場合も（Part3参照）。周りから見て、明らかに以前と様子が違うときは要注意。

遅刻や無断欠勤が増えた

気力が衰え、通勤や会社にいることを苦痛に感じるように。

ボーッとしていることが多くなった

注意力が散漫になり、人の話や書類の内容が頭に入らない。

Q 休職時にはどんなケアが必要ですか？

A 「待っている」と伝え、不安をとり除いてあげます。

休職する必要があるかどうかは医師が判断します。あくまで医学的に判断する必要があるのです。

うつ病で休職した場合、だいたい3〜6ヵ月ほどかけて、「休養―治療―復帰」という道のりを歩むことになります。

雇用形態や待遇についてはっきりさせておく

休職に入るとき、患者さんは「解雇されるのでは」「給料が減ってしまうかもしれない」といった不安を抱えています。休職に入る段階で、雇用形態や待遇などをはっきりさせることができれば、患者さんは安心して休職に入ることができます。

休職中も、職場からの連絡はときどきおこないます。それによって「会社はあなたを待っている」というメッセージが伝わります。ただし、最初の1〜2ヵ月は休養に専念してもらうため、職場からの電話は少しにし、仕事や職場の話はしないように。復職の意思を確認するようなことも避けましょう。治療が進み症状が落ち着いてきたら、徐々に仕事の話題をふり向けます。

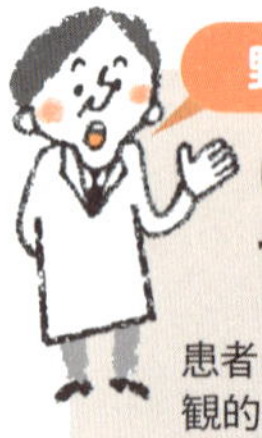

野村先生のプチ相談室

いきなり退職を切り出されたら？

患者さんのなかには、悲観的な思考にとらわれ、いきなり退職を切り出す人も。うつ病は、休養し治療をすればよくなる病気。まず「しばらく休んで、回復してから考えよう」と引きとめましょう。

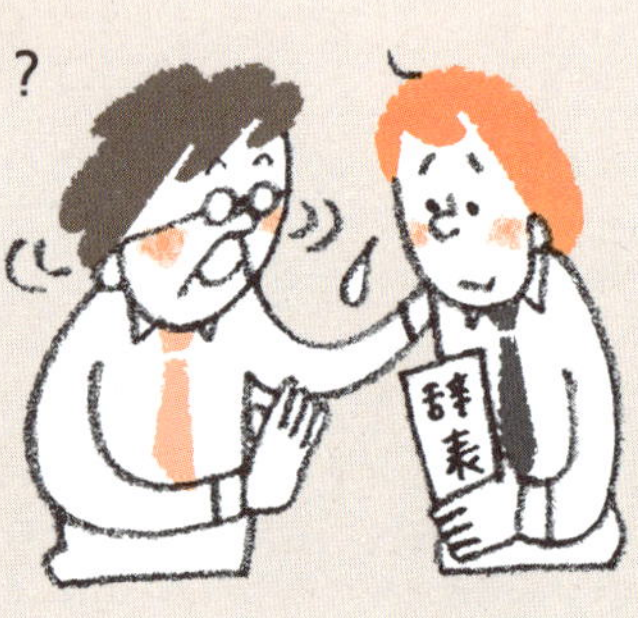

スムーズな復職のためにも休職中のケアは必須

雇用が確保されることを前もってはっきり伝えておく

休職に入る本人は「解雇されるのではないか」と不安に思う。社の規定にある雇用形態や休職中の給料について、休職前に伝えておく。

患者さんとの面談は症状が落ち着いてから

症状が重く完全休養が必要なときは、面談は避ける。落ち着いてきたら、月に1度を目安に面談し、患者さんの状況を把握しておく。

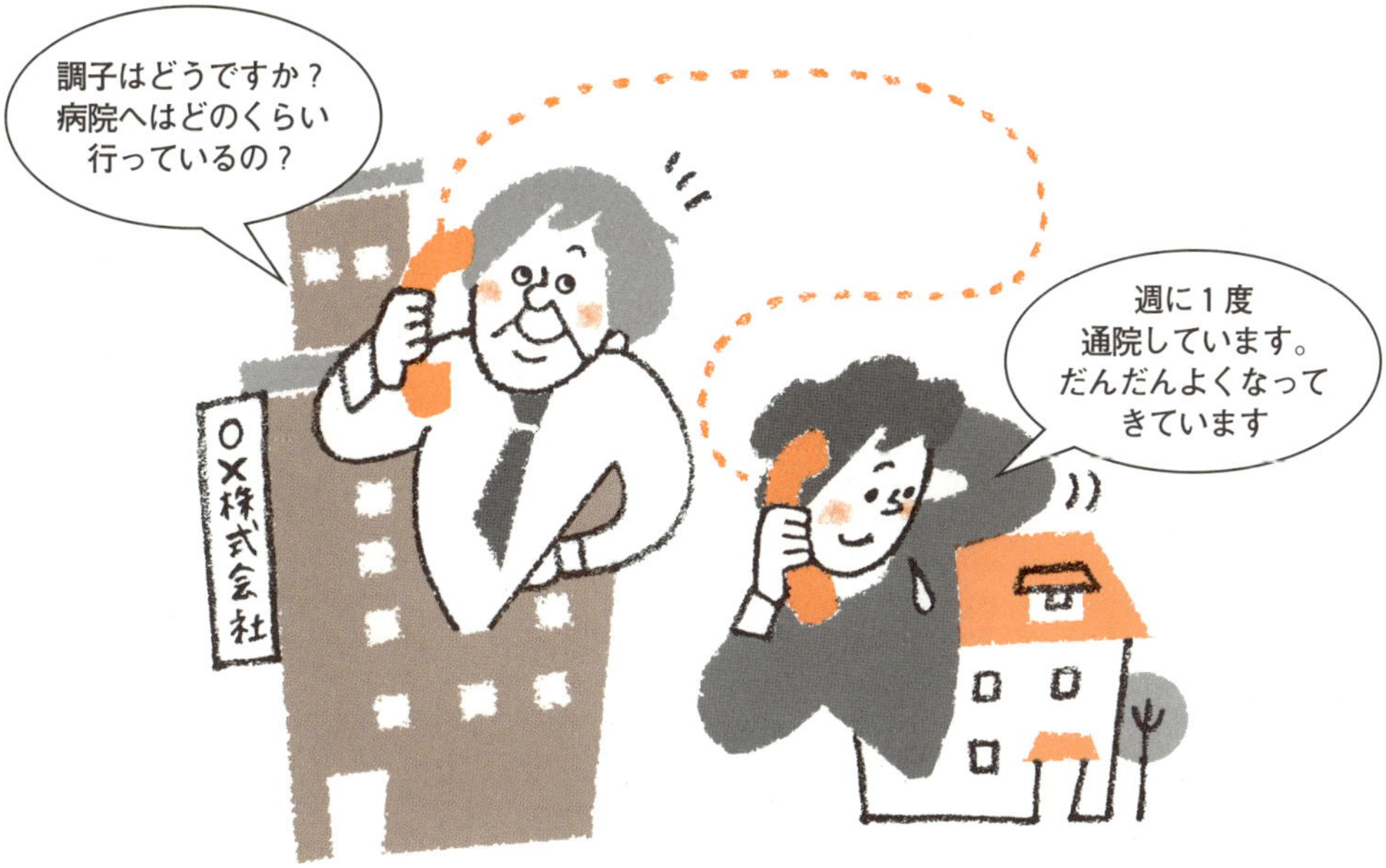

調子はどうですか？
病院へはどのくらい
行っているの？
○×株式会社
週に1度
通院しています。
だんだんよくなって
きています

仕事の話は本人の回復を待って

ある程度回復するまでは、電話で話すときにも復職などについての話題は避ける。患者さんの病状や、通院についてたずねる程度に。

あせる気持ちを落ち着かせるような対応を

復職が早すぎると再発のリスクが高まる。患者さんが復職をあせっているときは、主治医や家族も交えてよく検討することを提案して。

Q 復職させるタイミングはどう判断すればいい？

A 治ってからが鉄則ですが、ケースに合わせて判断を。

うつ病で休職している場合、復職のタイミングは、患者さんと主治医が話し合って決めることになります。最終的には、復職が可能であるとする医師による診断書が必要です。復職後の再発を防ぐためには、十分に回復し、その状態が安定していることが大切。あせらないようにしましょう。

復職支援の流れを厚生労働省が提示

復職に際して、どのように仕事を始めるかはきわめて重要です。上司の勝手な判断にならないよう、きちんとした制度が必要とされます。どのような制度が望ましいかは、厚生労働省が発表した『心の健康問題により休業した労働者の職場復帰支援の手引き』が参考になります（左ページ参照）。それぞれの会社で、この流れを参考にして「復職支援プログラム」を策定し、それに沿って復職を進めていくことがすすめられています。

このプログラムで復職すると、ポイントとなるのは4ヵ月目。ここを乗り越えるためには、周囲のサポートが必要になります。

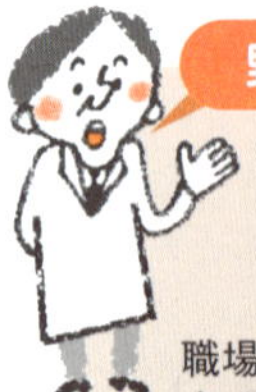

野村先生のプチ相談室

復職させるときは別の部に異動させたほうがいい？

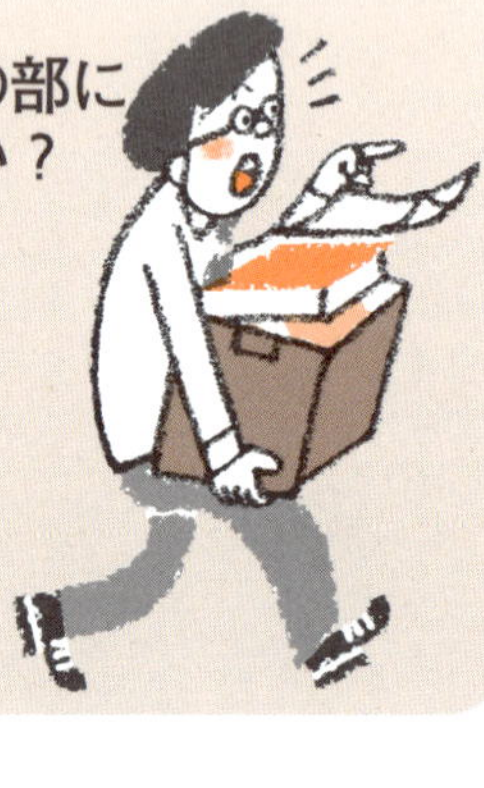

職場でのストレスが原因だった場合、異動が望ましいこともあります。ただ、新しい環境に慣れるには時間と努力が必要。かえってストレスとなる可能性もあり、一概にいいとはいえません。
復帰先は、本人や医師とよく話し合って慎重に決めましょう。

職場復帰支援の流れ

STEP 1
休業開始と休業中のケア
開始時は本人が診断書を提出。休業中は管理監督者や産業医らがケアを。

STEP 2
主治医による職場復帰が可能かどうかの判断
本人から意思表示があり、主治医が判断した復帰可能の診断書が提出される。

STEP 3
職場による判断と、職場復帰支援プランの作成
職場が本人や主治医の意見などをもとに判断。復帰のための支援プランを作る。

STEP 4
最終的な職場復帰の決定
本人の状態を最終確認。就業上の措置などについての意見書を作り、復帰を決定。

復帰

復帰前にリハビリ出勤することも
通常2週間から1ヵ月ほど。業務ではなく、自主作業などに取り組む。

●復職後3ヵ月は体調優先で試運転
上司や産業医が、勤務状況や体調などを見守り、必要なケアをおこなう。

●4ヵ月目以降は徐々に通常業務に
残業時間に制限を設けるなどの配慮をしつつ、通常業務に移行していく。

STEP 5
復職後のフォローアップ
症状の再燃や再発がないか、勤務状況、職場復帰支援プランの実施状況などを確認。

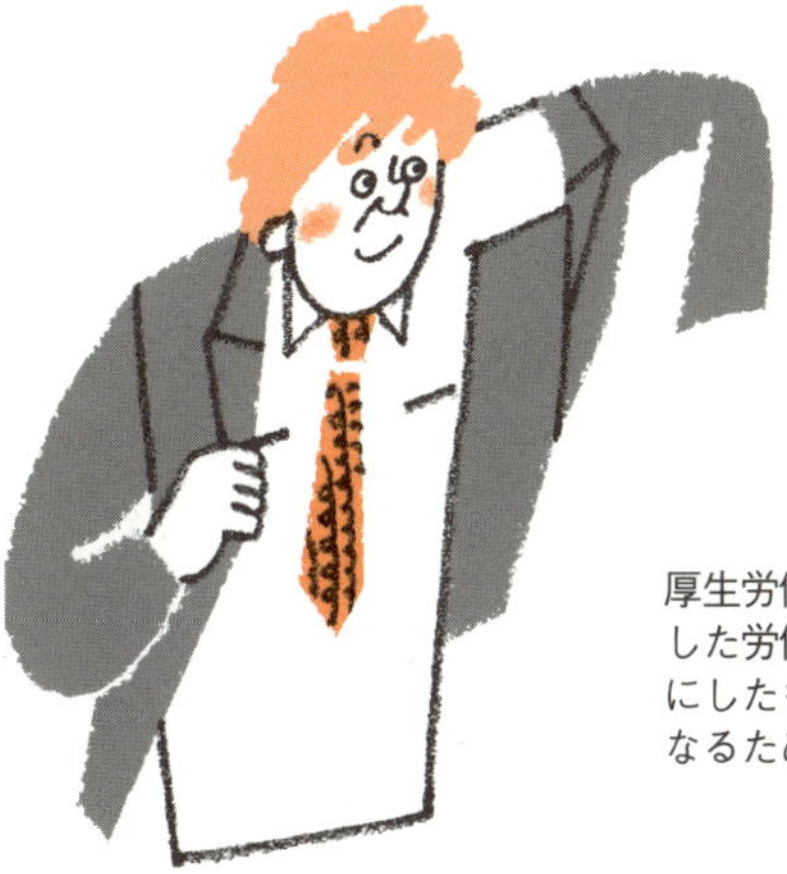

厚生労働省発表の『心の健康問題により休業した労働者の職場復帰支援の手引き』をもとにしたもの。原因や職場の環境は人により異なるため、事情に合わせて検討が必要。

Q 産業医などの専門家がいないときは?

A 社外の機関を利用してみましょう。

　仕事や職場でのストレスは、現代人のうつ病の大きな原因になっていますが、メンタルヘルスの専門家がいる職場はまだ多くはなく、大企業に限られるというのが現状です。

　メンタルヘルスの専門家がいない場合には、左ページに示した機関で相談することがすすめられます。とくに従業員が50人未満の中小企業では、産業医の専任が義務づけられていないので、こうした社会資源を積極的に利用するといいでしょう。

　このなかで、地域産業保健センターと都道府県の産業保健推進センターは公的機関。そのため、利用料金は基本的に無料です。

中小企業こそ メンタルヘルスが必要

　メンタルヘルスに関していえば、大企業ではそれなりに充実していますが、中小企業では手が回らないといった状況になっています。しかし、会社の規模が小さいほど、社員ひとりにかかる負担が大きいのが現実。中小企業ほど、メンタルヘルスに積極的に取り組むべきといえるでしょう。

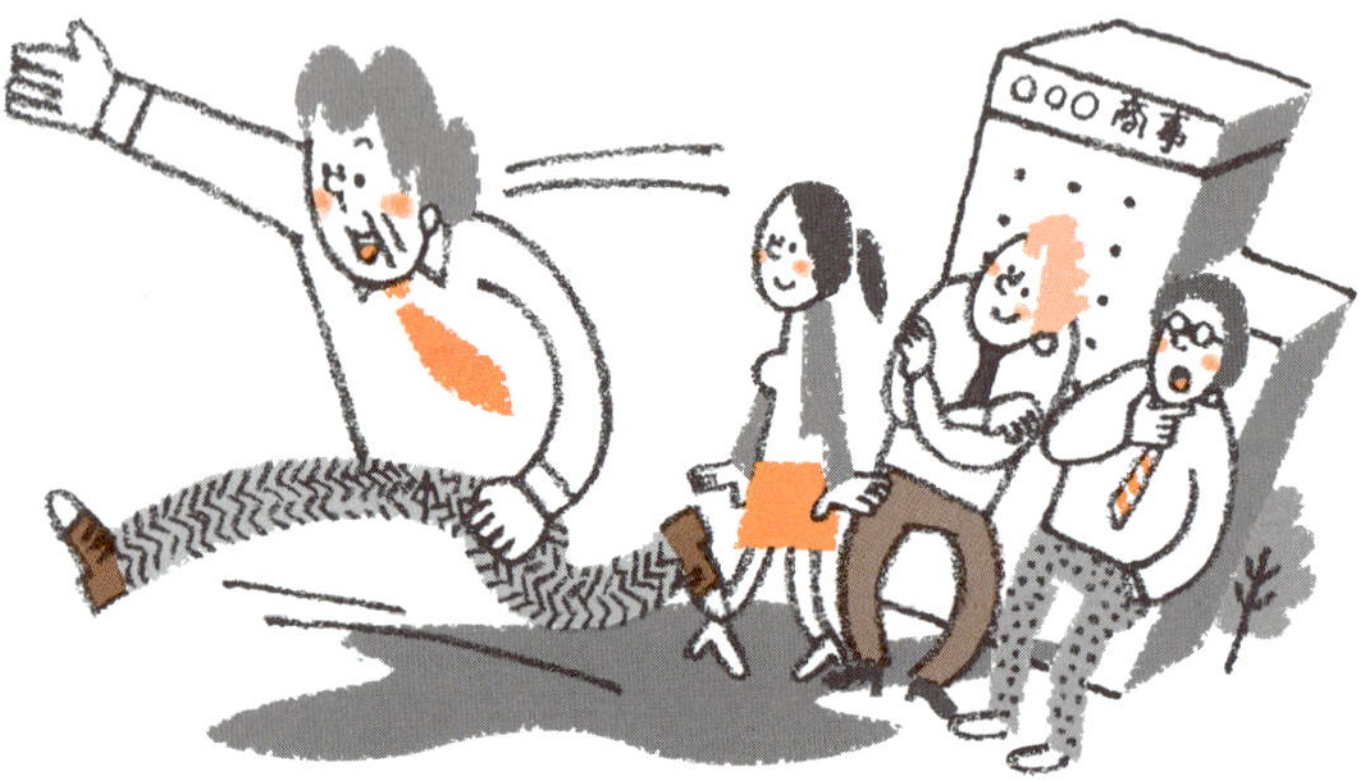

支援が受けられるおもな事業場外施設

●産業保健推進センター
産業保健関係者等への研修、相談、情報提供や、事業主らを対象とした職場の健康管理に関するるセミナーの開催などの事業をおこなっている。全国47の都道府県に設置されている。
http://www.rofuku.go.jp/sanpo/

●地域産業保健センター
全国347ヵ所に設置。小規模事業場の事業者や労働者に対して、健康相談や個別訪問による産業保健指導、産業保健情報の提供などを無料でおこなっている。
http://www.mhlw.go.jp/new-info/kobetu/roudou/gyousei/anzen/080123-2.html

●労災病院「勤労者 心の電話相談」
20の労災病院に専門のカウンセラーを配置。労働者の悩み相談のほか、管理監督者など職場関係者らの相談に対応している。電子メールによる相談を受け付けている施設もある。
http://www.rofuku.go.jp/rosaibyoin/kokoro_soudan.html

●労災病院　勤労者メンタルヘルスセンター
全国の労災病院のうち14ヵ所に設置。職場のストレスなどによる疾患の診療や相談に対応。勤労者のストレス予防に関する講習、企業の健康管理担当者を対象とした講習などをおこなう。
http://www.rofuku.go.jp/rosaibyoin/center/mentaru.html

●地域障害者職業センター
全国48ヵ所のセンターで、うつ病などによる休職者とその雇用事業主らを対象とした復職支援をおこなう。運営財源が雇用保険のため、民間企業の休職者を対象に支援。
http://www.jeed.or.jp/jeed/location/loc01.html#03

●中央労働災害防止協会
事業主による自主的な労働災害防止活動を支援。厚生労働省から委託され、メンタルヘルスケアの専門家らが事業場を訪問し、無料で助言や指導をする事業などをおこなっている。
http://www.jisha.or.jp/index.html

●財団法人　社会経済生産性本部　メンタル・ヘルス研究所
心の定期健康診断（JMI健康調査）を実施。診断後のフォローとして、電話や面接による相談サービスのほか、組織に対して、診断結果の分析をもとにした助言などをおこなう。有料。
http://consul.jpc-sed.or.jp/mental/index.html

●社団法人　日本産業カウンセラー協会
産業カウンセラーの養成のほか、無料電話相談やカウンセラーの派遣によってカウンセリングを実施。職場でのメンタルヘルスについて、研修や講演もおこなっている。
http://www.counselor.or.jp/Default.aspx

Q 復職した同僚にどう接すればいいのでしょうか？

A 〝慣らし運転〟に理解を示しつつ、普段通りを心がけて。

職場復帰した本人は、仕事への不安や周りの人に迷惑をかけたという気持ちを抱えています。特別扱いされるのは、心の負担になります。仕事の内容はともかく、人間関係に関しては、あまり意識しすぎず、なるべく普段通りにしましょう。それが本人にとって、もっとも居心地がいいのです。

仕事に関しては本調子ではないと理解して

職場に復帰したといっても、最初から通常通りの仕事ができるわけではありません。少量の簡単な仕事から始め、徐々に仕事の難易度を上げ、量を増やしていきます。最初のうちは一人前の仕事をこなすことは難しいですが、確実に復職するためには、どうしても必要なステップです。周囲はいつでもサポートできる態勢を整えておいてください。

こうして徐々に通常の業務に復帰していきますが、本人をあせらせるような言動はひかえましょう。あせって無理をすることが、再発につながるからです。安心して〝慣らし運転〟をするためには、周囲の理解が欠かせません。

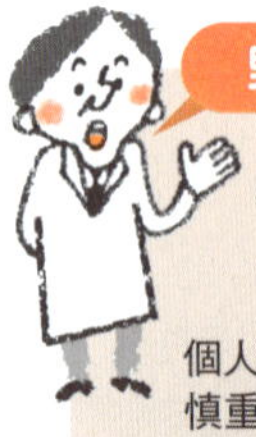

野村先生のプチ相談室

上司からほかの社員へは、どこまで話しておくべき？

個人情報の取り扱いには慎重になるべきですが、事情をまったく知らせていないと、休職・復職時に周囲の理解やサポートが得られません。上司は、誰に何をどの程度話すか、本人とよく相談して。

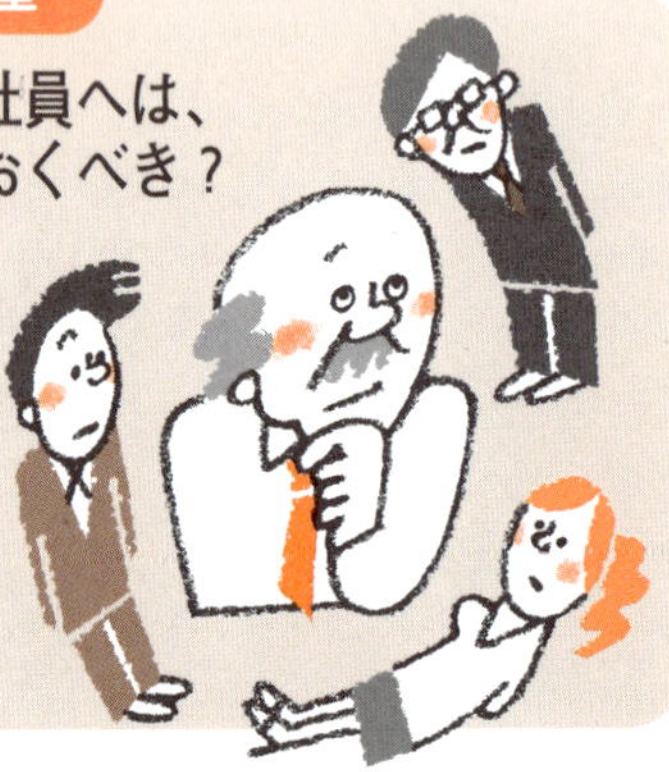

確実に復帰するには周りの支えが必要

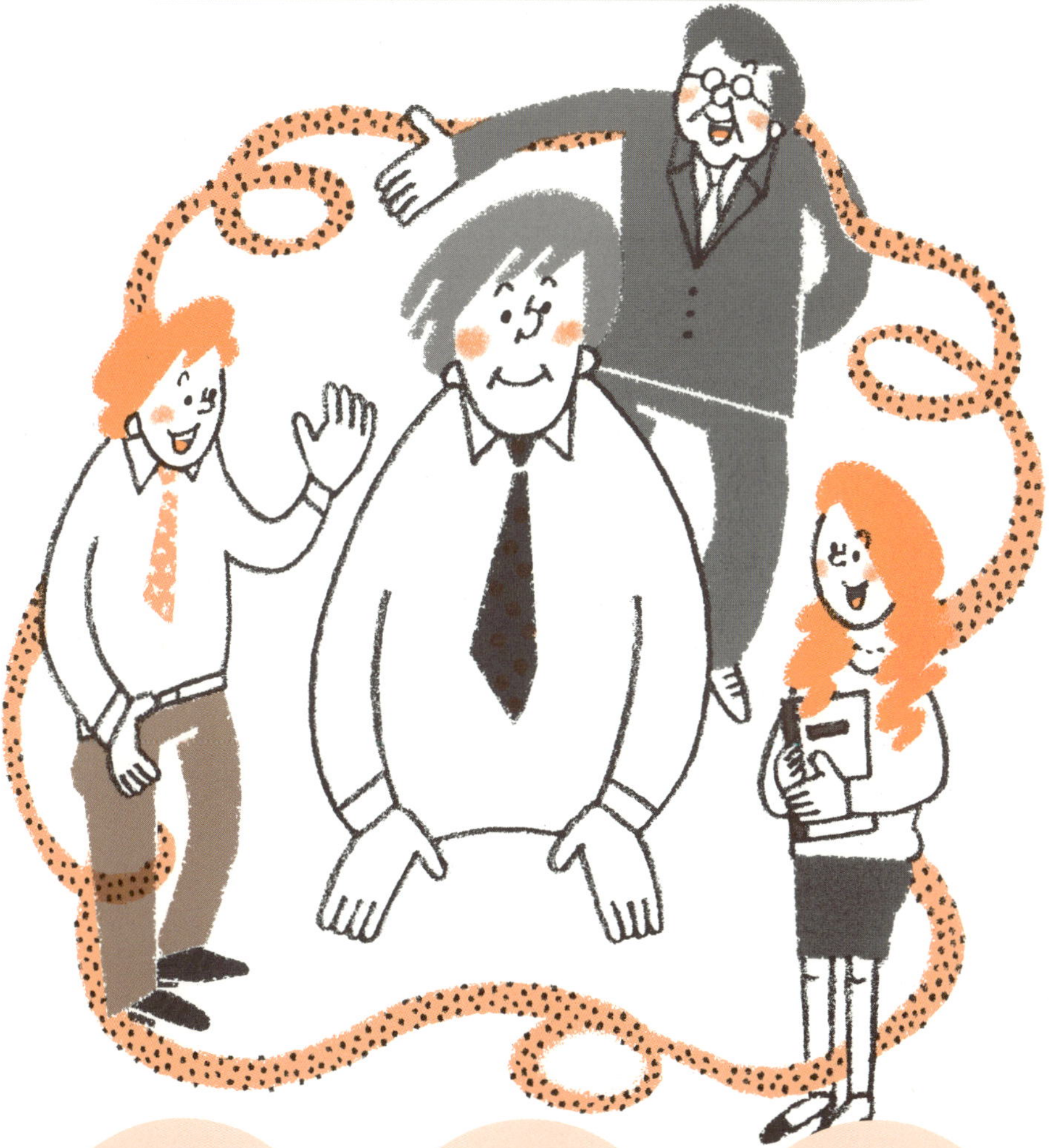

気をつかいすぎず以前と同じ態度で

よそよそしい態度は禁物。うつ病のことを理解したうえで、いつも通りに接する。

特別な待遇にも理解を示そう

徐々に慣れるため、勤務時間や仕事の内容を工夫する必要があることを理解して。

早めにサポート態勢を整えておくと安心

復帰直後は仕事のペースが乱れることも。いつでもサポートできる態勢を整えておく。

C O L U M N 2

入院治療が変わりつつある
うつ病専門のストレスケア病棟とは

ストレスケア病棟とは、おもに精神科病院などが設置している、うつ病などのストレス関連疾患に対して専門的に治療をおこなう病棟のこと。一般的に3ヵ月程度の入院期間中、専門家によるサポートのもと、安心して治療に専念することができます。

　施設によってさまざまな治療メニューや設備が用意されています（下記は一例）。仕事や家庭の事情などによって自宅で十分休養できない場合には、主治医に相談して、ストレスケア病棟のある病院を紹介してもらってもいいでしょう。

ストレスケア病棟でおこなわれること

感情表現として取り組むアートセラピー

自己表現によって、自分の気持ちを見つめ、他人に受けとめてもらう体験をする。写生や立体作品の創作などをおこなう。

犬とのふれあいを楽しむドッグセラピー

訓練を受けた犬とトレーナーが施設を訪問。犬とふれあうなかで他人と話すきっかけができ、孤独感がやわらぐ効果も。

患者さんが食事を作るプログラムもある

食の楽しさや家事の感覚を取り戻すため、患者さん自身が共同で食事を作るシステムを取り入れている施設もある。

回復期には、共同生活を送る施設も

ある程度回復すると、4人部屋になる施設もある。患者さん同士が話し合うなかで共感が生まれ、孤独感がやわらぐ。

Part 3

きまじめな人だけがなるとは限らない

「きまじめな人ほどうつ病になりやすい」
といわれてきましたが、最近はそれに
当てはまらないタイプが増えています。
症状や治療法、周りの対応について、
タイプ別に見てみましょう。

うつ病は、症状や病気になる過程によって大きく4つに分類される

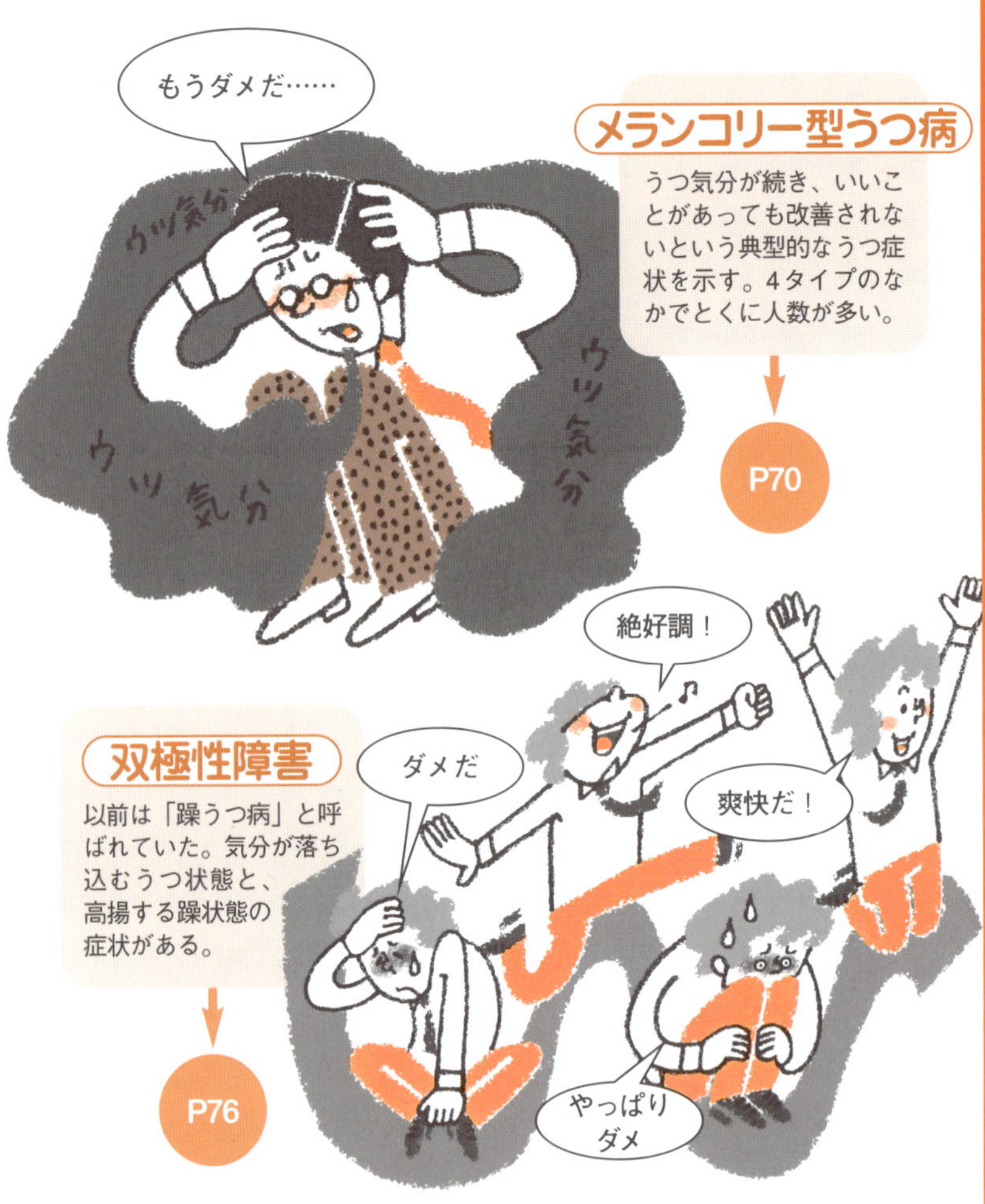
もうダメだ……
ウツ気分
ウツ気分
ウツ気分
ウツ気分
メランコリー型うつ病
うつ気分が続き、いいことがあっても改善されないという典型的なうつ症状を示す。4タイプのなかでとくに人数が多い。
P70
絶好調！
爽快だ！
ダメだ
やっぱりダメ
双極性障害
以前は「躁うつ病」と呼ばれていた。気分が落ち込むうつ状態と、高揚する躁状態の症状がある。
P76

うつ病の患者さんなら誰でも同じかというと、決してそうではありません。症状やうつ病になる経緯などは、人によってさまざまです。ここでは、症状とうつ病になるまでの経緯から、うつ病を4つのタイプに分類します。上に示した「メランコリー型うつ病」「双極性障害」「気分変調症」「非定型うつ病」の4つです。

几帳面できまじめな人がなるとは限らない

これまで、うつ病は几帳面でまじめな人がなりやすいといわれてきました。これは、あるタイプに

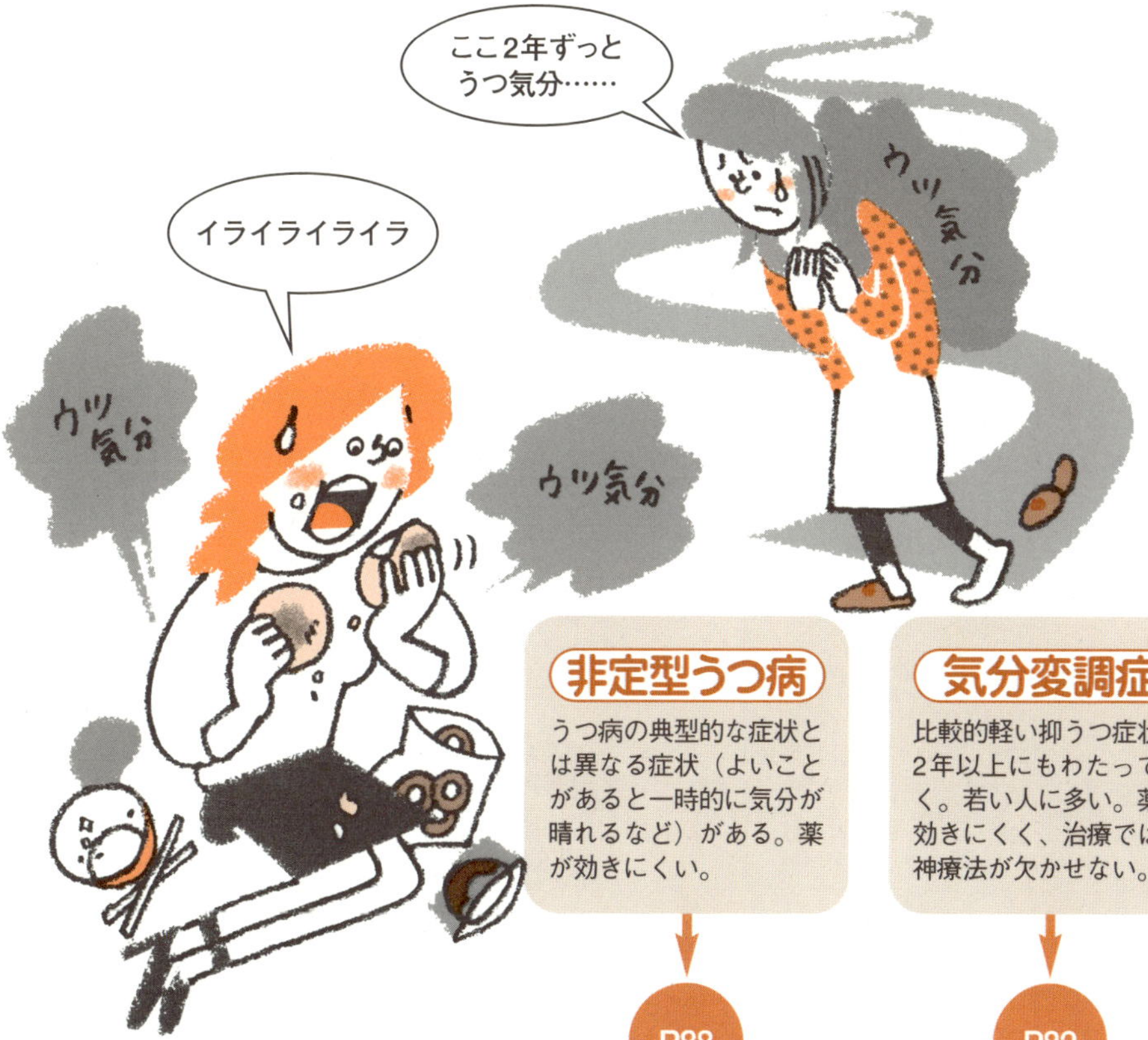
ここ2年ずっと
うつ気分……
ウツ気分
イライライライラ
ウツ気分
ウツ気分

非定型うつ病

うつ病の典型的な症状とは異なる症状（よいことがあると一時的に気分が晴れるなど）がある。薬が効きにくい。

P88

気分変調症

比較的軽い抑うつ症状が2年以上にもわたって続く。若い人に多い。薬が効きにくく、治療では精神療法が欠かせない。

P82

は当てはまりますが、それ以外のタイプには当てはまりません。

そのため、当てはまらないタイプだと、「ただ怠けているだけ」と誤解されがちでした。うつ病にはいろいろなタイプがあることを理解しておく必要があります。

治療法や周囲の対応もタイプによって異なる

また、うつ病のタイプによって、治療法や周りの人の対応も異なります。適切な治療とサポートを得るためには、どのタイプかを知っておくことが重要なのです。

4タイプ以外には女性に特有のうつ病や高齢者のうつ病、子どものうつ病などがあり、それぞれ特有の症状や対処法があります（P94以降参照）。

まじめで几帳面な人が、無理がたたって

何ごとにも手抜きができずがんばりすぎる人が多い。その結果、大きなストレスを抱え込むことに。

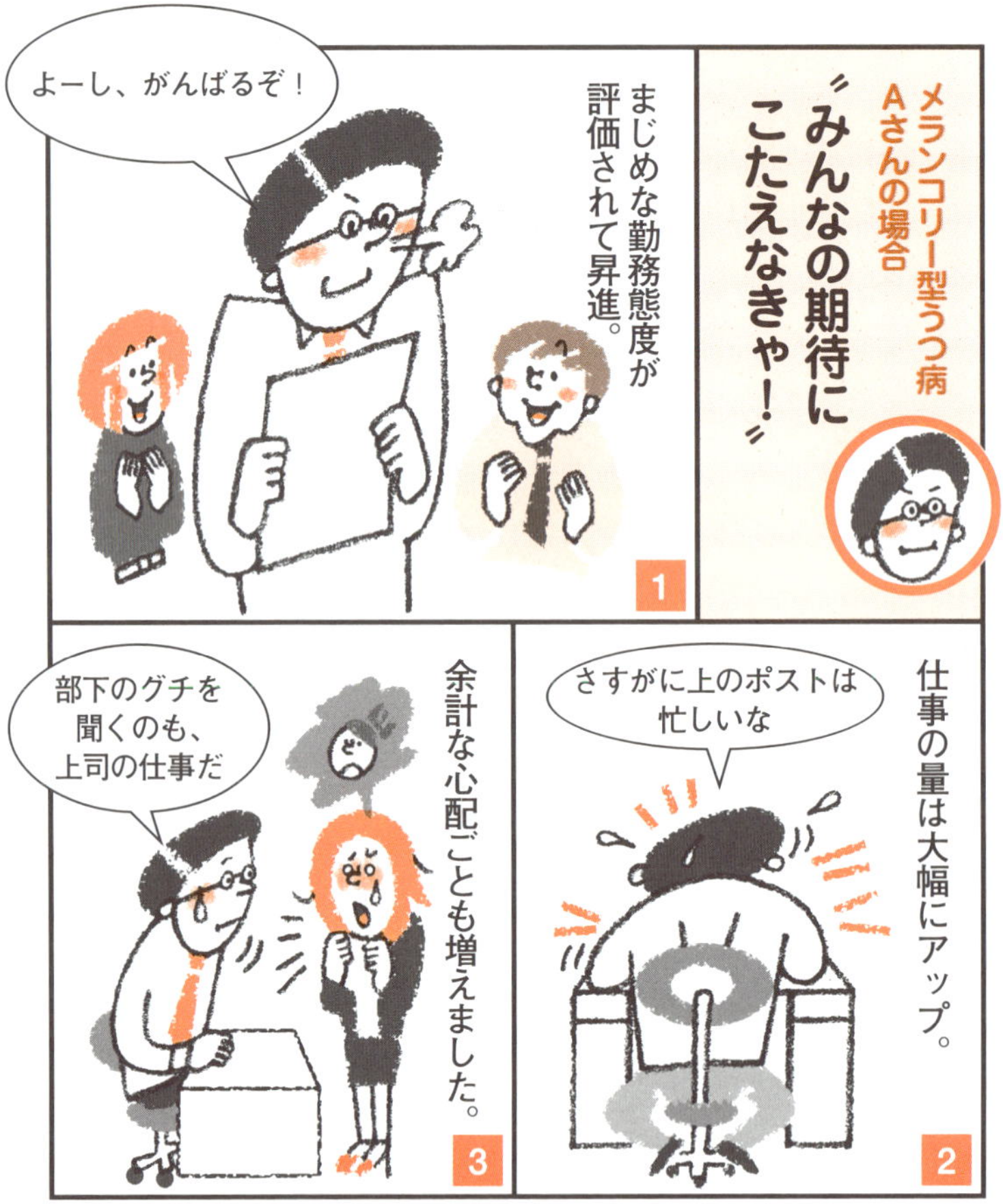
メランコリー型うつ病
Aさんの場合
“みんなの期待にこたえなきゃ！”
まじめな勤務態度が評価されて昇進。
よーし、がんばるぞ！
1
仕事の量は大幅にアップ。
さすがに上のポストは忙しいな
2
余計な心配ごとも増えました。
部下のグチを聞くのも、上司の仕事だ
3

従来、うつ病といえばこのタイプを指しました。4タイプのなかでは、患者さんの数がもっとも多く、代表的なうつ病といえます。

このうつ病になりやすいのは、几帳面でまじめ、周囲に対して過剰なまでに気をつかうタイプ。このような性格を、専門的に「メランコリー親和性性格」といいます。

手を抜けないので負担がかかりすぎる

このタイプの人は、まじめでコツコツ努力し、周囲にも気をつかうので、社会的に信頼が厚いのが特徴です。そのため、いろいろな

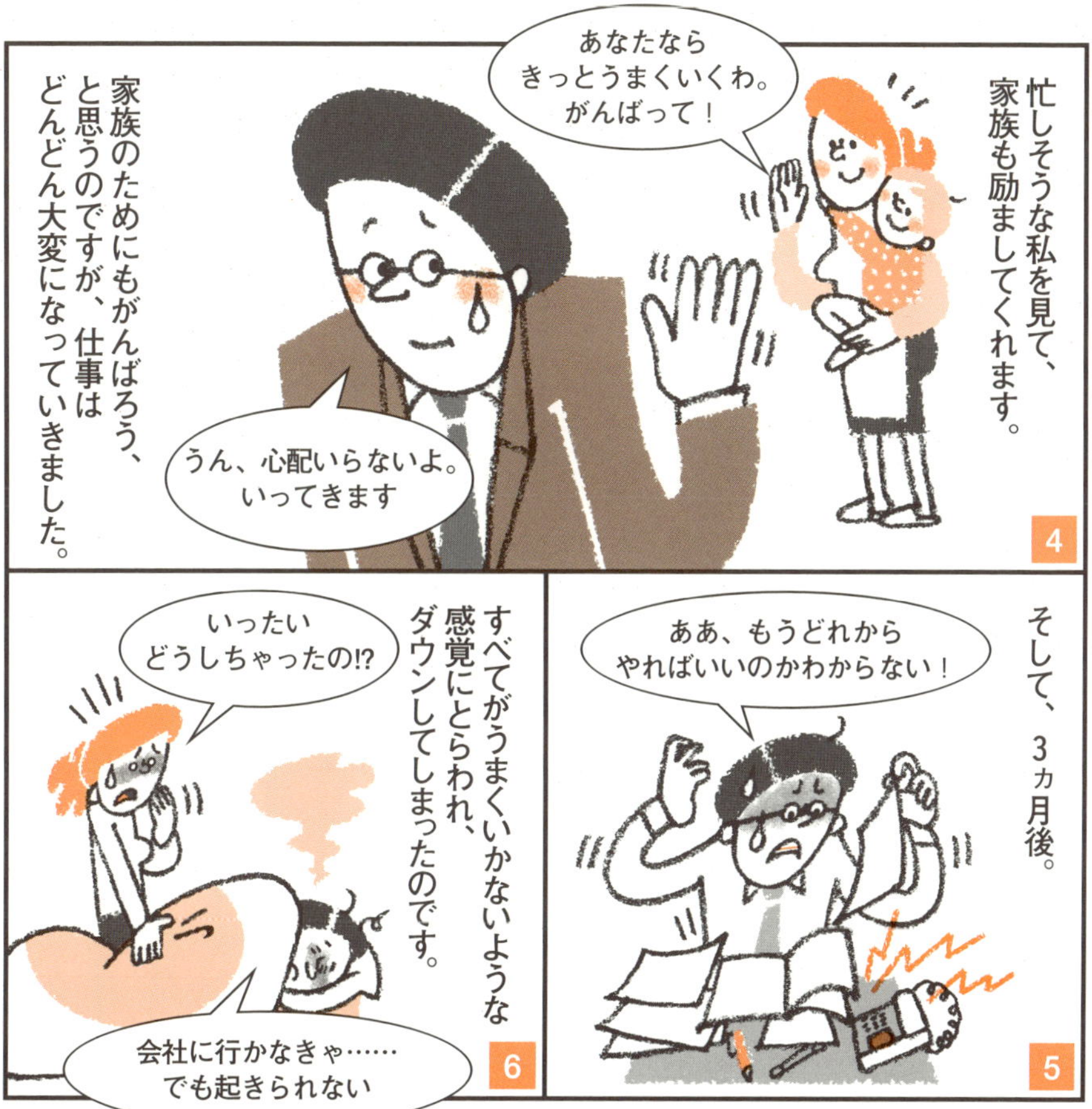
忙しそうな私を見て、家族も励ましてくれます。
あなたなら きっとうまくいくわ。がんばって！
うん、心配いらないよ。いってきます
家族のためにもがんばろう、と思うのですが、仕事はどんどん大変になっていきました。
4
そして、3ヵ月後。
ああ、もうどれから やればいいのかわからない！
5
すべてがうまくいかないような感覚にとらわれ、ダウンしてしまったのです。
いったい どうしちゃったの!?
会社に行かなきゃ…… でも起きられない
6

仕事を頼まれたり相談されたりして、たくさんの仕事を抱え込んでしまうこともよくあります。

このような状況になっても、手を抜くことができず、完璧主義を貫こうとして無理をしてしまいます。それがかなわなかったときには、大きなストレスを抱えることになります。自分でも気づかぬうちにたまったストレスが、うつ病を招くことになるのです。

メランコリー型うつ病になりやすいタイプ

- まじめで手抜きをしない
- 無理をして周りに気をつかう
- 融通がきかない
- コツコツと努力する
- 責任感が強く仕事熱心
- 凝り性
- 人の頼みを断れない

メランコリー型うつ病

症状

晴れないうつ気分のなかで自分を責める

長く重いうつ気分が特徴。〝がんばれない自分〟に対する自責感にさいなまれる。

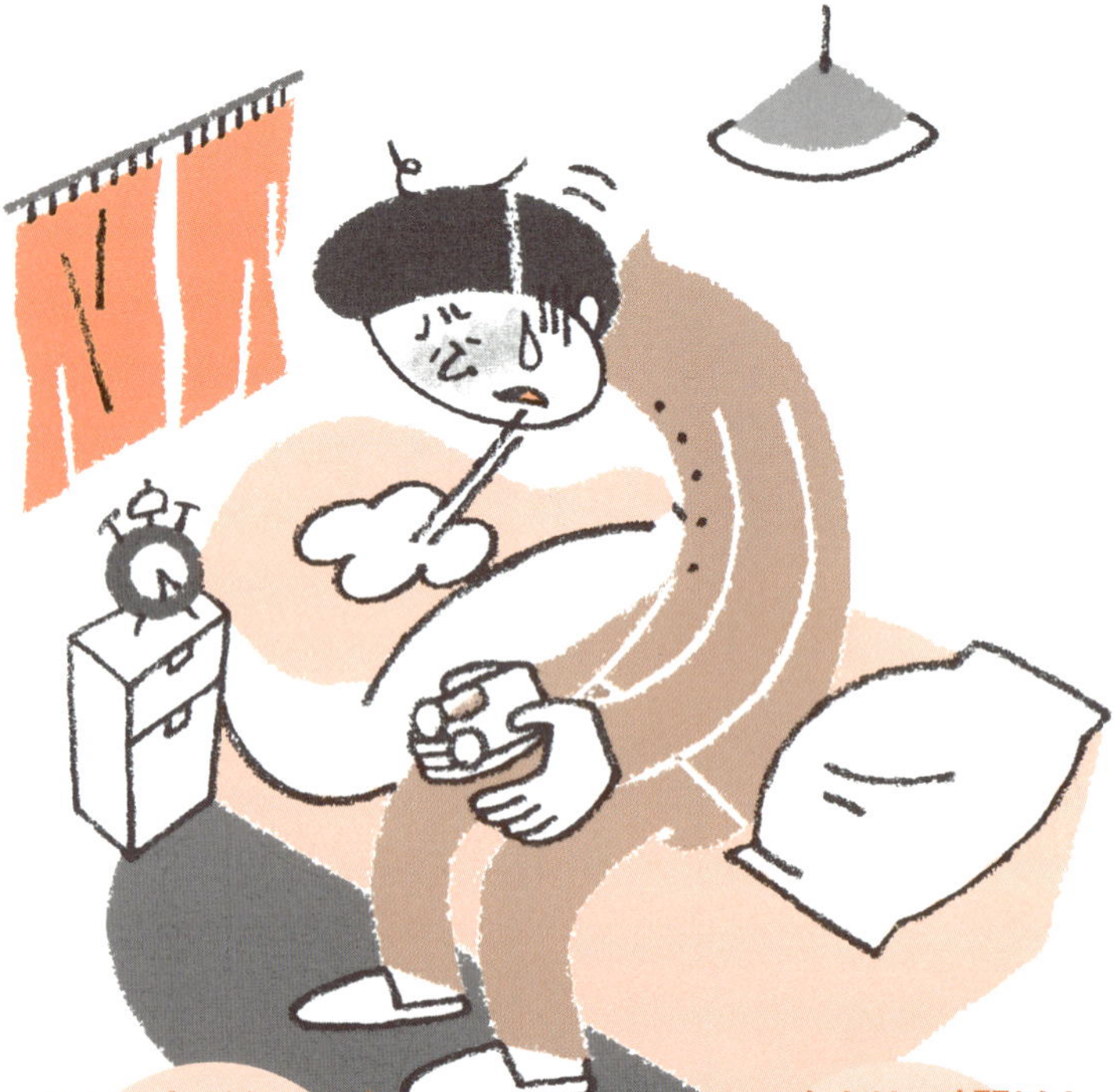

いいことがあってもうつ気分は晴れない

単なるゆううつは原因が解消されたりいいことがあると晴れる。うつ病の場合は晴れることがなく、生活に支障をきたすほど激しく落ち込む。

いつもより2時間以上早く目が覚める

早朝に目覚め、悲観的なことをあれこれ考え、寝付けなくなる。起床時間になっても強い疲労感とゆううつから起き出せないことが多い。

このタイプのうつ病では、気分が落ち込むうつ状態がずっと続きます。ほとんど毎日、一日中、うつ状態が続くのです。何かいいことがあったとしても、気分が明るくなることはなく、楽しいと感じることもありません。

自分を責める自罰傾向があるのも特徴。些細な失敗で、あるいは根拠もなく、自分はだめな人間だと思い込みます。不眠にも悩まされ、夜明け前に目覚めることもしばしば。何をする気力もわかず、食欲も低下し、動きが緩慢になるなど、一般に知られているうつ病の症状が当てはまります。

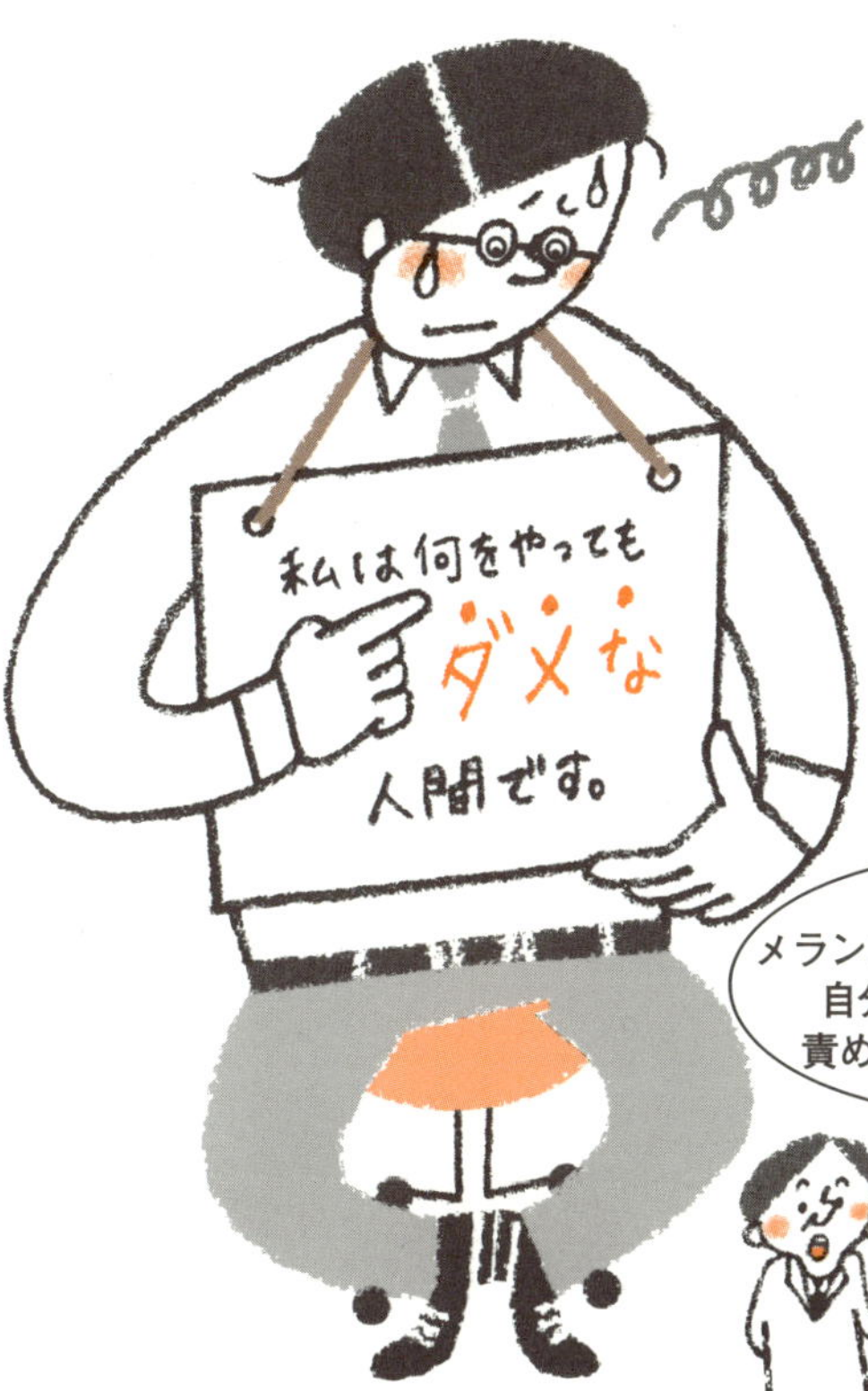
私は何をやってもダメな人間です。

食欲がなくなり目に見えてやせる

「味がしない」「好物でも食べたくない」「箸を持つことさえ面倒」など、食事が苦痛に。短期間で急に体重が減るため、がんなどを疑い受診する人も。

動作が緩慢になる。または、落ち着かずウロウロ歩き回る

脳内の情報伝達がうまくいかず、動作が鈍くなる、口数が減るなどの変化がある。不安に駆られ、室内を歩き回ったり腕をこすったりすることも。

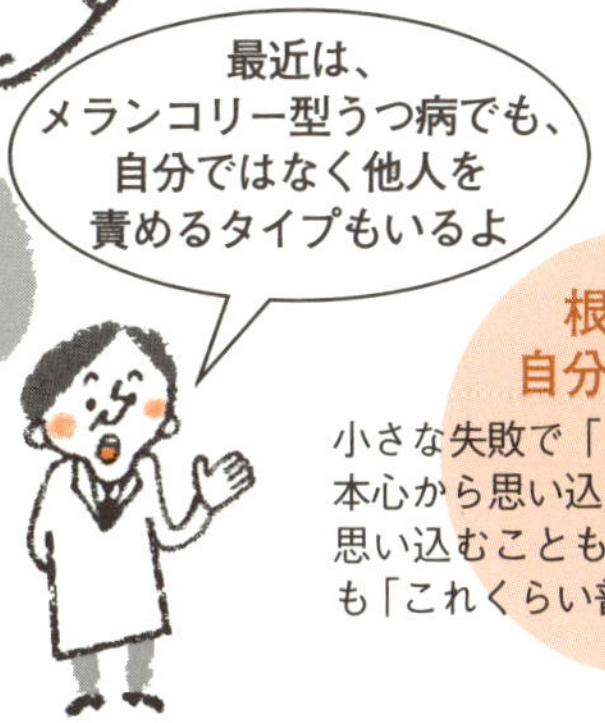
最近は、
メランコリー型うつ病でも、
自分ではなく他人を
責めるタイプもいるよ

根拠なく自分を責める

小さな失敗で「自分はダメな人間」と本心から思い込む（まったく根拠なく思い込むこともある）。うまくいっても「これくらい普通」と過小評価する。

他人を責める新タイプが30歳代を中心に増えている

このタイプは、自分を責めるのが基本的な症状ですが、最近では、他罰的な傾向が見られる新タイプが登場しています。

他人のせいで、自分がひどい目にあっていると感じるタイプで、30歳代を中心に増加しています。

うつ病ミニ知識

半年の休養で効果がないときは

うつ病初期に休養は必要だが、慢性化している場合は休養しても効果は期待できない。半年間休養して治らなければ、復帰のためのリハビリを始めるなど対応を見直そう。

再発を防ぐために、〝こだわり性〟を改める

休養や薬物治療のほか、精神療法をおこない、がんばりすぎず適度に休むやり方を身につけよう。

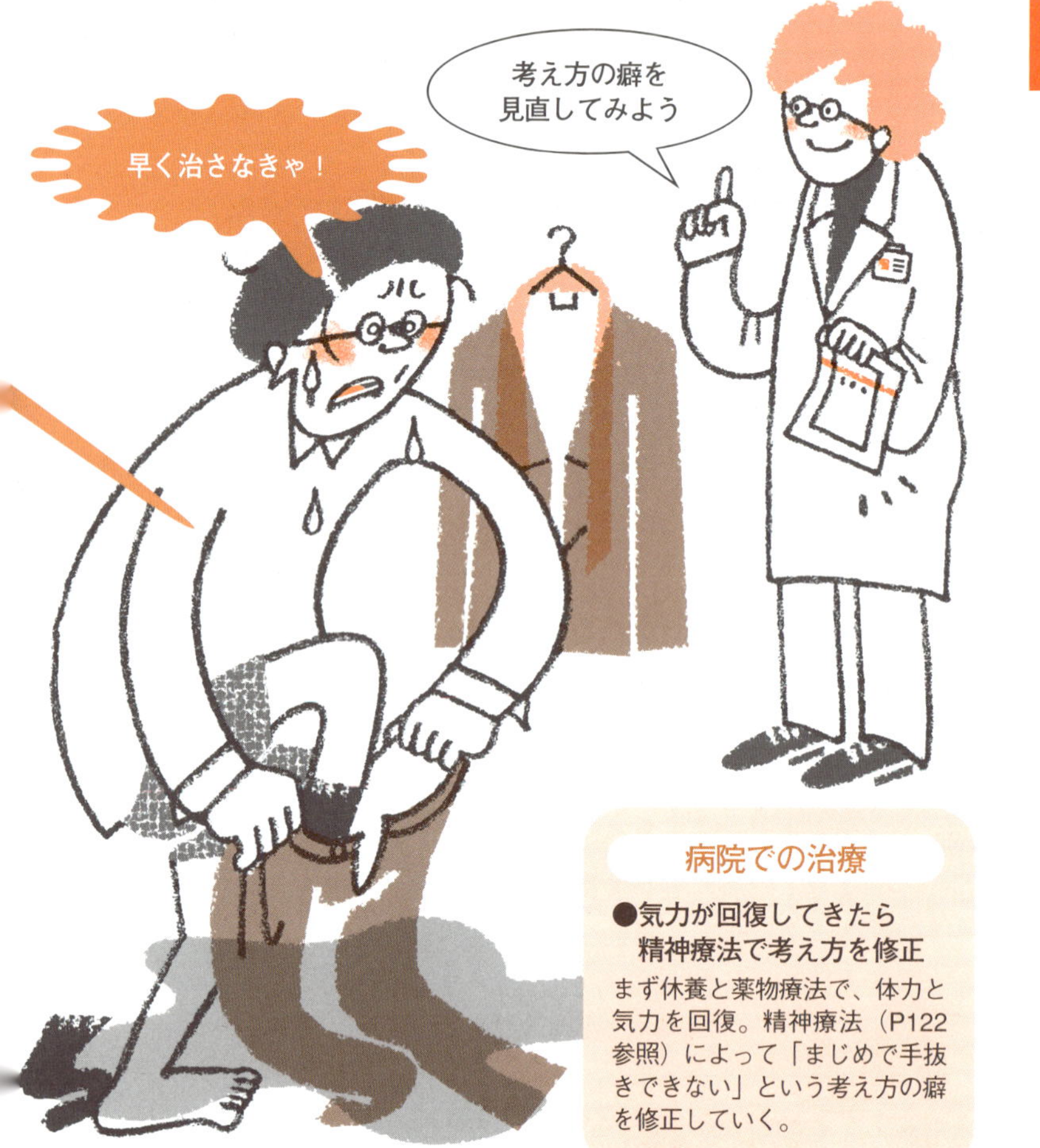
考え方の癖を
見直してみよう
早く治さなきゃ！

病院での治療

●気力が回復してきたら精神療法で考え方を修正

まず休養と薬物療法で、体力と気力を回復。精神療法（P122参照）によって「まじめで手抜きできない」という考え方の癖を修正していく。

薬による治療がよく効くのが、このタイプの特徴です。ただし、再発しやすく、ほかのタイプに比べると、何度もくり返しやすい傾向があります。

治療は、休養と薬物療法（P114参照）が中心。治療の途中によくなったと判断して薬をやめてしまう人が多くいますが、再発の危険があるので、主治医の指示通り服用を続けることがとても大切です。

再発を防ぐには、精神療法（P122参照）により、うつ病を招く〝考え方のパターン〟を修正するのも効果があります。

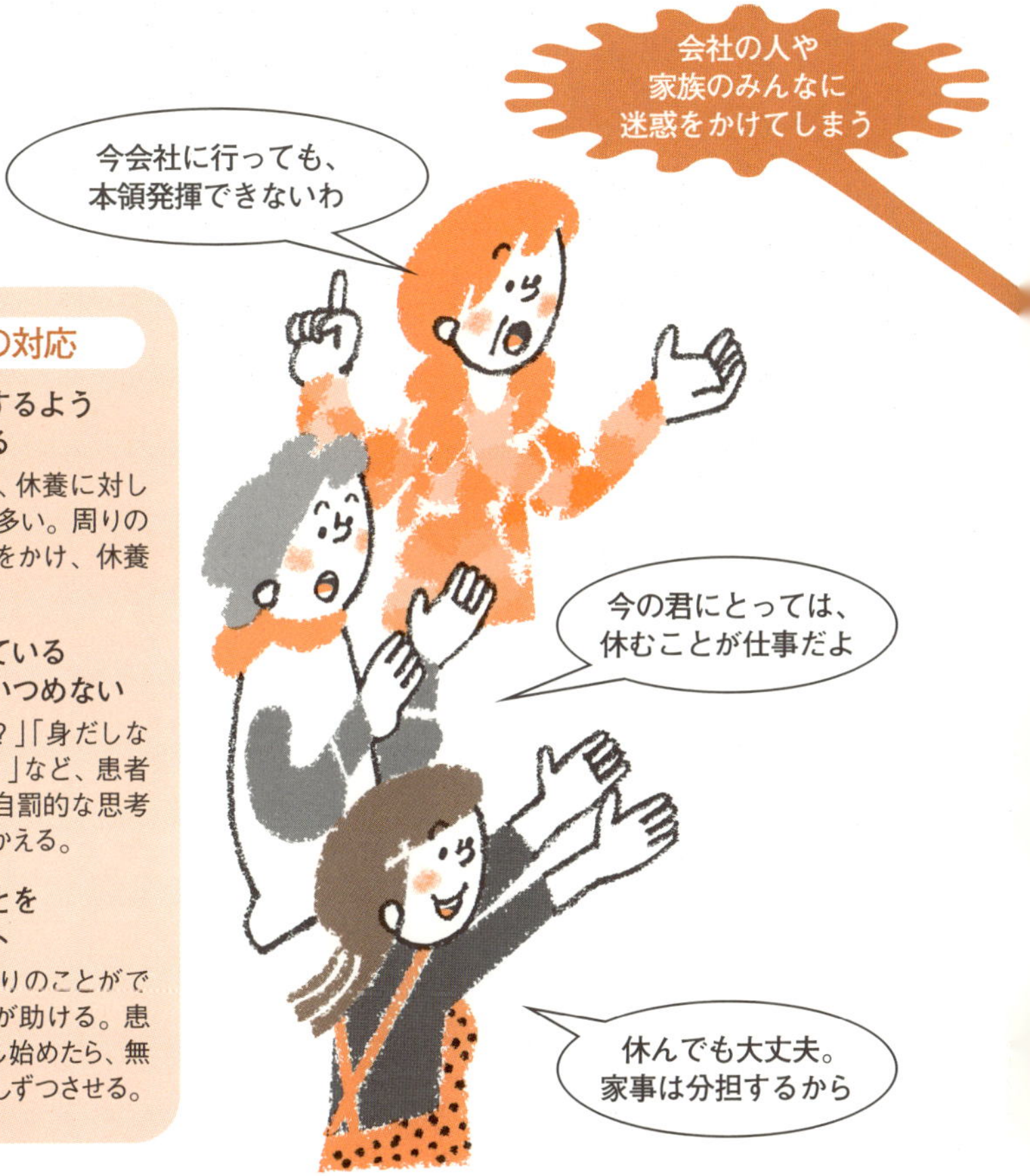
会社の人や
家族のみんなに
迷惑をかけてしまう
今会社に行っても、
本領発揮できないわ
今の君にとっては、
休むことが仕事だよ
休んでも大丈夫。
家事は分担するから

周りの人の対応

●しっかり休養するよう うまく説得する

このタイプの人は、休養に対して否定的な場合が多い。周りの人が右のように声をかけ、休養をすすめて。

●自罰的になっている 患者さんを追いつめない

「本当に病気なの？」「身だしなみくらい整えたら？」など、患者さんを追いつめ、自罰的な思考をあおる言動はひかえる。

●身の回りのことを 適度にサポート

症状が重く身の回りのことができないときは家族が助ける。患者さんが意欲を示し始めたら、無理のない範囲で少しずつさせる。

休ませるのが難しいタイプ

休養は重要な治療のひとつですが、まじめな性格から休養に罪悪感を持ってしまうタイプの患者さんが多いため、仕事を休ませるのには苦労します。病気を治すために、〝今は休むことが仕事だ〟と説得すると、うまくいくことがあります。

うつ病ミニ知識

原因を追及することは、あせりや不安を招く

重症期には、原因を探ろうとしてもうまく考えられないもの。治療が進み、精神療法（P122参照）で自分の考え方が認識できれば原因も見えてくる。

いつも人気者、明るいリーダー気質の度がすぎて

周りから見て意外に思われることも。ハイテンションな言動に、歯止めがきかなくなってしまう。

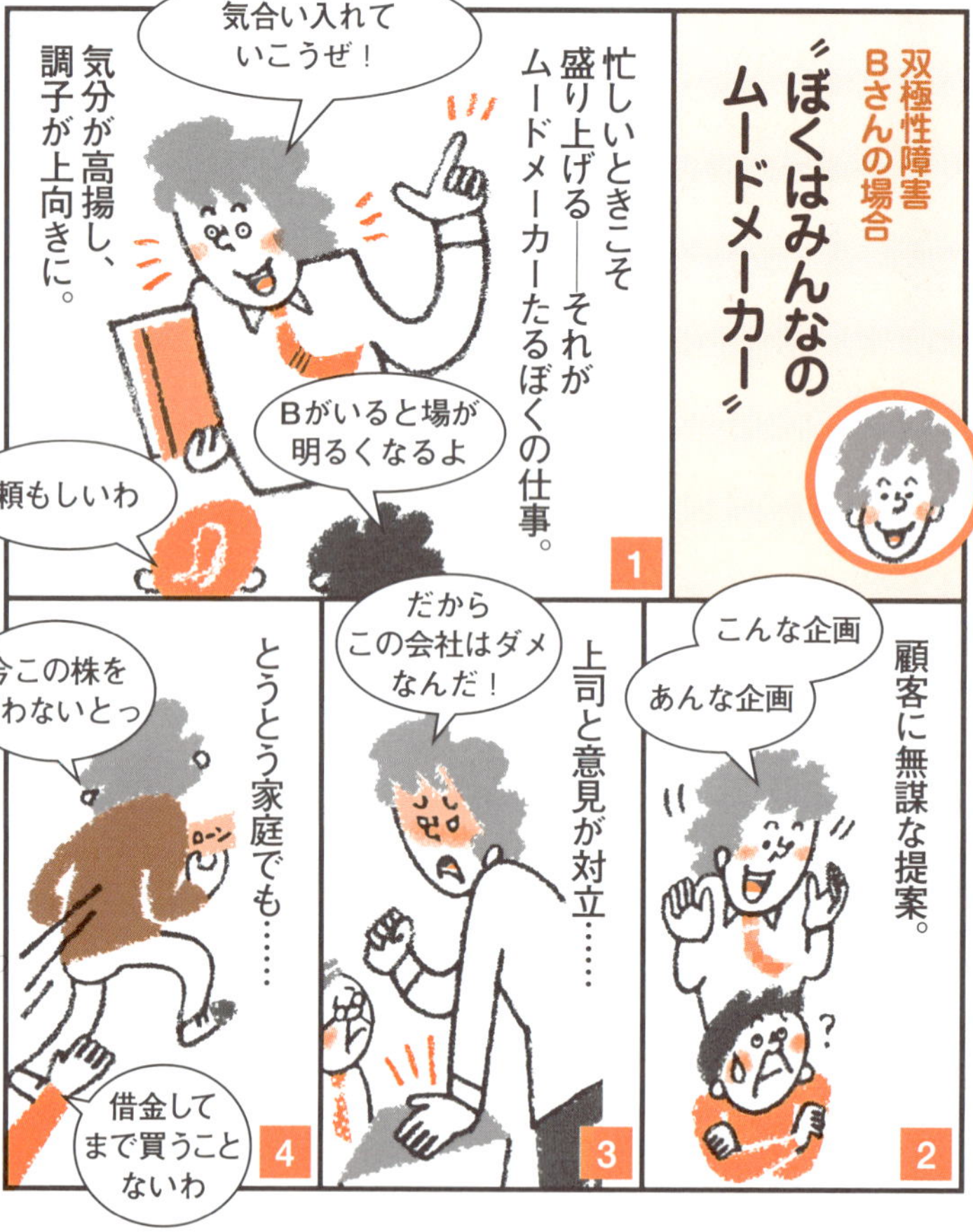
双極性障害
Bさんの場合
〝ぼくはみんなのムードメーカー〟
忙しいときこそ盛り上げる――それがムードメーカーたるぼくの仕事。
気合い入れていこうぜ！
気分が高揚し、調子が上向きに。
Bがいると場が明るくなるよ
頼もしいわ
1
顧客に無謀な提案。
こんな企画
あんな企画
?
2
上司と意見が対立……
だからこの会社はダメなんだ！
3
とうとう家庭でも……
今この株を買わないとっ
ローン
借金してまで買うことないわ
4

双極性障害になりやすい人の性格は、かなりはっきりしています。専門的には〝循環気質〟と呼ばれていますが、発想が豊かでユニークなアイデアを思いつき、リーダーとなって人を引っ張っていくタイプ。ジョークを連発したりして明るく、会社や学校での対人関係も良好です。

この人がいるとにぎやかになる、といわれているような人気者が多いのです。

きっかけがあって発症することが多い

双極性障害では、気分が落ち込

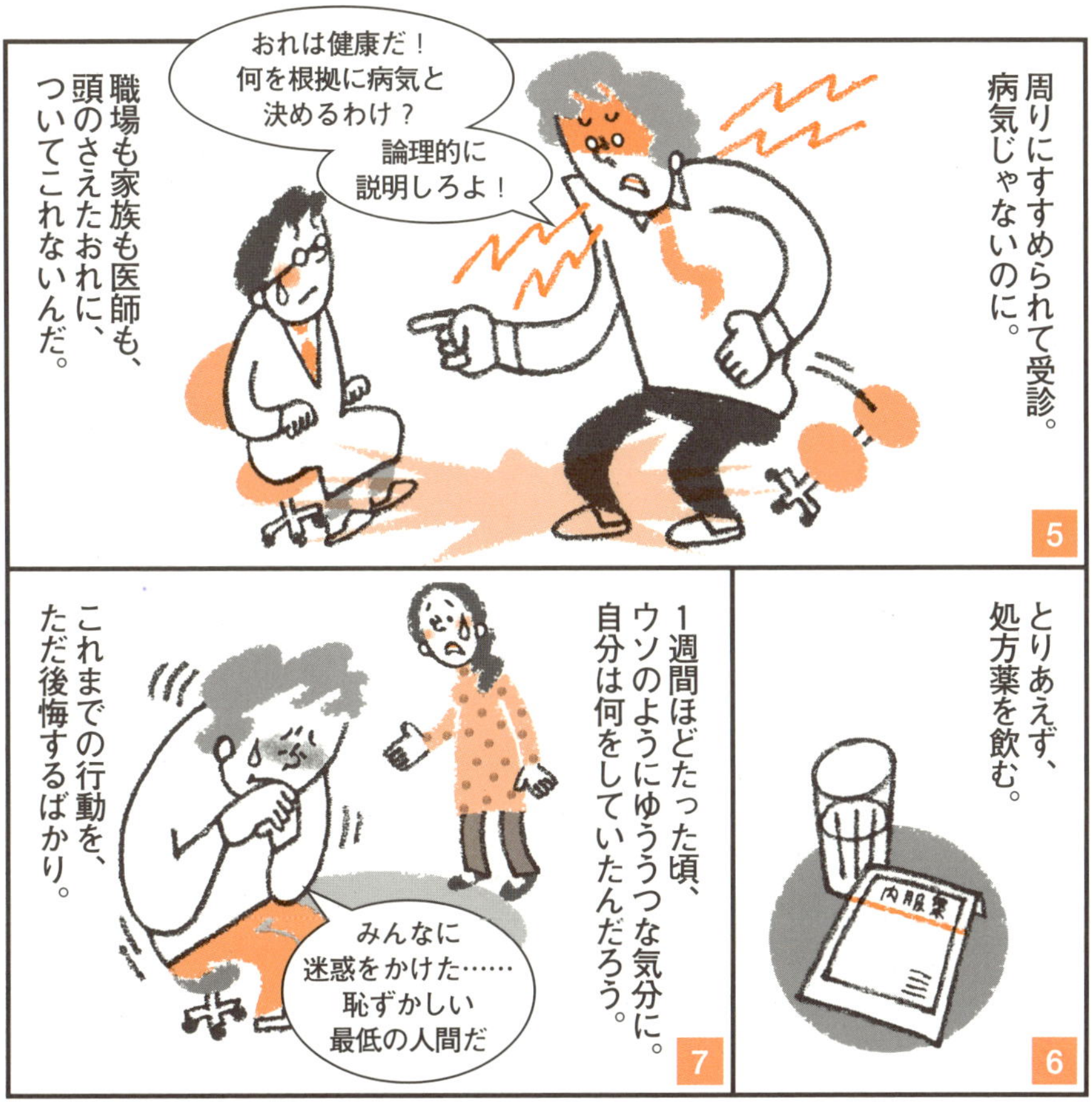
周りにすすめられて受診。病気じゃないのに。
おれは健康だ！何を根拠に病気と決めるわけ？
論理的に説明しろよ！
職場も家族も医師も、頭のさえたおれに、ついてこれないんだ。
5
とりあえず、処方薬を飲む。
内服薬
6
1週間ほどたった頃、ウソのようにゆううつな気分に。自分は何をしていたんだろう。
みんなに迷惑をかけた……恥ずかしい最低の人間だ
これまでの行動を、ただ後悔するばかり。
7

むうつ状態と、高揚する躁状態があらわれます。躁状態の程度によって、症状の重いⅠ型と、軽症のⅡ型に分類されます。

平均発症年齢は20歳代と、比較的若い人に多く見られます。

うつから始まる場合と、躁から始まる場合があります。躁から始まる場合は、過労や睡眠不足、出産、人の死など、たいてい何かきっかけがあるといわれています。

双極性障害になりやすいタイプ

- アイデアマンでリーダー気質
- 対人関係が良好
- 面倒見がいい
- 社交的
- 明るく人当たりがいい
- ムードメーカー的存在
- 気分に左右され、ハイテンションになりがち

うつ気分と爽快な気分を行ったり来たり

ハイテンションになる躁状態があるのが特徴。うつ状態も躁状態も、どちらも極端で生活に支障をきたす。

躁状態のときにはこんな症状があらわれる

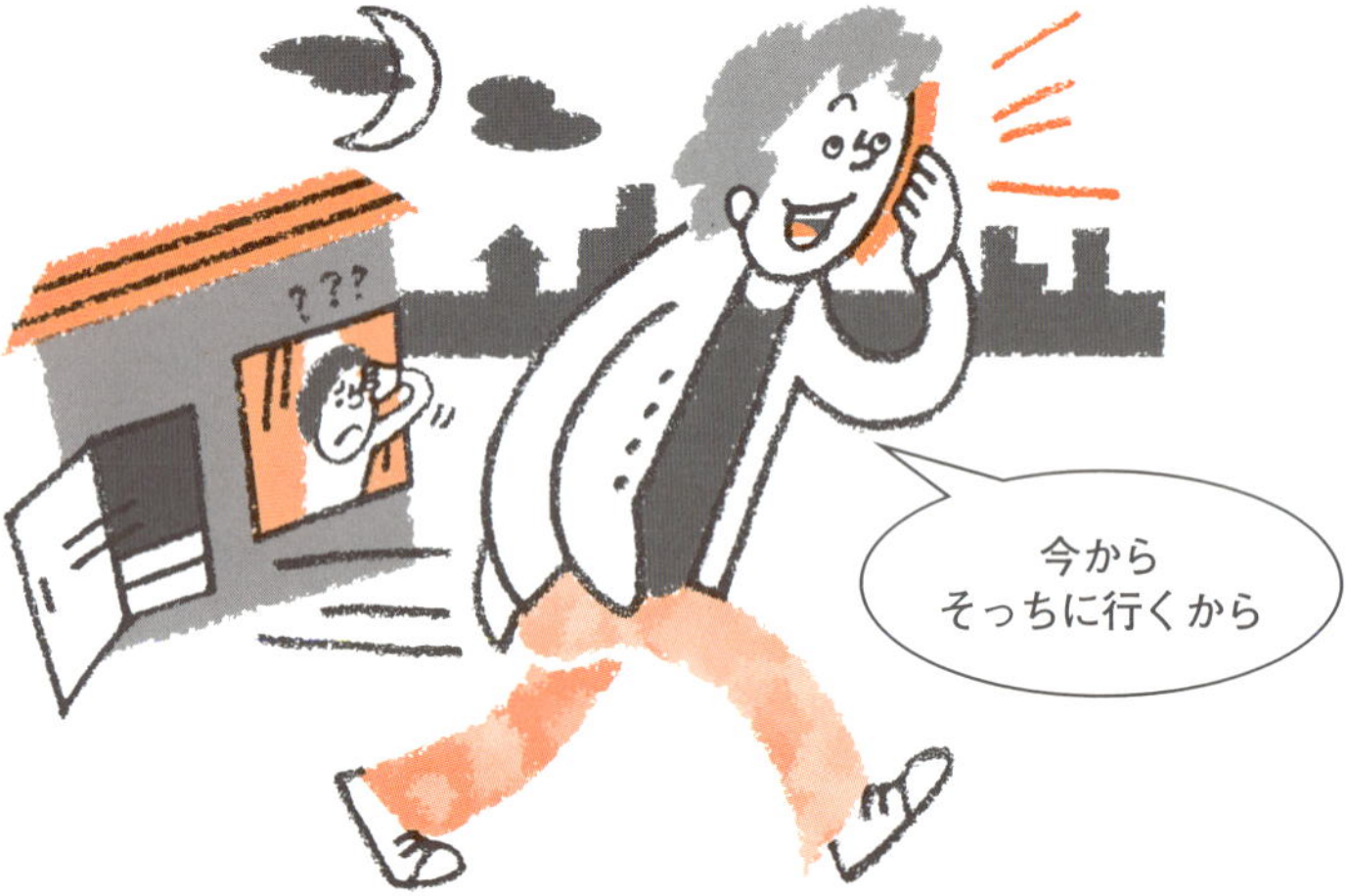
???
今から
そっちに行くから

頭がさえて、睡眠をとろうとしない

眠らなくても苦痛を感じない。エネルギーに満ち、寝る間を惜しんで仕事などに打ち込む。うつ状態のときには、日中の眠気や寝すぎがある場合も。

落ち着きがなくなり、常識はずれの行動をとる

深夜に突然友人を訪ねるなどの突発的な行動や、会社を無断で抜け出す、高額の借金をするなど、周りから見て常識的と思えない行動をとる。

うつ状態と躁状態の両方を持つのが、双極性障害の特徴です。うつ状態に関しては、メランコリー型うつ病（P70参照）と同じで、ほとんど毎日、一日中、ゆううつな状態が続きます。躁状態のときには、上に示したような症状があらわれます。

うつから始まると診断がつきにくい

うつ状態と躁状態がどのようなサイクルであらわれるかは、人それぞれです。うつから始まる人も、躁から始まる人もいますし、何回かうつ状態をくり返していて、

さまざまなアイデアを思いつく

頭がさえ、これまで理解できなかったことが急に理解できたり、新しいアイデアを思いつく感覚がある。実際に、知能指数が30ほど上がる人もいる。

爽快な気分になり、上機嫌になる

何をしても楽しく愉快に感じる。自信にあふれ、自分は何でもできると思い込む。逆に、周りの人が劣っていると考えて、傲慢な態度をとることもある。

考えがまとまらず、ありえないような発言をする

いつもより多弁になるが、集中して考えることができないため、周りが聞いて理解できないような発言が多くなる。誇大妄想があらわれる場合もある。

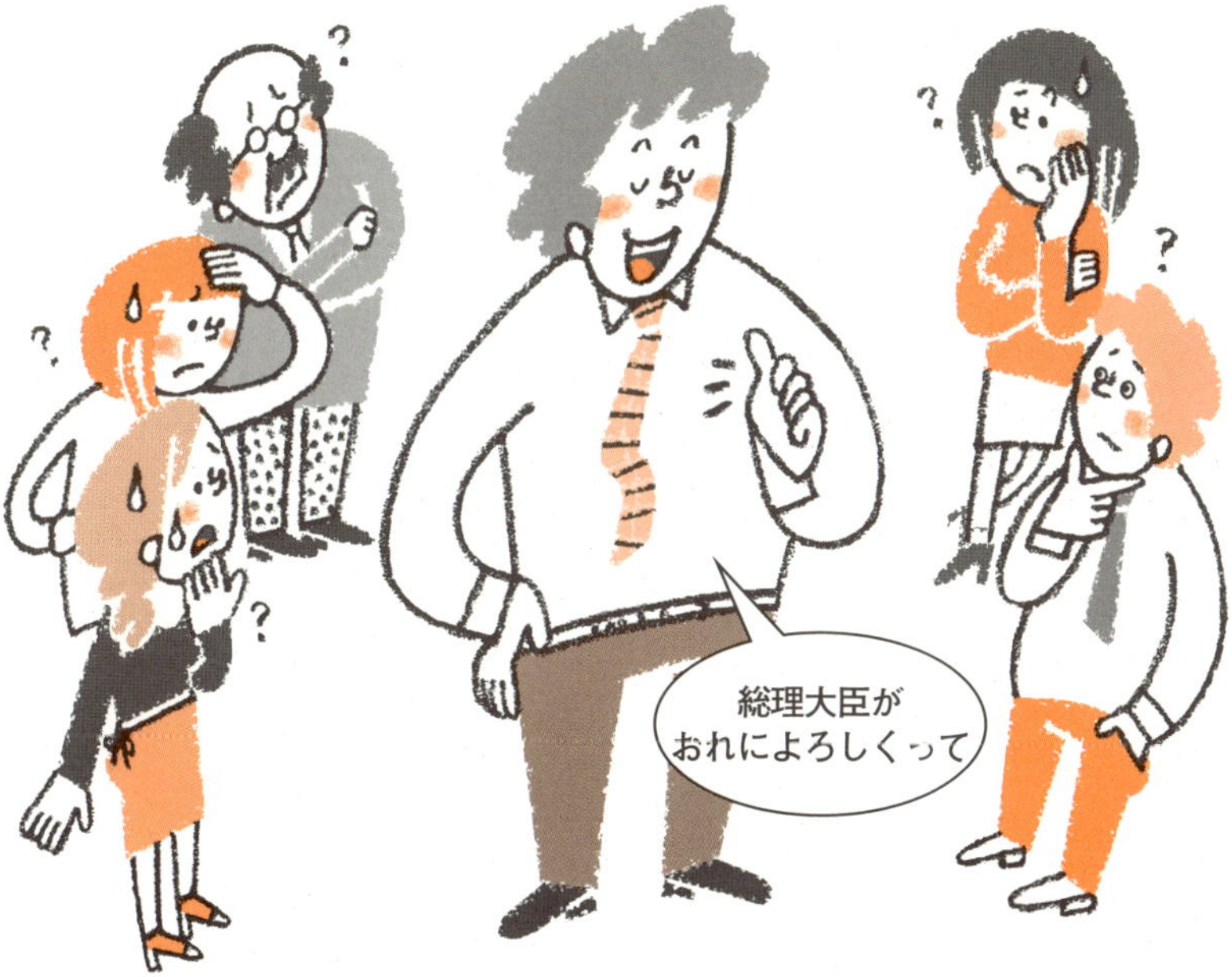
総理大臣が
おれによろしくって

あるときポッと躁状態があらわれてくることもあります。

躁状態から始まると診断しやすいのですが、うつから始まった場合には、メランコリー型うつ病と区別がつきにくく、躁状態があらわれるまで診断できません。

躁状態とうつ状態をくり返すうちに、次第にくり返しのサイクルが短くなり、治りにくくなることもあります。

うつ病ミニ知識

躁状態は、夏に多く見られる

秋や冬はうつ状態になり、夏になると躁の症状があらわれるという人も多い。

原因ははっきりとしていないが、日照時間が関係しているという説もある。

躁状態とうまく付き合うことが大切

うつ状態と躁状態のくり返しに、周りの人はふり回されがち。状態に合わせた対応を心がけよう。

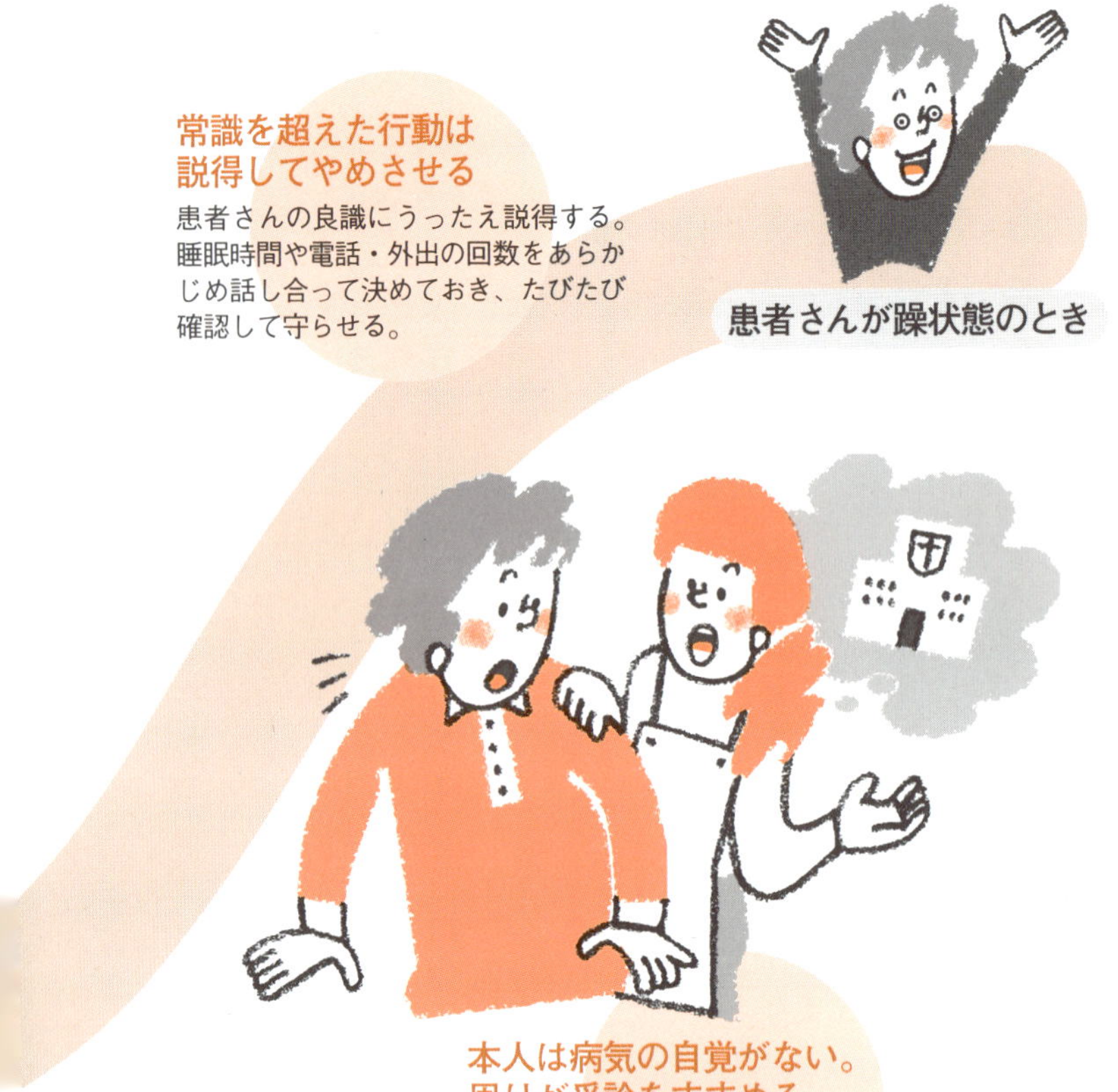

常識を超えた行動は説得してやめさせる

患者さんの良識にうったえ説得する。睡眠時間や電話・外出の回数をあらかじめ話し合って決めておき、たびたび確認して守らせる。

本人は病気の自覚がない。周りが受診をすすめる

義理や人情を重んじる性格の人が多いため、「上司の○○さんが困るから受診してみてほしい」などと頼むと受け入れられやすい。

双極性障害と診断された場合、たいてい気分安定薬が使われることになります（P110参照）。躁状態になった患者さんは、病気が治ったと思い込み、薬の服用をやめてしまう場合があります。周りが注意して見ているようにします。

周りの人の対応は躁状態のときが大変

双極性障害の治療では、周りの人の対応が重要なカギを握っています。躁状態のときには、患者さん本人は病気であるという意識がないため、周囲の人がサポートす

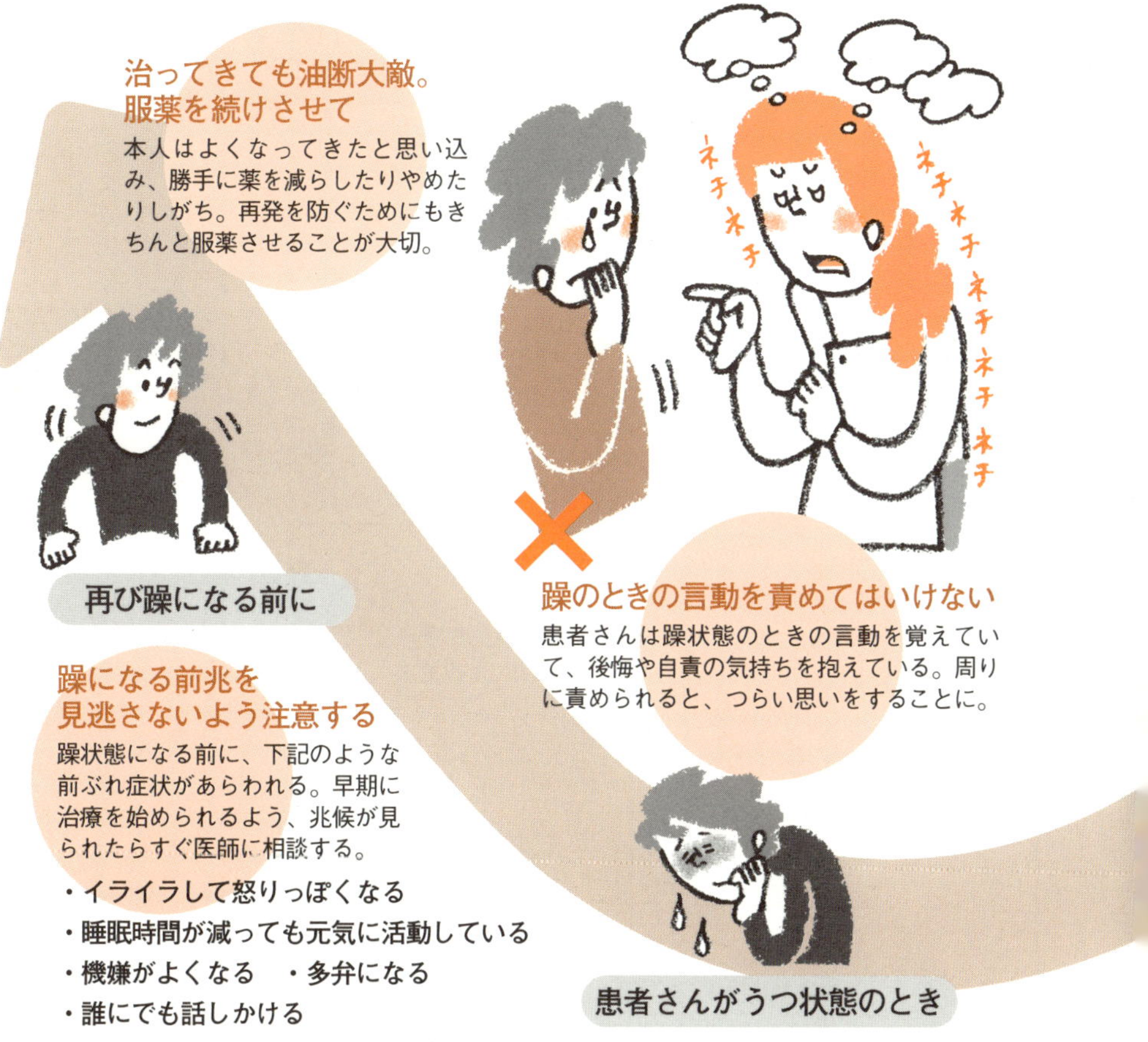
ネチネチ
ネチネチネチネチネチ
再び躁になる前に
患者さんがうつ状態のとき

治ってきても油断大敵。服薬を続けさせて

本人はよくなってきたと思い込み、勝手に薬を減らしたりやめたりしがち。再発を防ぐためにもきちんと服薬させることが大切。

✕ 躁のときの言動を責めてはいけない

患者さんは躁状態のときの言動を覚えていて、後悔や自責の気持ちを抱えている。周りに責められると、つらい思いをすることに。

躁になる前兆を見逃さないよう注意する

躁状態になる前に、下記のような前ぶれ症状があらわれる。早期に治療を始められるよう、兆候が見られたらすぐ医師に相談する。

- イライラして怒りっぽくなる
- 睡眠時間が減っても元気に活動している
- 機嫌がよくなる
- 多弁になる
- 誰にでも話しかける

る必要があるのです。ただ、躁状態に対応するのは、大きな負担になります。

サポートを続けるためには、この病気についてよく理解し、うつ状態と躁状態それぞれにふさわしい対応をする必要があります。

とくに、うつ状態だった患者さんの行動力が回復してくる時期は、自殺の危険性が高まるので、注意が必要です。

うつ病ミニ知識

〝徹夜〟は大敵！一晩で躁に転じることも

薬物療法により完全に症状が抑えられていても、たった一晩の徹夜によって、躁状態を再発する場合がある。

復職の際は上司に相談し、夜勤などを避けるように。

些細な失敗が大きなストレスに

些細なミスに対して多大なストレスや自己嫌悪を抱え込み、積もりに積もって耐えきれなくなる。

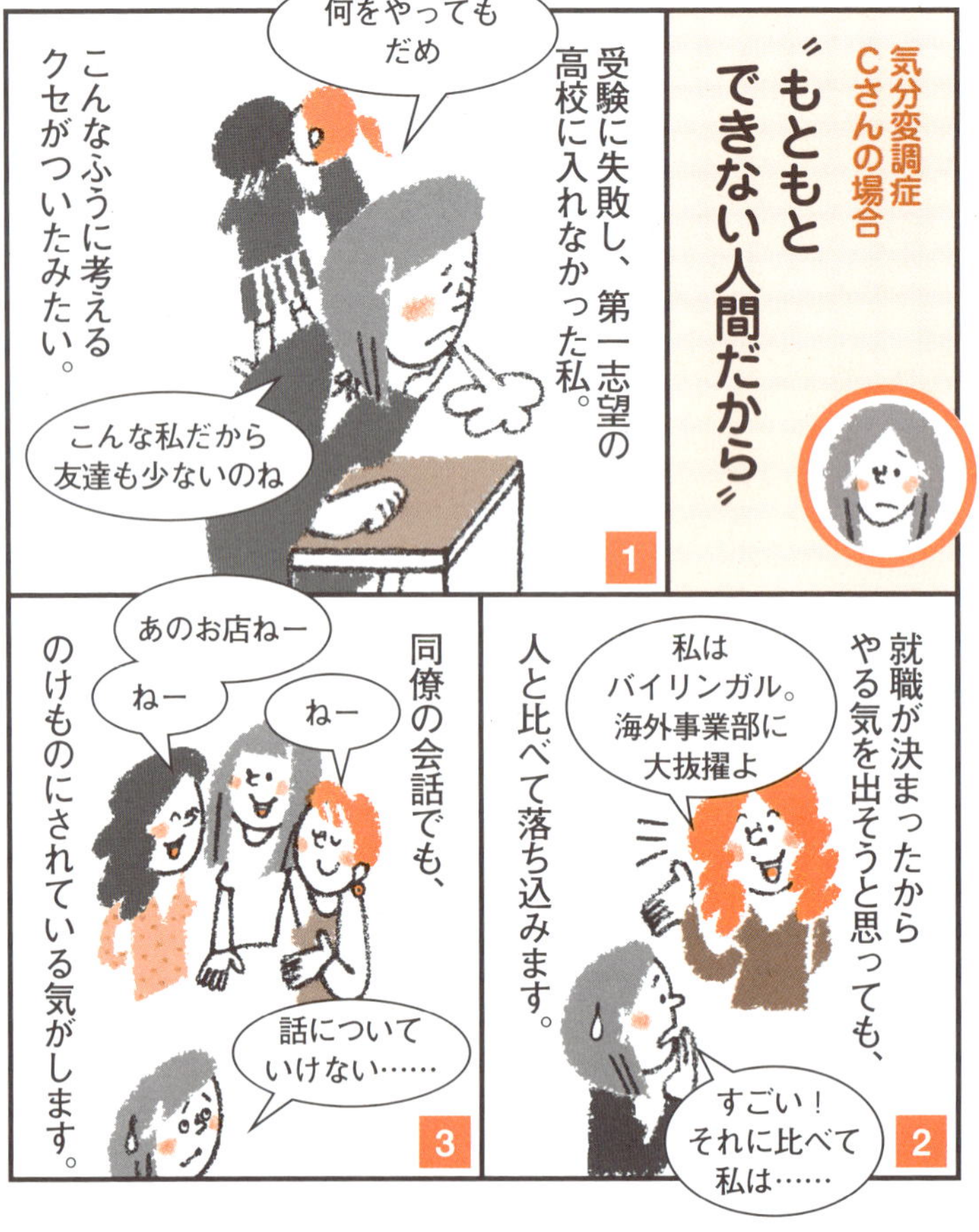
気分変調症 Cさんの場合
〝もともとできない人間だから〟
受験に失敗し、第一志望の高校に入れなかった私。
何をやってもだめ
こんなふうに考えるクセがついたみたい。
こんな私だから友達も少ないのね
1
就職が決まったからやる気を出そうと思っても、
私はバイリンガル。海外事業部に大抜擢よ
人と比べて落ち込みます。
すごい！それに比べて私は……
2
同僚の会話でも、
あのお店ねー
ねー
ねー
のけものにされている気がします。
話についていけない……
3

気分変調症は、どちらかといえば若い人に多く見られます。

このタイプのうつ病になりやすいのは、〝自己不確実〟と呼ばれる性格です。自分に自信がなく、些細なミスや失敗で、立ち直れないほど傷ついてしまうような人です。

うつ病の診断基準には当てはまらない

このタイプの人はもともと繊細で、人付き合いがそれほど得意ではなく、会社などでうまくやっていけないこともあります。周りからは、「病気ではなく性格的な弱

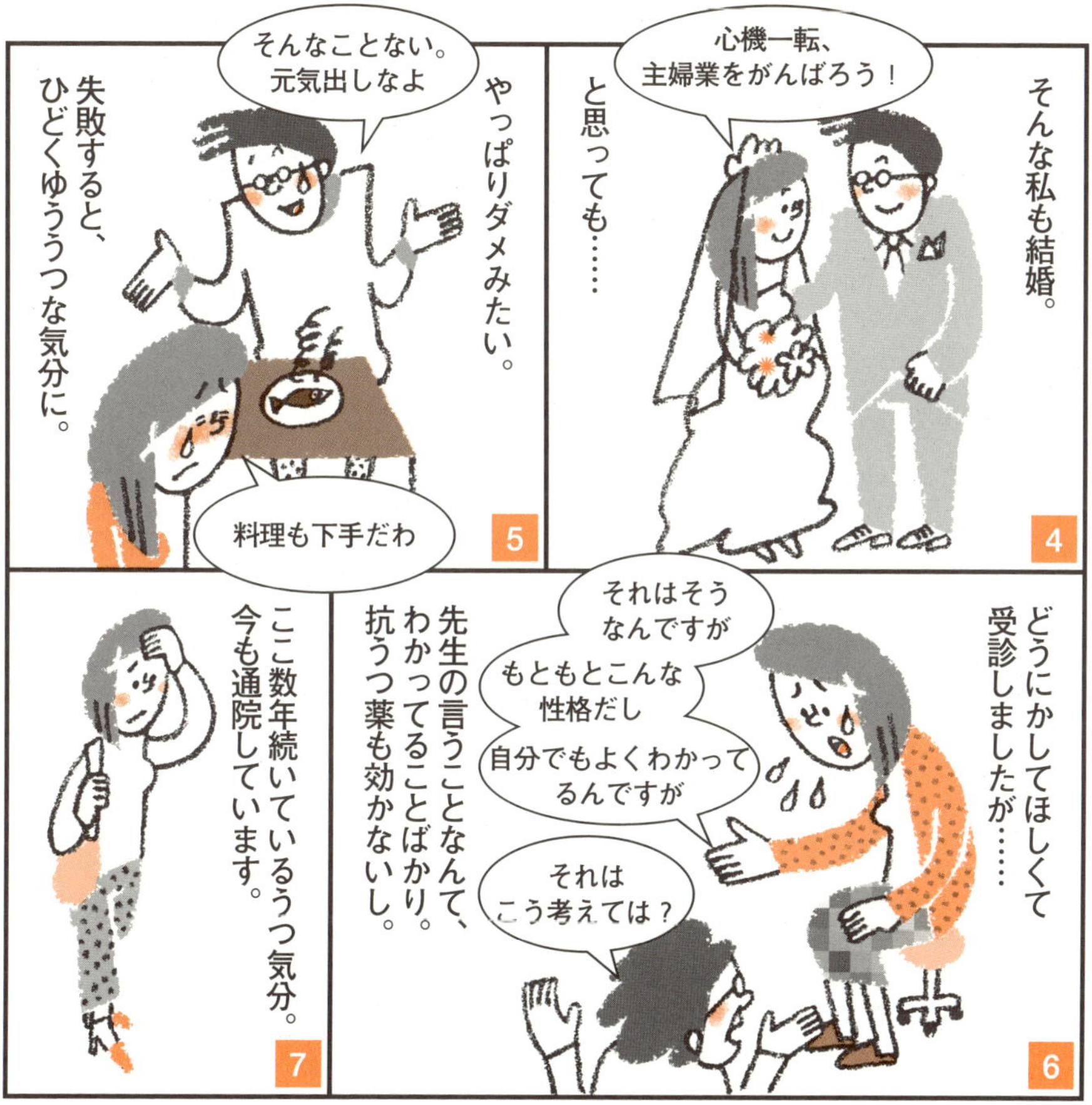

4
そんな私も結婚。
心機一転、主婦業をがんばろう！
と思っても……
5
やっぱりダメみたい。
そんなことない。元気出しなよ
失敗すると、ひどくゆううつな気分に。
料理も下手だわ
6
どうにかしてほしくて受診しましたが……
それはそうなんですが
もともとこんな性格だし
自分でもよくわかってるんですが
それはこう考えては？
先生の言うことなんて、わかってることばかり。抗うつ薬も効かないし。
7
ここ数年続いているうつ気分。今も通院しています。

さの問題ではないのか」と勘違いされることもあります。

かつてこの病気はノイローゼと考えられていました。しかし、抑うつがおもな症状であり、抗うつ薬がある程度効くとわかったこともあり、うつ病の一種と考えられるようになったのです。ただし、うつ病の診断基準（P10参照）に必ずしも当てはまらず、周囲も本人も気づきにくいタイプです。

気分変調症になりやすいタイプ

- 失敗に弱い
- 閉じこもりがちで、社交的ではない
- 自分に自信が持てない
- 些細なことでくよくよと悩む

症状

漠然とした不調が2年以上もずるずる続く

うつ症状はほかのタイプに比べて軽い。ノイローゼや性格の問題と勘違いされることもある。

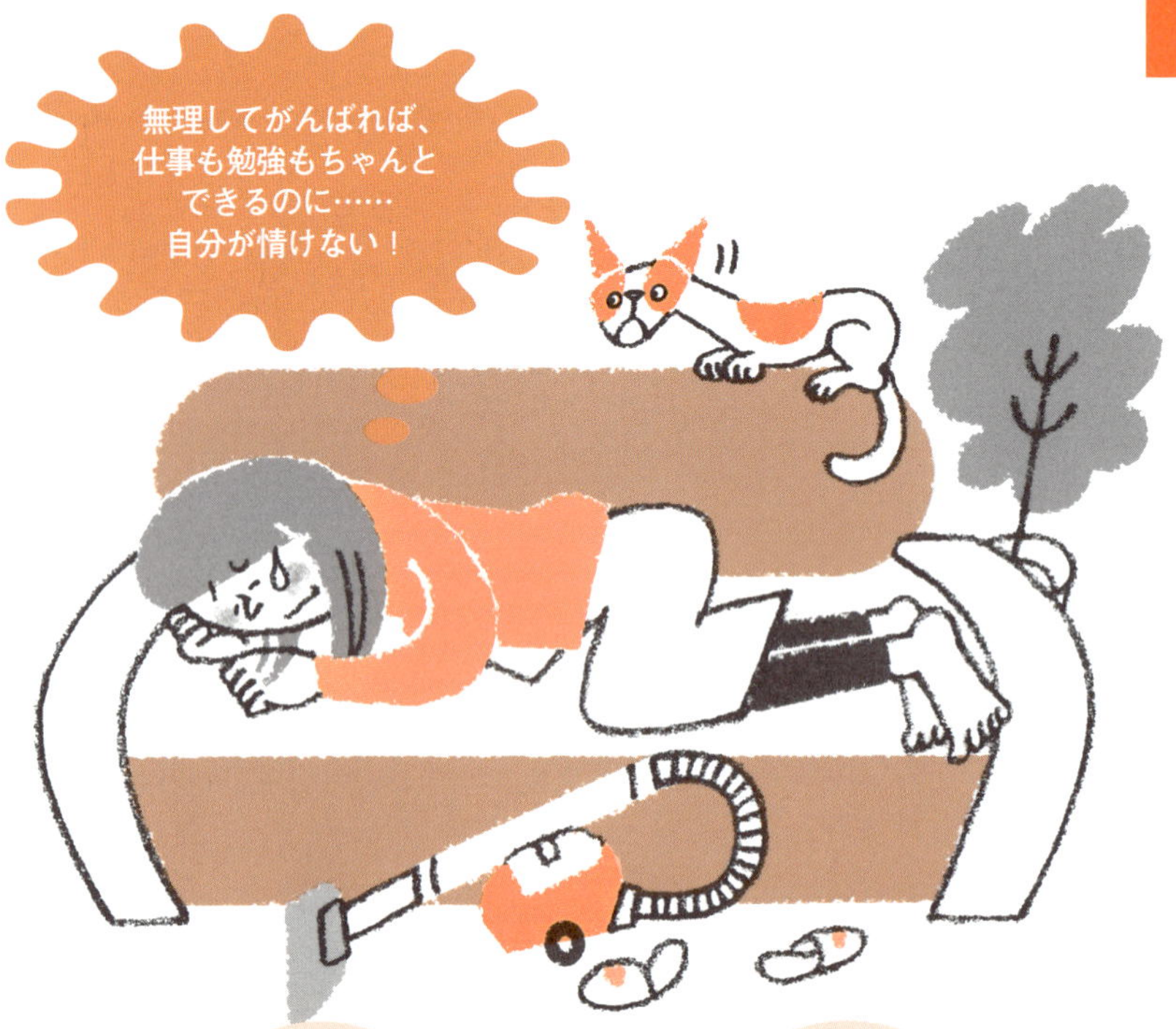
無理してがんばれば、
仕事も勉強もちゃんと
できるのに……
自分が情けない！

軽いゆううつが2年以上も続く

メランコリー型うつ病（P70参照）のように激しいうつ気分ではないが、軽い落ち込みやみじめな気持ちがあり、くよくよ悩む状態が2年以上続く。

気力が続かず、ゴロゴロして過ごす

気力がわかず、仕事や勉強などに取り組もうとしても集中できない。家や職場などで、ボーッとしたりゴロゴロしたりして過ごすことが多くなる。

気分変調症では、メランコリー型うつ病（Ｐ70参照）や双極性障害（Ｐ76参照）で見られるような、はっきりしたうつ状態はあらわれません。それほどひどくはないが、慢性的なうつ状態がずるずると続くのが、気分変調症の特徴です。

症状が重くないので深刻そうに見えない

躁状態はありません。なんとなく体の具合が悪く、気力もわかず、すっきりしないという状態が、２年以上続いている場合に、気分変調症と診断されます。

後に、メランコリー型うつ病の

だるさがとれず、すっきりしない

頭が重い、だるい、動悸がするなどの身体的な不調が続く。どの症状も、それによって起き上がれないほどひどくはなく、軽く漠然としている。

たまに理由もなく改善したり落ち込んだりする

とくに理由なく気分が晴れることがあるが、すぐにまたゆううつな気分に戻る。このため、病気ではなく単なる心理的な不調と勘違いしがち。

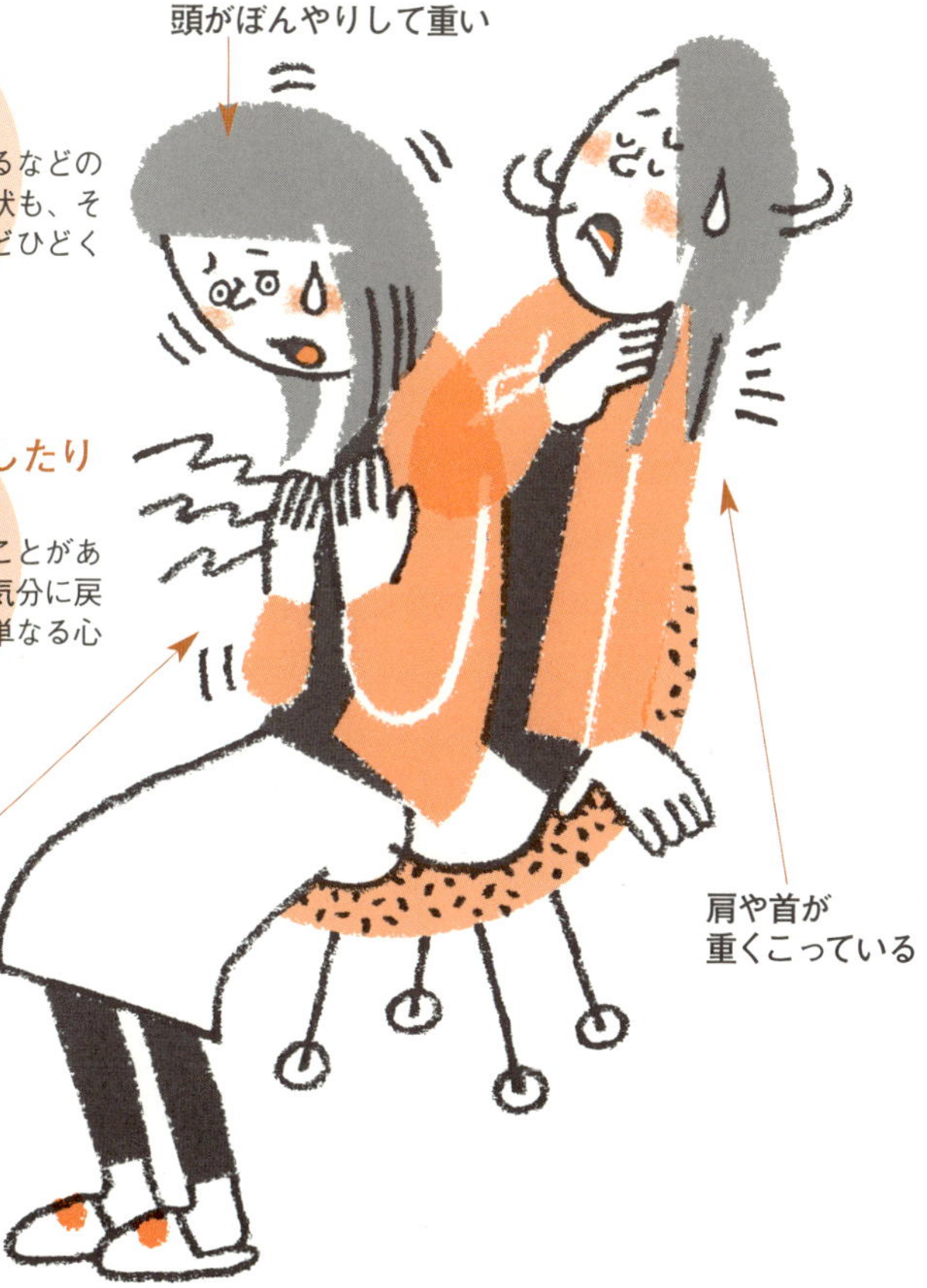
頭がぼんやりして重い
動悸がする
肩や首が
重くこっている

ような明らかなうつ病へと移行することもあります。

うつ状態はありますが、症状が重くないので、周りの人には、あまり深刻そうに見えません。そのため、怠けているように疑われることがよくあります。

まれに、はっきりした理由もなく症状が改善することがありますが、また理由もなく気分が落ち込み、元の状態に戻ってしまいます。

うつ病ミニ知識

漢方薬を服用したいときは

漢方薬は副作用が比較的少ないが、効き目がゆるやかといわれる。最初は病院で処方される薬を飲むのがおすすめ。そのうえで漢方薬の服用を希望するなら、医師に相談を。

考え方や生活環境の改善に根気よく取り組む

抗うつ薬は効きにくい。ものごとのとらえ方を見直す精神療法や、ストレスを招く環境の改善が欠かせない。

病院でおこなわれる治療

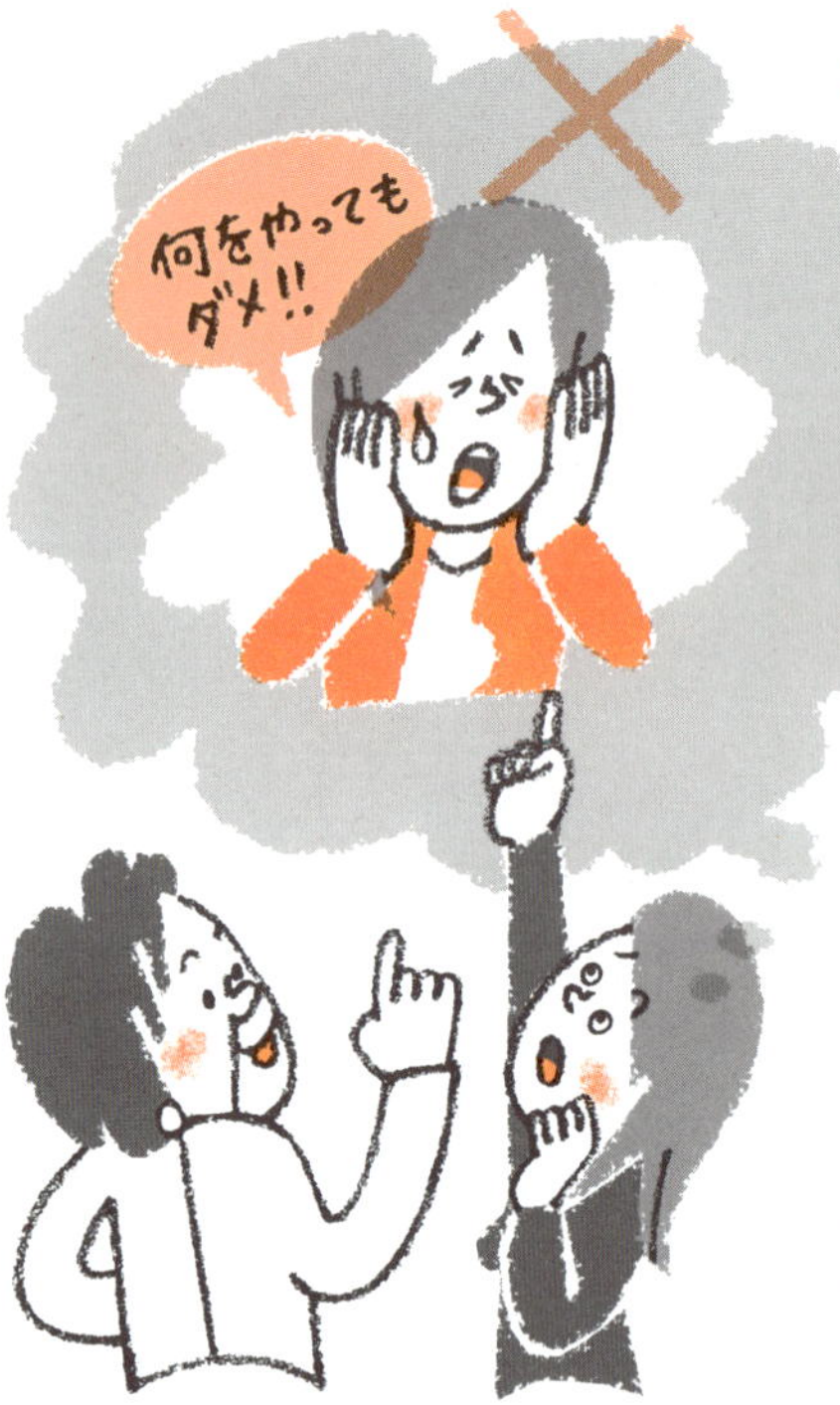

薬物療法でうつ気分をやわらげる

ほかのタイプに比べて薬が効きにくいが、長期的に見ると、ある程度効果があるといわれる（P116参照）。

精神療法で、考え方を改善する練習を

認知療法（P122参照）などの精神療法をおこない、「何をやってもダメ」といった自分や将来を否定するような考え方を修正していく。

このタイプには、薬はあまり効きません。ただ、長期的に見ると、ある程度は効くことが明らかになっています。薬は継続して服用するようにします。

薬物治療と並行して、患者さんの環境を調整して負担を減らしたり、精神療法をおこなったりして、症状の軽減をはかります。

考え方のパターンを変えるトレーニングをする

職場でうまくいかない場合には、人事異動などをして環境を変えることが、症状の改善に効果的なこともあります。

うつ気分の原因となる環境を変える

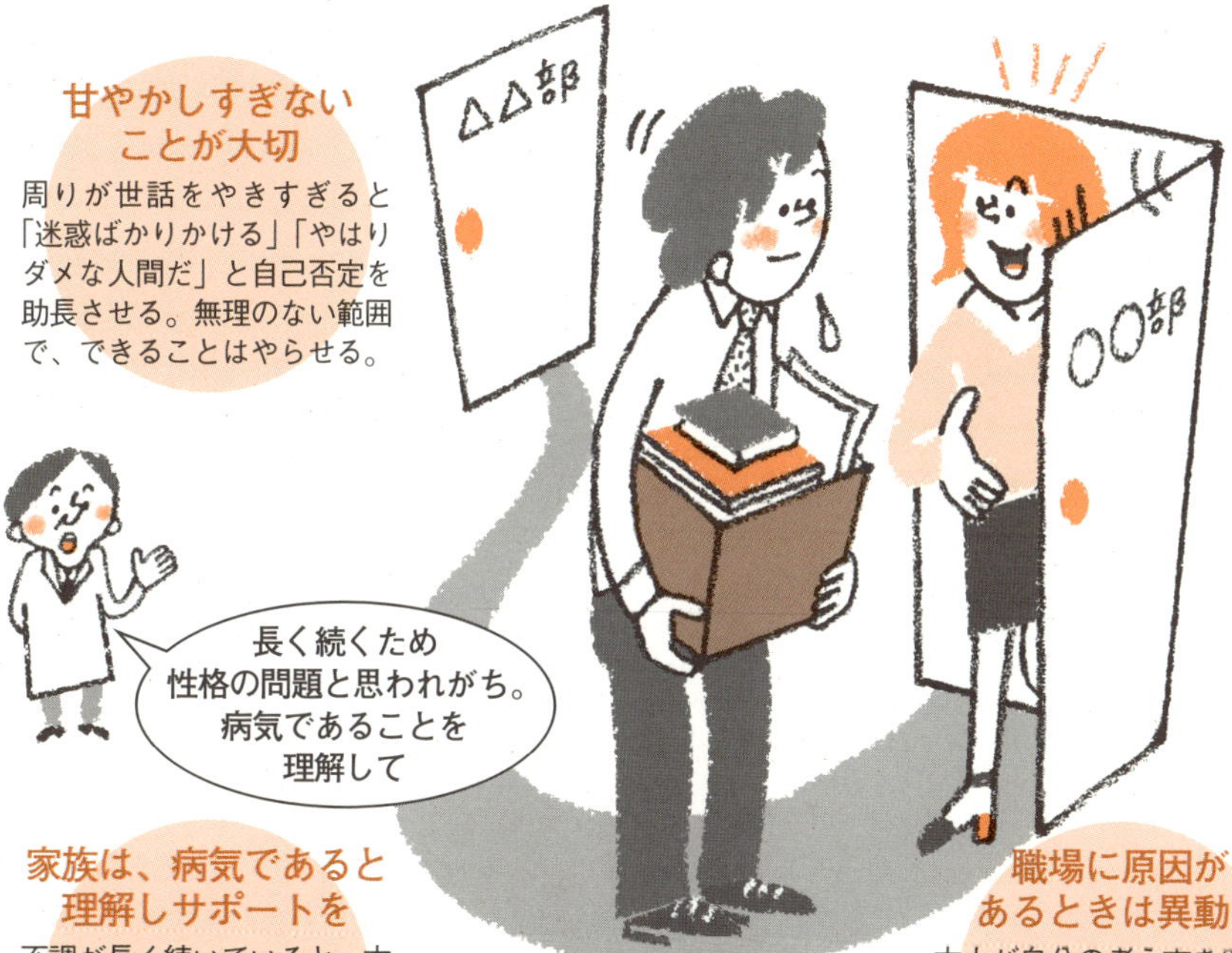
△△部
○○部
長く続くため
性格の問題と思われがち。
病気であることを
理解して

甘やかしすぎないことが大切

周りが世話をやきすぎると「迷惑ばかりかける」「やはりダメな人間だ」と自己否定を助長させる。無理のない範囲で、できることはやらせる。

家族は、病気であると理解しサポートを

不調が長く続いていると、本人も周りも性格的・身体的な特徴だと思い込んでいることが多い。病気としてとらえ、適切なサポートを。

職場に原因があるときは異動も

本人が自分の考え方を受け入れていると、精神療法は難しい。職場に原因がある場合、異動や業務内容の変更で改善されることがある。

ただ、本人のものの考え方が変わらないと、たとえ環境が変わっても、いずれ問題が生じたときに、同じ状態に戻ってしまいます。自分はだめだという根拠のない思い込みや、うつ状態を招きやすいものの考え方を改善することが、根本的な解決につながります。

考え方を変えるには時間がかかりますが、長い目で見て取り組んでいくことが大切です。

うつ病ミニ知識

気分変調症の人が陥る「二重うつ病」とは

軽いうつ状態が続くなか、強いストレスや環境の変化が加わり、メランコリー型うつ病のような典型的なうつ状態にいたる場合がある。これを「二重うつ病」という。

対人関係に敏感。過眠、過食が特徴

自己愛が強く、さみしがり屋な人が多い。不利な状況に直面し、大きなダメージを受けてしまう。

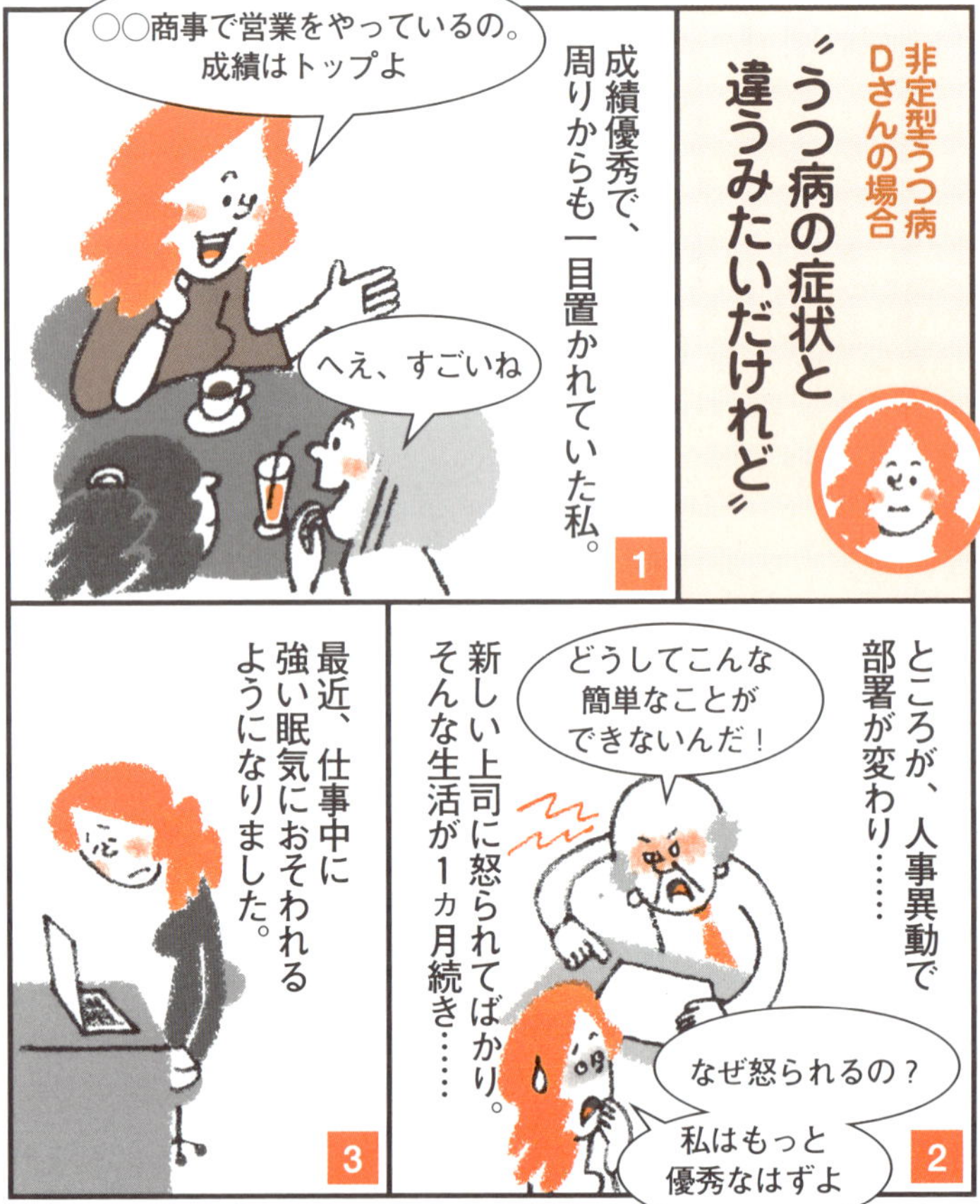
非定型うつ病
Dさんの場合
“うつ病の症状と違うみたいだけれど”
成績優秀で、周りからも一目置かれていた私。
○○商事で営業をやっているの。成績はトップよ
へえ、すごいね
1
ところが、人事異動で部署が変わり……
どうしてこんな簡単なことができないんだ！
新しい上司に怒られてばかり。そんな生活が1ヵ月続き……
なぜ怒られるの？
私はもっと優秀なはずよ
2
最近、仕事中に強い眠気におそわれるようになりました。
3

非定型うつ病は、過眠、過食など典型的なうつ病とは異なる特徴を持っているため、こう呼ばれています。20～30歳代を中心に発症していて、とくに女性に多い傾向があります。

否定的な言動をされると激しく落ち込むことに

このタイプのうつ病になりやすいのは、対人関係に過敏で、いつも周りから認められていなければ心の安定を保つことができないような性格の人です。自意識が強く、他人から否定的な言動をされると人一倍大きなショックを受けてし

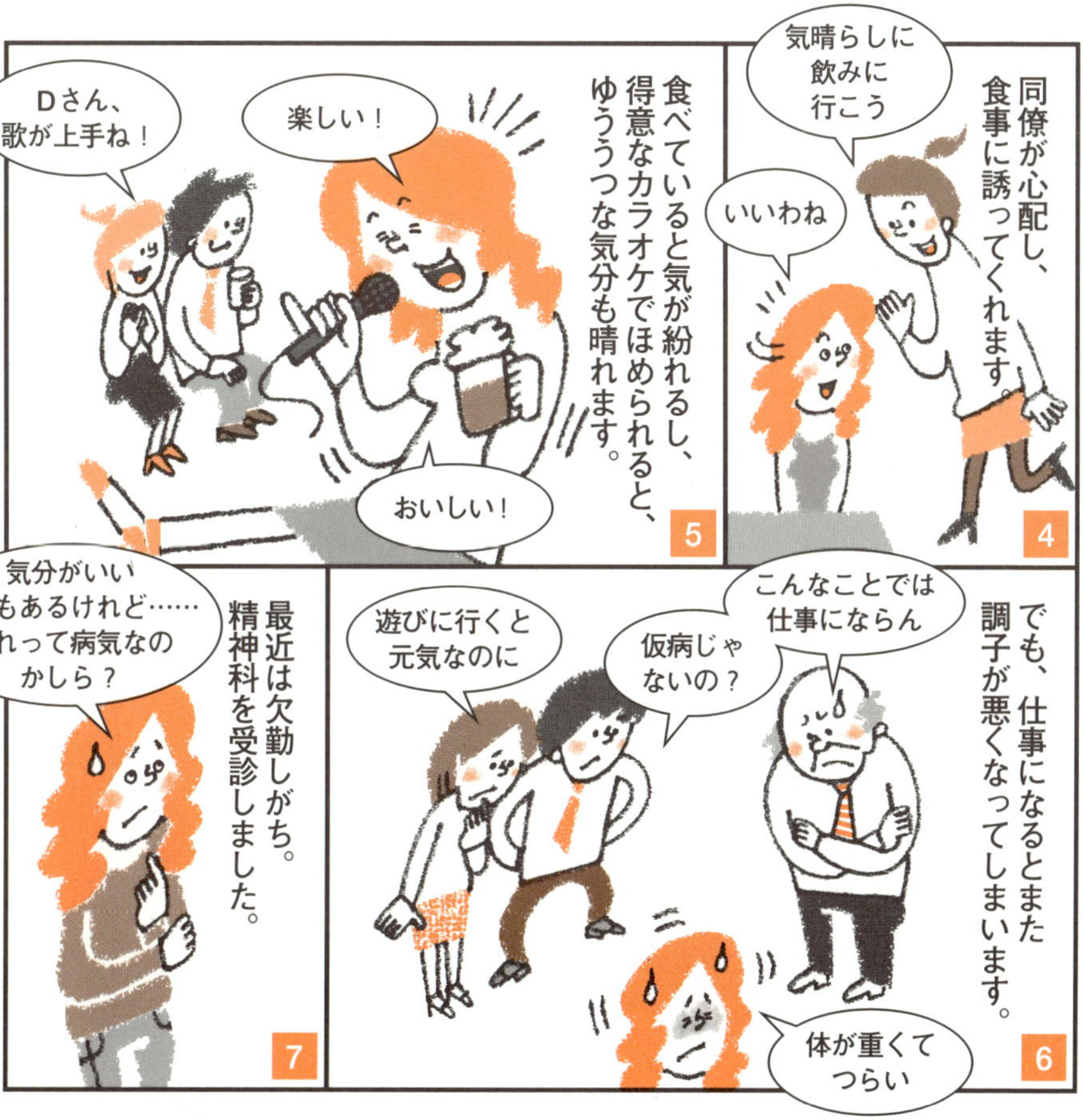
同僚が心配し、食事に誘ってくれます。
気晴らしに飲みに行こう
いいわね
4
食べていると気が紛れるし、得意なカラオケでほめられると、ゆううつな気分も晴れます。
楽しい！
Dさん、歌が上手ね！
おいしい！
5
でも、仕事になるとまた調子が悪くなってしまいます。
こんなことでは仕事にならん
仮病じゃないの？
遊びに行くと元気なのに
体が重くてつらい
6
最近は欠勤しがち。精神科を受診しました。
気分がいいときもあるけれど……これって病気なのかしら？
7

まいがちです。そのため、人との付き合いがなかなかうまくいかないことがよくあります。

また、メランコリー型うつ病の患者さんの場合、自分はだめだという自罰的な傾向がありますが、非定型うつ病の患者さんは、逆に他罰的な傾向があります。自分はもっと評価されていいはずなのに、うまくいかないのは周りが悪いからだ、と考えがちです。

非定型うつ病になりやすいタイプ

- 自意識が強い
- 人との付き合いがうまくいかない
- 情緒不安定なところがある
- 甘えが強い
- 他人を責める
- さみしがり屋

いいことがあると一時的に元気になる

ほかのうつ病のタイプと異なり、状況により気分が左右されるのが特徴。

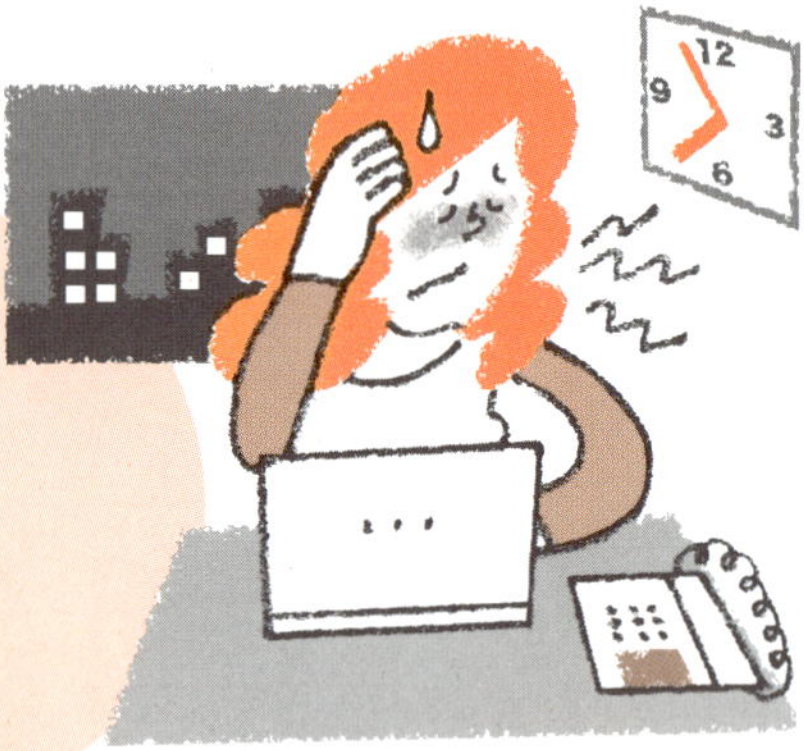

夕方や夜になると調子が悪くなる

ほかのタイプは朝や午前中につらく感じる場合が多いが、非定型うつ病では、日中は調子がよく夕方や夜に悪くなることが多い。

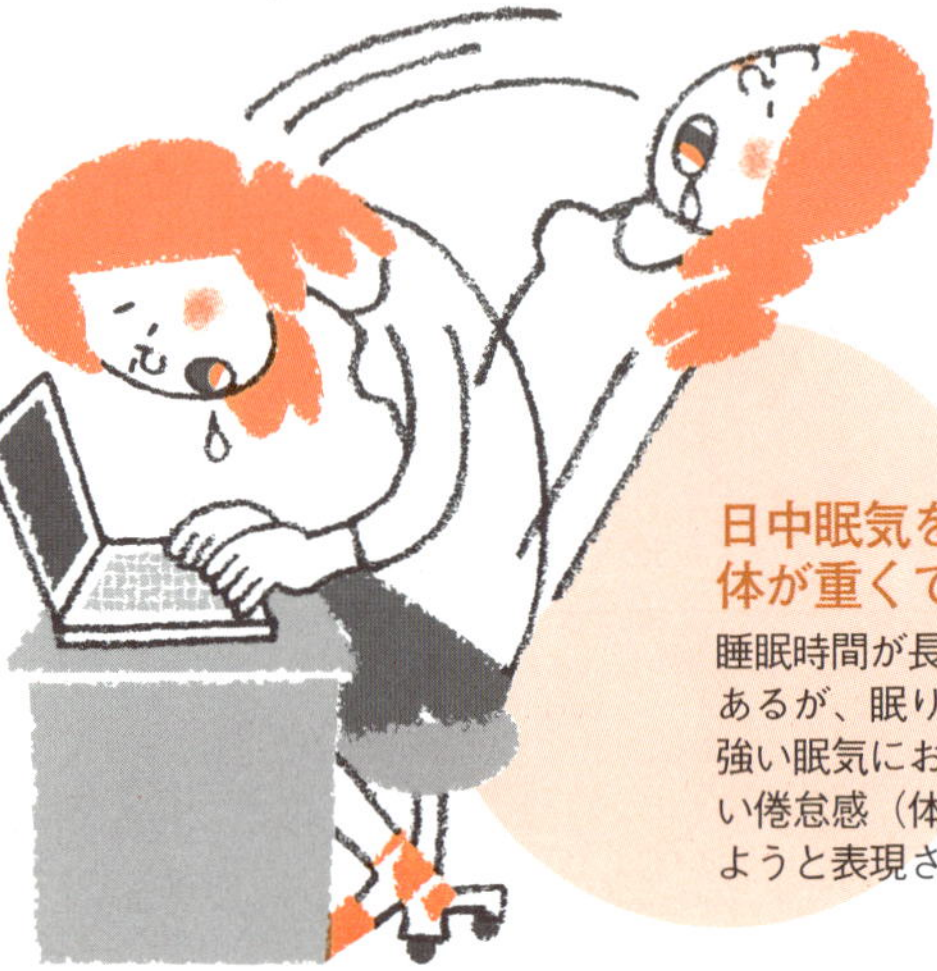

日中眠気を感じ、体が重くてだるい

睡眠時間が長くなる傾向があるが、眠りが浅く、日中強い眠気におそわれる。強い倦怠感（体に鉛が入ったようと表現される）も。

強いうつ症状がありますが、典型的なうつ病とは異なる特徴があります。

もっともわかりやすいのは、何かよいできごとがあったときに、一時的に元気になる点です。仕事中は元気がないのに、遊びに行くとうつ気分が晴れ、元気が出てくることもしばしば。周りから、仮病と誤解されてしまうこともよくあります。

過眠や過食など特徴的な症状があらわれる

また、典型的なうつ病の場合は、食欲不振や不眠の症状が見られる

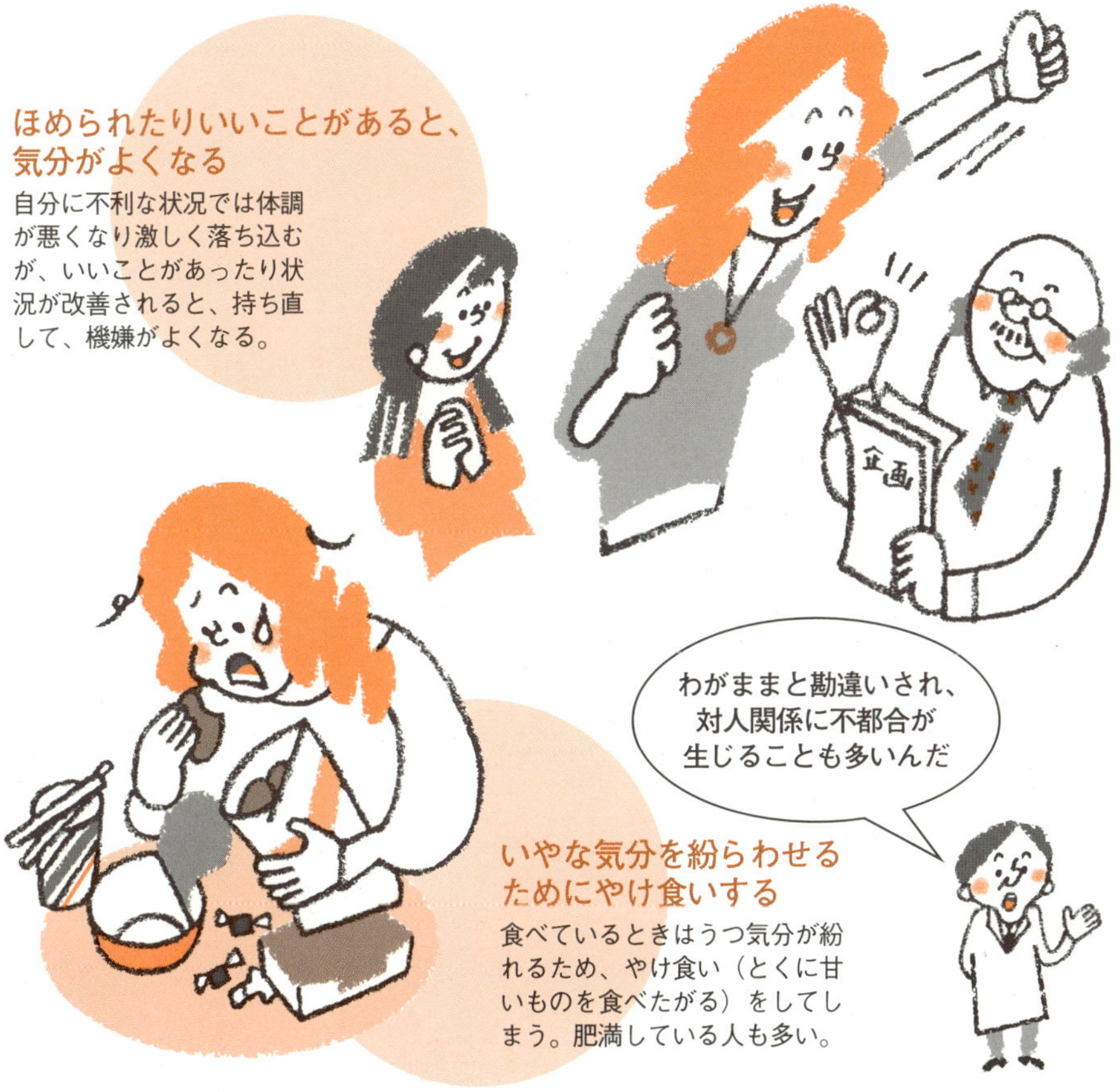
企画
わがままと勘違いされ、
対人関係に不都合が
生じることも多いんだ

ほめられたりいいことがあると、気分がよくなる

自分に不利な状況では体調が悪くなり激しく落ち込むが、いいことがあったり状況が改善されると、持ち直して、機嫌がよくなる。

いやな気分を紛らわせるためにやけ食いする

食べているときはうつ気分が紛れるため、やけ食い（とくに甘いものを食べたがる）をしてしまう。肥満している人も多い。

ものですが、非定型うつ病の場合は、過食や過眠があらわれます。朝起きられずに昼過ぎまで眠っていたり、イライラ気分を紛らわせようとして過食したりします。自分ではそれを好ましくないと思っていますが、やめられずに自己嫌悪に陥ってしまいます。

　また、他人から見て喜ばしいことでも、否定的にとらえてしまう傾向もあります。

うつ病ミニ知識

非定型うつ病につながる社会不安障害とは

「人前で失敗して恥をかくのでは」「バカにされるかも」などの心配が過剰になり、社会生活に支障が出る。対人関係に敏感になりすぎて非定型うつ病につながることも多い。

治療と対応

ほかのタイプと異なり、休養が必要とは限らない

周りの人の協力のもと、患者さん自身も努力して生活リズムを立て直すことが、治療のかなめになる。

本人は：生活を改善する努力を

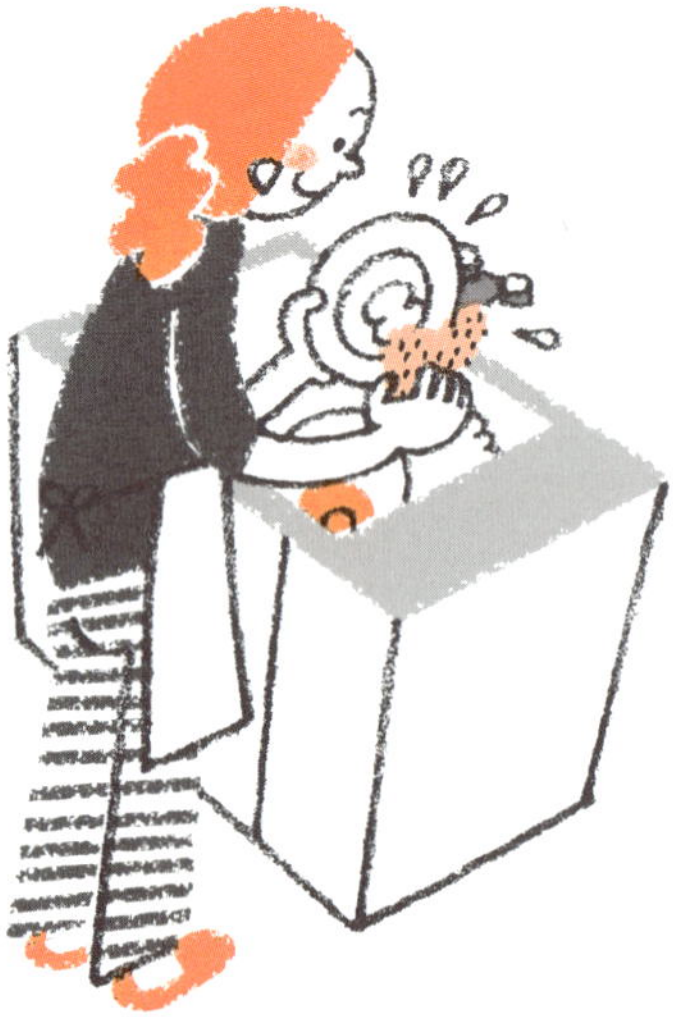

仕事も家事もできることはやる

長く休みすぎると、自分に対する甘えの傾向がますます強くなってしまう。無理のない範囲で、できることはする。

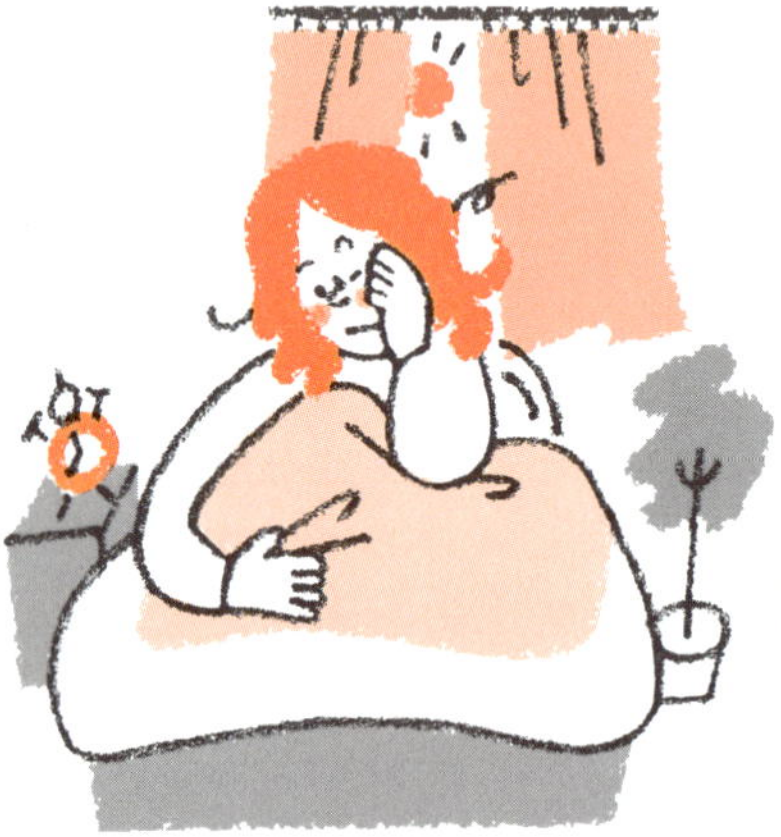

起床時間など生活リズムを整える

多少倦怠感や眠気があっても、起床時間や食事のタイミングを守り、規則正しい生活を送るよう心がける。

薬物療法もおこなわれますが、このタイプには薬があまり効かないため、それだけでは十分ではありません。認知療法（P122参照）や生活指導が、並行しておこなわれます。認知療法では、うつを招きやすい思考パターンを修正していきます。簡単に治る病気ではなく、長期戦を覚悟する必要があります。

できることにはどんどん取り組んで

休養はうつ病治療の重要な柱ですが、非定型うつ病の治療では、休養したほうがいいとは限りませ

周りの人は：言うべきことは言おう

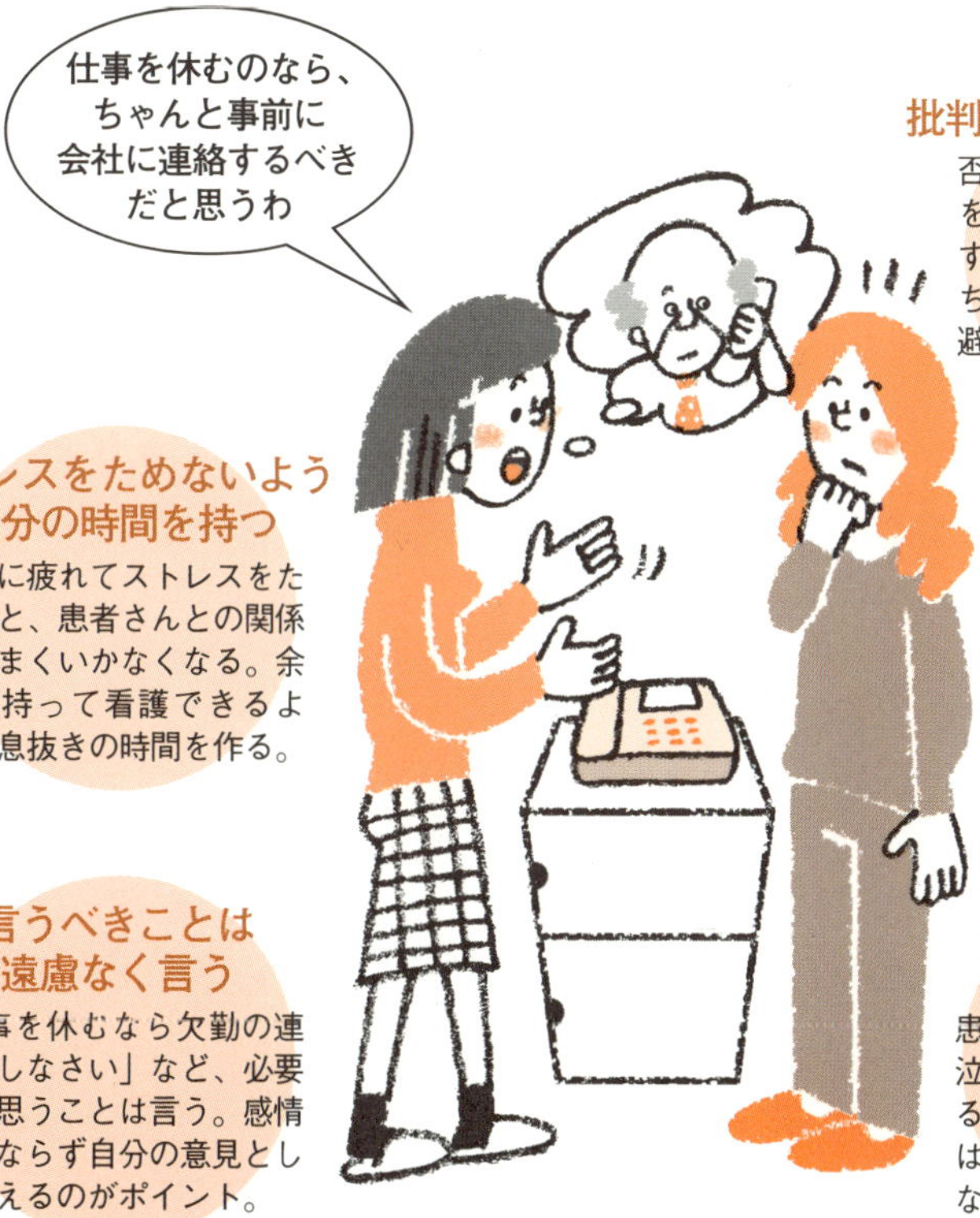
仕事を休むのなら、
ちゃんと事前に
会社に連絡するべき
だと思うわ

批判したり叱ったりしない

否定的な対応は、患者さんを怒らせたり追いつめたりすることに。他責的な気持ちをあおることになるため避ける。

ストレスをためないよう自分の時間を持つ

看護に疲れてストレスをためると、患者さんとの関係もうまくいかなくなる。余裕を持って看護できるよう、息抜きの時間を作る。

言うべきことは遠慮なく言う

「仕事を休むなら欠勤の連絡をしなさい」など、必要だと思うことは言う。感情的にならず自分の意見として伝えるのがポイント。

患者さんの機嫌にふり回されない

患者さんは、些細なことで泣き出したり不機嫌になる。気分の波に付き合うのは負担になる。気にしすぎないようにする。

ん。社会から離れることで人付き合いの感覚を取り戻せず、治りが遅くなることがあるからです。

ある程度活動できるようなら、患者さんができることは、どんどんさせるようにします。そうすることで、過眠になりがちな生活リズムも、元に戻すことができます。

また、患者さんは気分にむらがあります。周りの人はふり回されないように気をつけましょう。

うつ病ミニ知識

うつ病になると、光をまぶしく感じる

重症期には、電気をつけないなど暗がりを好む人が多い。瞳孔調整に関わるホルモンがストレスに抵抗するために使われ、光をまぶしく感じるためといわれている。

女性ホルモンの変動と環境の変化がきっかけに

2つの要因が重なる出産前後や更年期はうつ病になりやすい。異常を感じたら、すぐ医師に相談しよう。

産後のうつ病

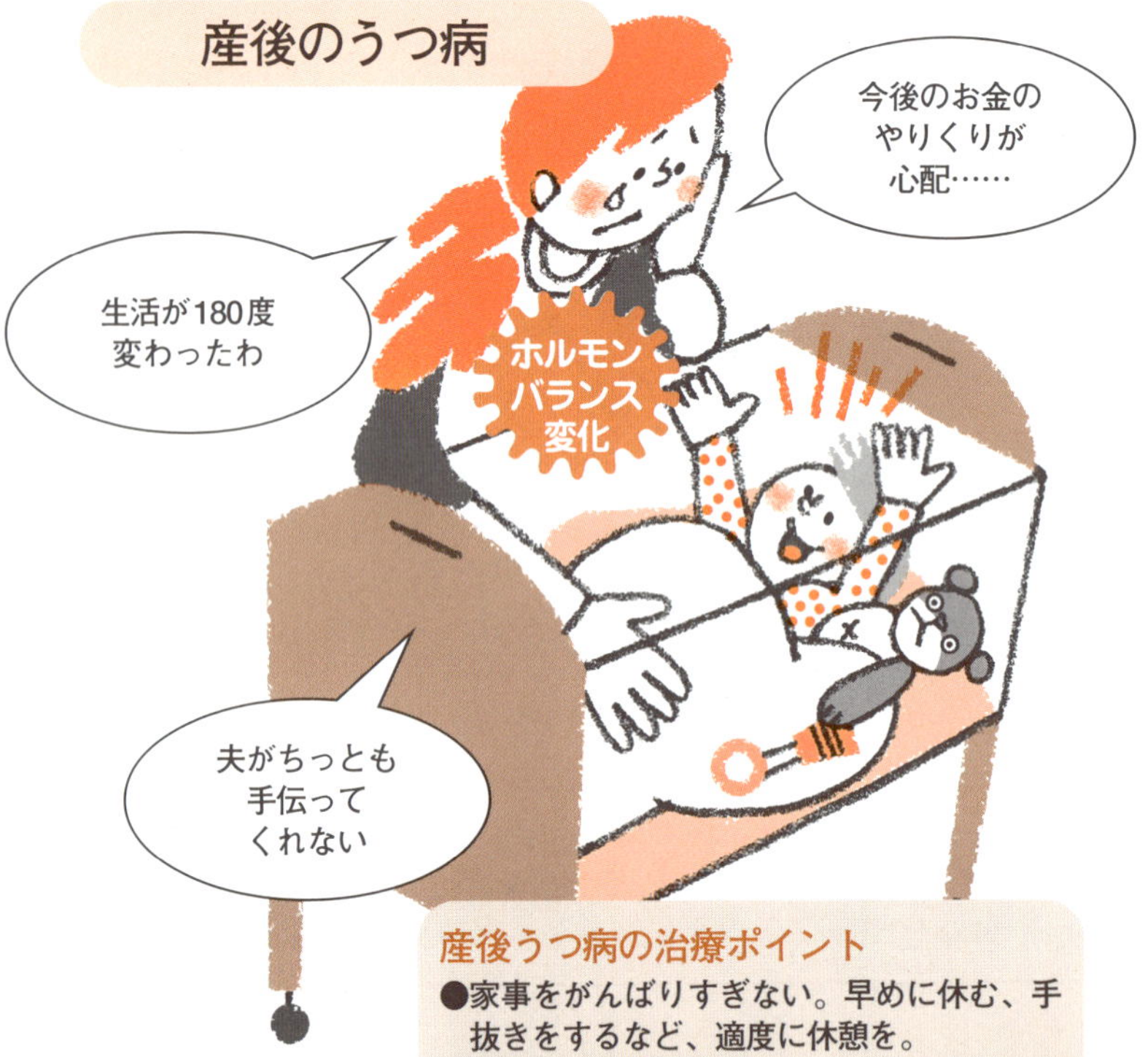
今後のお金のやりくりが心配……
生活が180度変わったわ
ホルモンバランス変化
夫がちっとも手伝ってくれない

産後うつ病の治療ポイント

- 家事をがんばりすぎない。早めに休む、手抜きをするなど、適度に休憩を。
- 親や兄弟に育児を手伝ってもらうなど、周りの人のサポートを求める。
- 薬を正しく飲む。服薬中は授乳をひかえて。

女性特有のうつ病として、「産後のうつ病」と「更年期のうつ病」があります。どちらも、女性ホルモンが関係して起こります。

女性ホルモンの一種であるエストロゲンは、脳内の神経伝達物質の働きに影響を与えることが知られています。それに、出産や更年期といった環境要因が加わって、うつ病の発症につながります。

更年期障害と思われて見すごされることも

産後のうつ病は、出産後数週間から数ヵ月で起こるうつ病です。出産直後に起こる〝マタニティ

更年期のうつ病

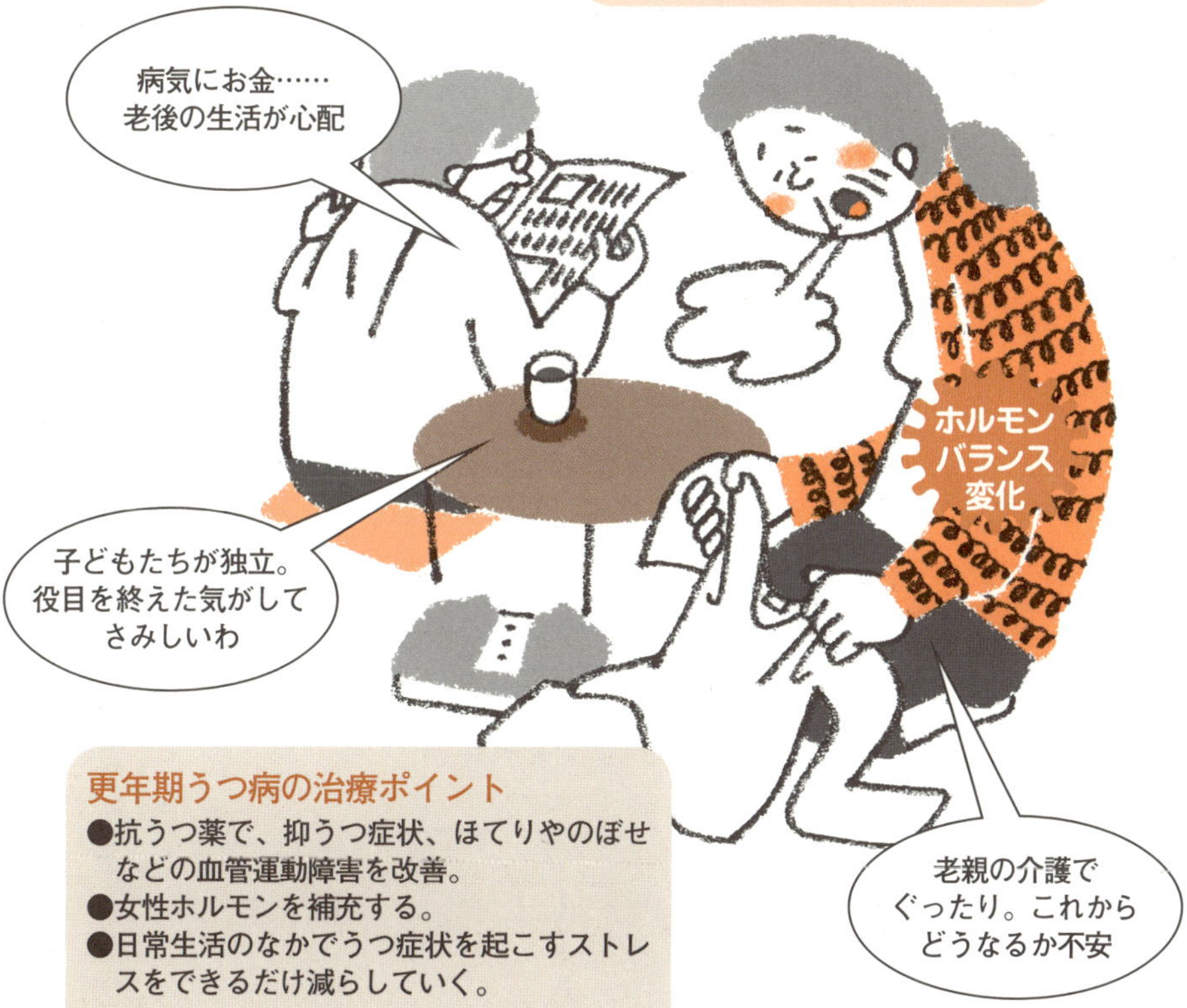
病気にお金……
老後の生活が心配
子どもたちが独立。
役目を終えた気がして
さみしいわ
ホルモン
バランス
変化
老親の介護で
ぐったり。これから
どうなるか不安

更年期うつ病の治療ポイント

- ●抗うつ薬で、抑うつ症状、ほてりやのぼせなどの血管運動障害を改善。
- ●女性ホルモンを補充する。
- ●日常生活のなかでうつ症状を起こすストレスをできるだけ減らしていく。

ー・ブルー〟から発展して、うつ病になることもあります。

　更年期のうつ病は、気分の落ち込み、不眠、イライラなどの症状があらわれていても、更年期障害のせいにされ、見すごされてしまうことがあります。

　どちらのうつ病も、適切な治療が必要です。

周りの人に望むこと

パートナーの支えが必須。家事も育児も分担して

　パートナーは、妻が休養に専念できるよう、家事や育児を積極的に手伝いましょう。孤立感をとり除き、安心させることにつながります。育児では、実家の家族に手伝ってもらったり、地域の子育て支援制度などを利用するという方法もあります。

認知症や年のせいと勘違いしないように

高齢になると心理的・社会的負担が増え、うつ病になりやすくなる。重症化する前に早めに受診して。

社会的、
心理的負担
の増加
健康問題
ほかの病気
最近身近で
喪失体験があった
もの忘れの
自覚がある
食欲がなくなった

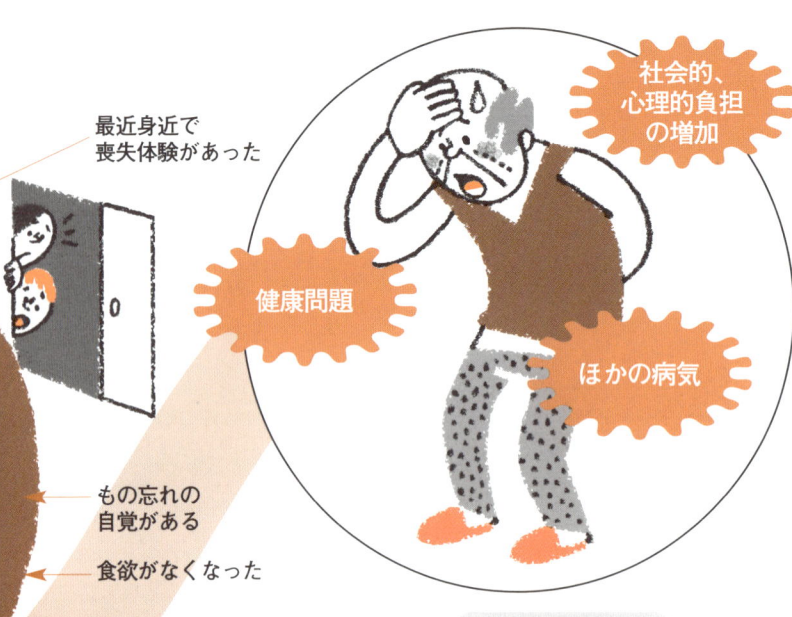

きっかけ

加齢にともないストレスも増える

身近な人の死や健康問題、経済的な不安など、ストレスを招くできごとが多くなる。加齢による脳内の器質的な変化なども、原因に。

症状

認知症や年のせいと誤解されがち

おもに上記のようなサインがある。認知症と似ているが、認知症ではうつ気分はない。年のせいで元気がなくなったと思われることもある。

高齢者のうつ病は、見すごされがちです。認知症と初期症状がよく似ているので、認知症が始まったと勘違いされることがよくあるのです。また、うつ病になると不活発になりますが、運動量の低下も、年をとったのだから当たり前と片付けられてしまいます。

とくにひとり暮らしの高齢者の場合、発見が遅れ、重症化しやすい傾向があります。

さまざまな喪失体験もうつ状態の引き金になる

高齢になると、病気や老化により、脳に器質的な変化が生じやす

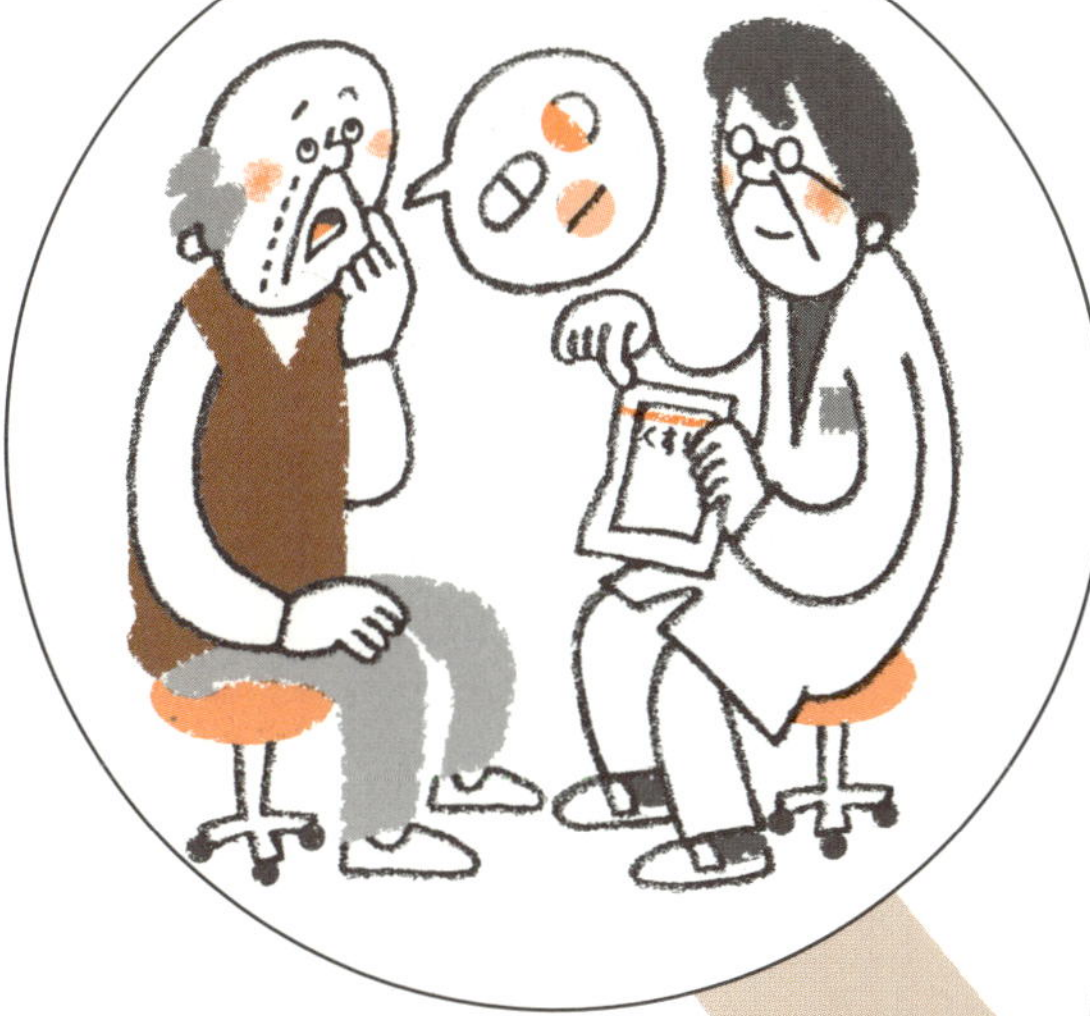

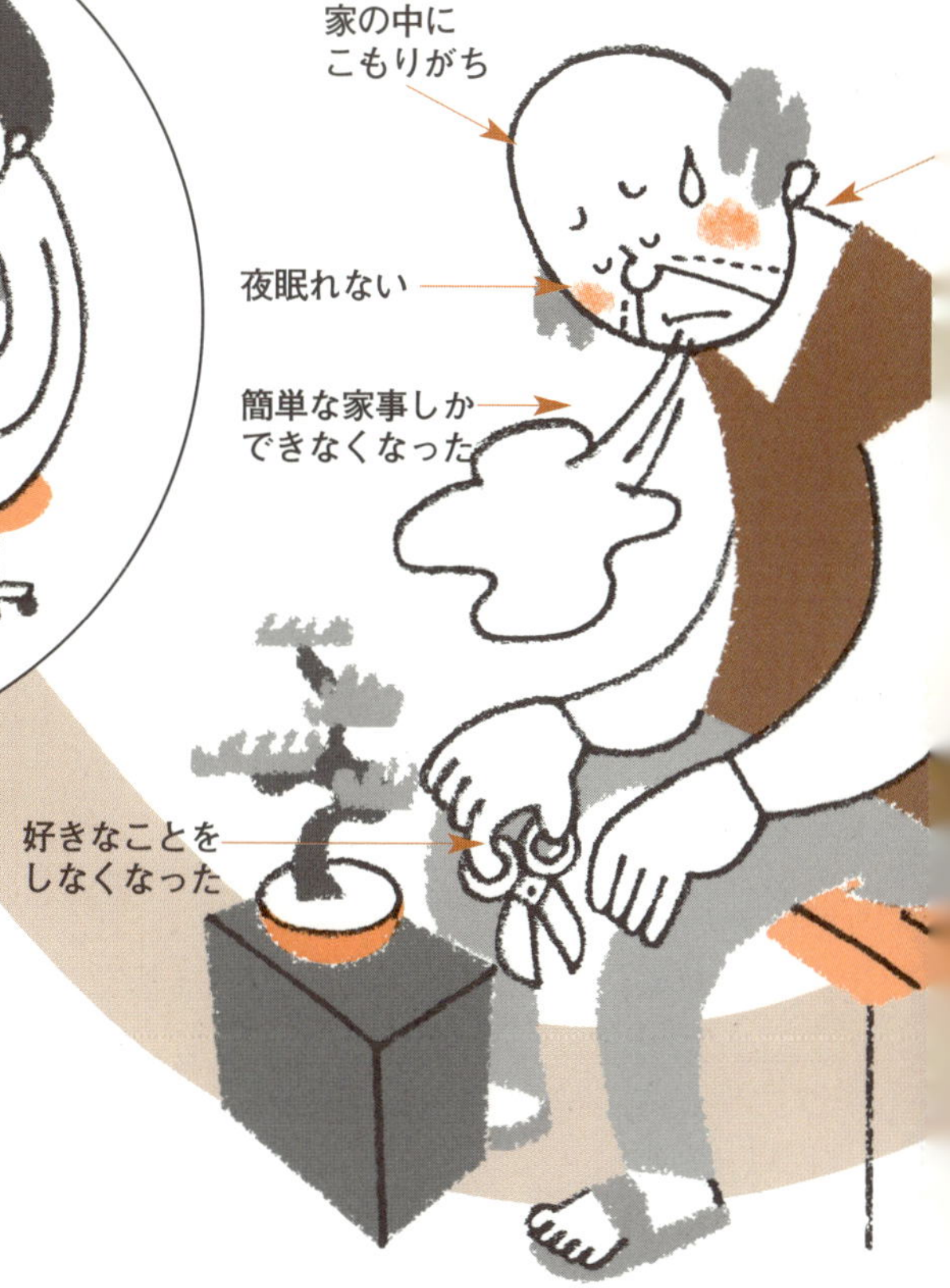
家の中に
こもりがち
夜眠れない
簡単な家事しか
できなくなった
好きなことを
しなくなった

治療

薬物治療が中心。飲み合わせに注意して

代謝機能が低下しているため、薬は少ない種類を少量から。現在治療中の病気や服用中の薬は必ず伝える。緑内障や前立腺肥大の場合、抗うつ薬が症状を悪化させることがある。

くなります。また、配偶者や知人との死別、退職による地位の喪失、身体能力の低下など、さまざまな喪失体験があります。それらがストレスとなりうつ病を招きます。

治療は、薬物療法を中心におこなわれます。ただ、高齢者は副作用が出やすいため、少量から始めるのが普通です。

周りの人に望むこと

近親者が協力し合い、患者さんの孤立を防ぐ

早期発見が大切。様子がおかしいと感じたら、年のせいと決めつけず、早めに医師に相談しましょう。

ほかの病気があったり、ひとり暮らしの場合は看護も大変です。親族が皆で協力し合ってサポートする態勢を整えましょう。

気分の変化よりも身体症状が目立つ

子どもの場合はっきりした原因があり、身体症状も目立つ。大人に比べて気づきやすい。

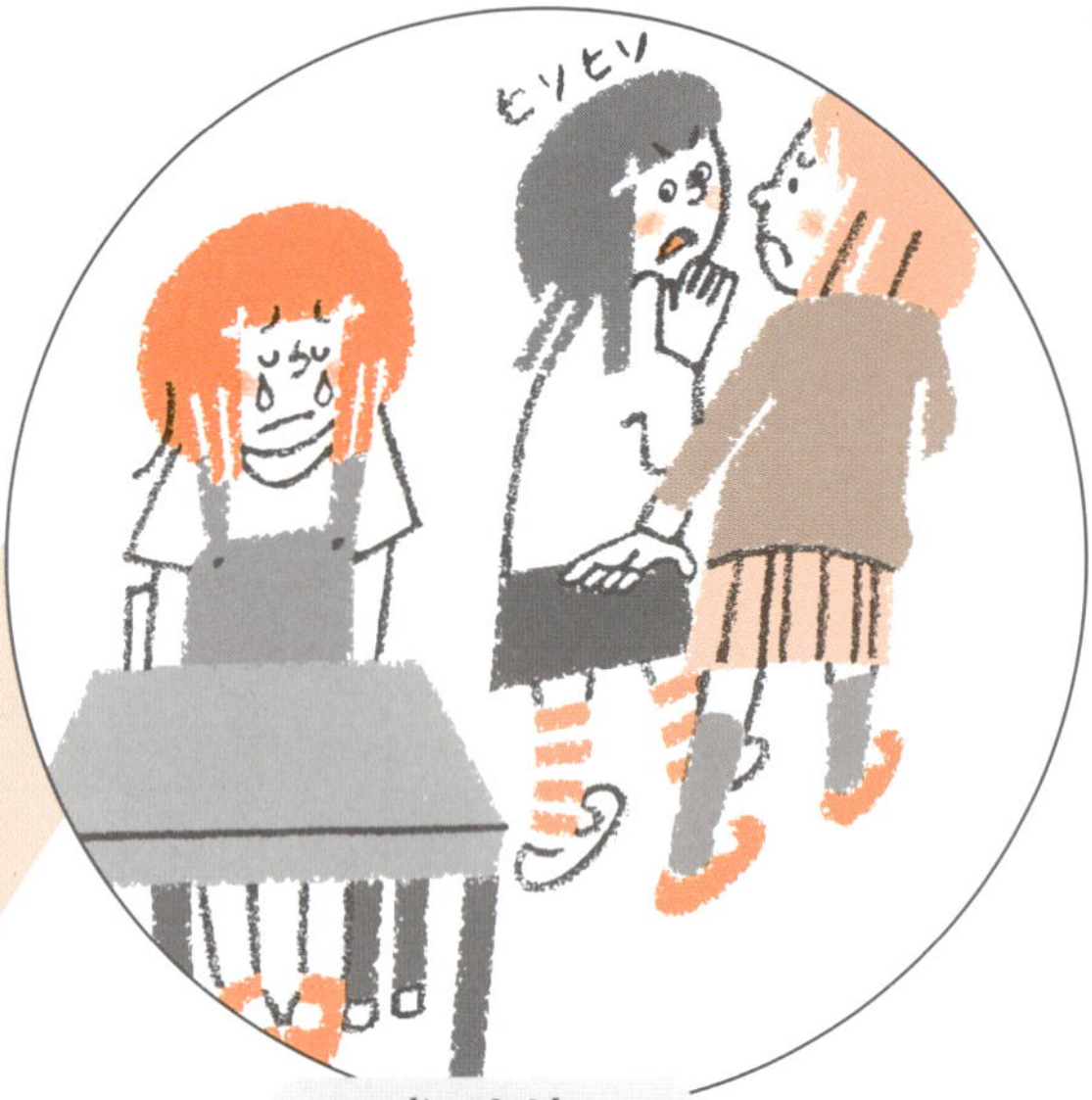
ヒソヒソ

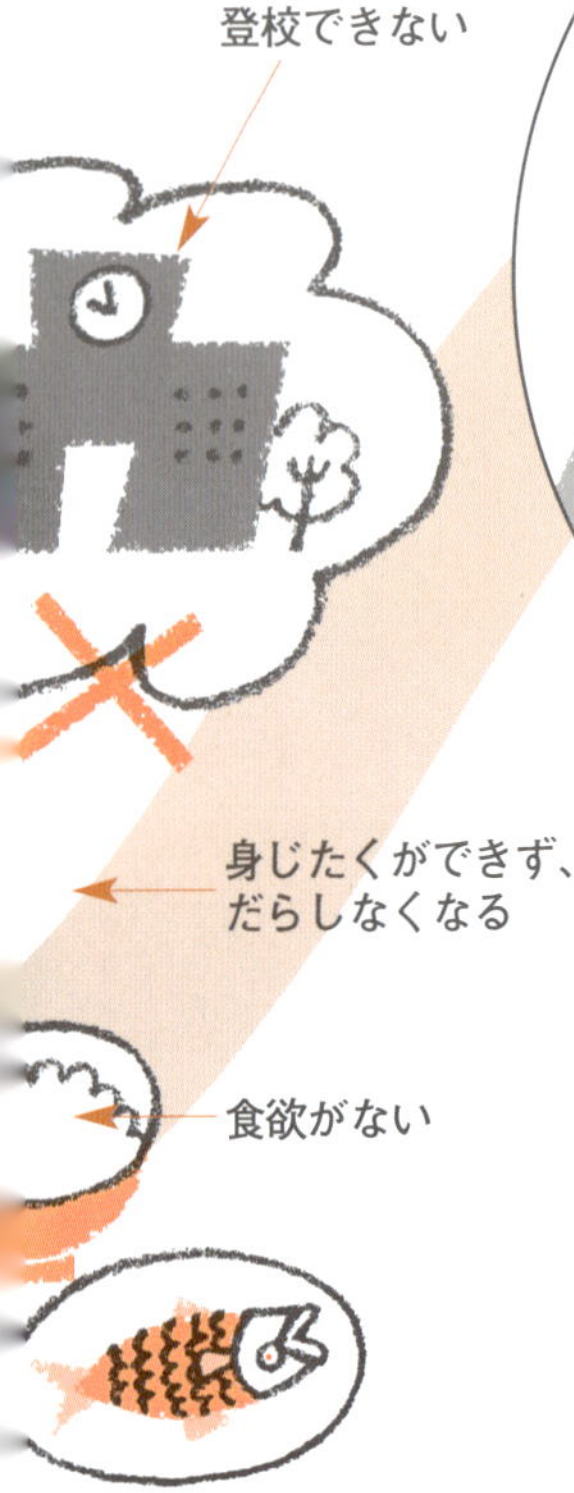
登校できない
身じたくができず、だらしなくなる
食欲がない

きっかけ

受験やいじめなど、はっきりしたきっかけがあることが多い

落ち込む理由が思い当たらないことはほとんどない。下記のようなできごとがあってストレスがかかり、うつ病になることが多い。

- 受験　・いじめ
- 両親の不仲、離婚
- 転校、クラス替え　など

以前は、子どもにはうつ病はないと考えられていました。しかし現在、子どもにもうつ病があることがわかっています。

大人のうつ病と、いくつかの点で異なります。まず、きっかけがはっきりしています。受験や転校、いじめ、両親の離婚などをきっかけに、うつ病が始まることが多いのです。

また、気分の落ち込みよりも、不眠や食欲の低下、体重の減少など、身体症状がわかりやすいという特徴もあります。

発達障害が背景にあり、うつ病が起きることもあります。

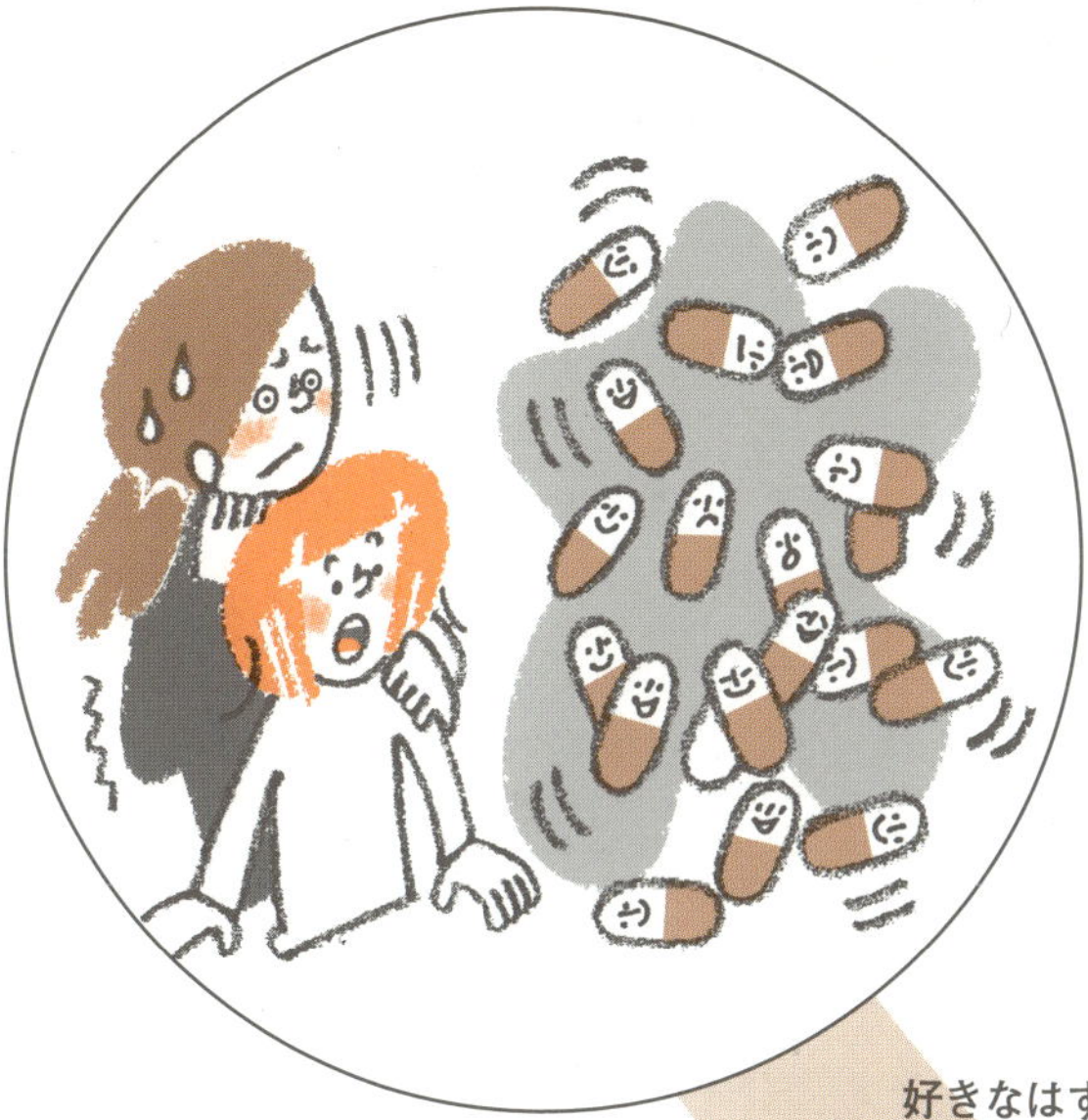

症状

体重が減るなどの身体症状が目立つ

子どもの場合、うつ気分をうまくうったえることができず、下記のような変化に周りが気づくことが多い。頭痛や腹痛を起こす場合もある。

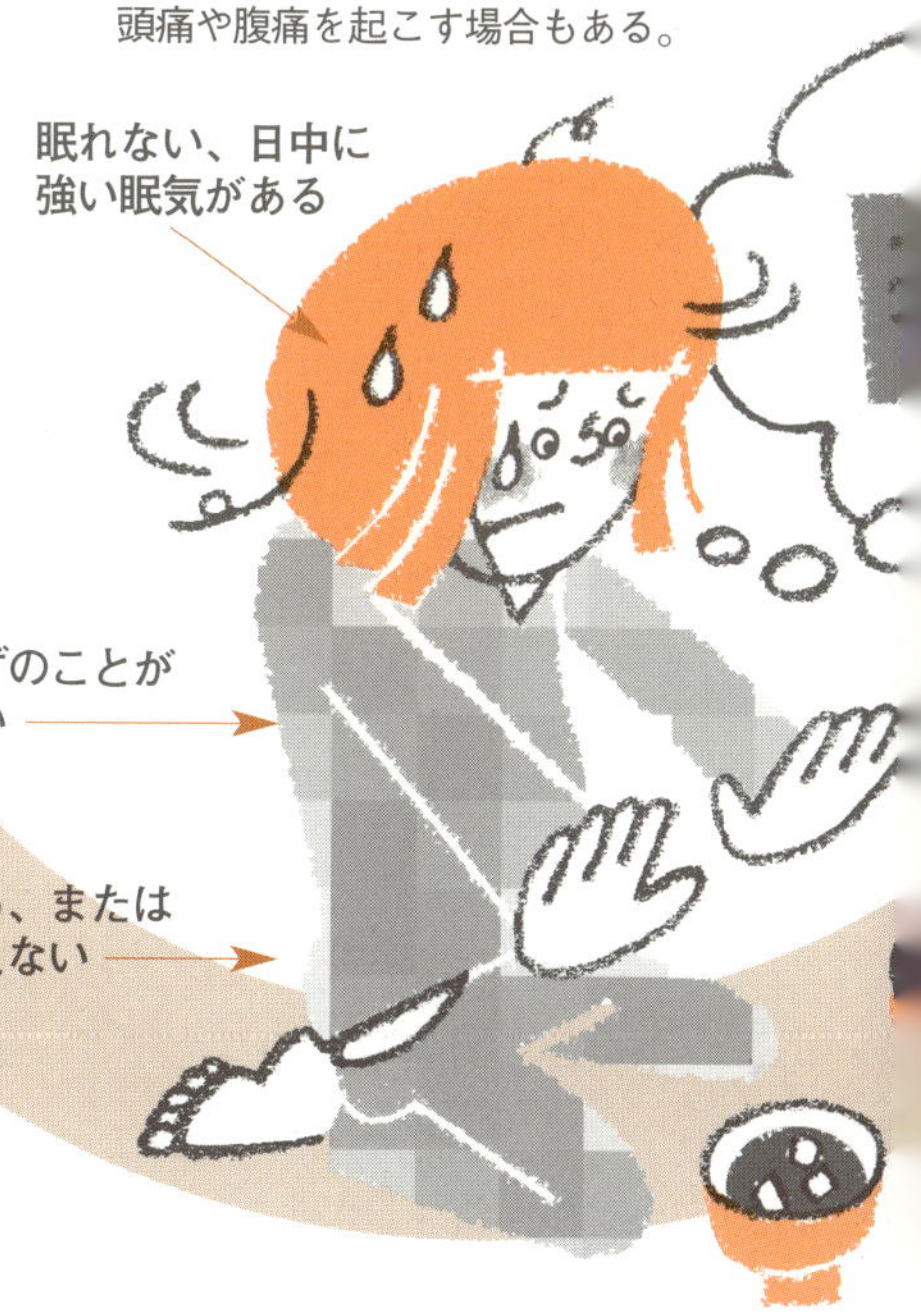
眠れない、日中に強い眠気がある
好きなはずのことが楽しめない
体重が減る、または体重が増えない

治療

まずは休養。薬物療法では、成人と同量まで薬を増やす場合もある

学校や塾などを休み休養する。抗うつ薬は少量から始めるが、子どもは薬の代謝がよく、成人と同量まで増やすことがある。不安がらずに飲む。

抗うつ薬による治療も大人と同じようにおこなう

子どものうつ病も、治療の基本は休養と薬物療法です。薬は少量から始めますが、最終的には成人と同じ量になることもあります。その場合も心配せずに、指示された量を飲ませることが大切です。

周りの人に望むこと

うつ病は成長のためのステップ。学校と連携して対応を

学校や部活動などを休むことで、子どもは自信をなくします。家族のあたたかい支えが必要です。

家庭内だけで問題を抱え込まず、休養時や復学時には学校と連絡を取り合い、子どもに負担を与えないようにします。

病気による心理的、身体的変化からうつ病に

慢性・難治性の病気の場合は患者さんの負担も大きく、とくにうつ病になる危険性が高い。

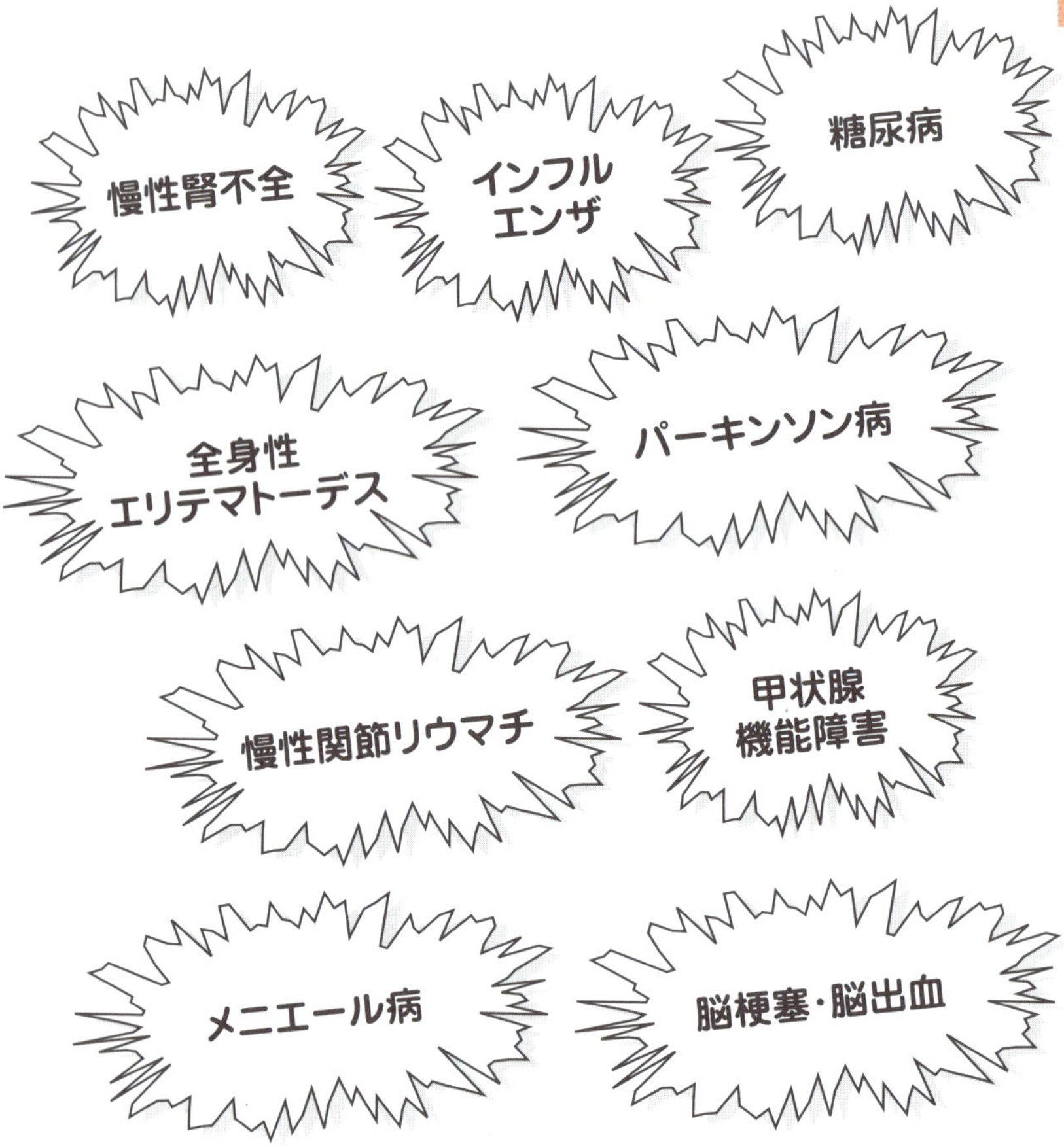
糖尿病
インフルエンザ
慢性腎不全
パーキンソン病
全身性エリテマトーデス
甲状腺機能障害
慢性関節リウマチ
脳梗塞・脳出血
メニエール病

病気になることで、うつ病を併発することがあります。

たとえば、がんの告知を受けたときや、脳卒中の後遺症で半身麻痺になったときには、大きなショックを受けるでしょう。糖尿病で厳しい食事制限が必要になると、それを守ること自体がストレスを招きます。これらのショックやストレスが、うつ病を引き起こすのです。

薬が原因になって起こる場合もある

脳内に起きた病変が、神経伝達物質の働きに悪影響を与え、それ

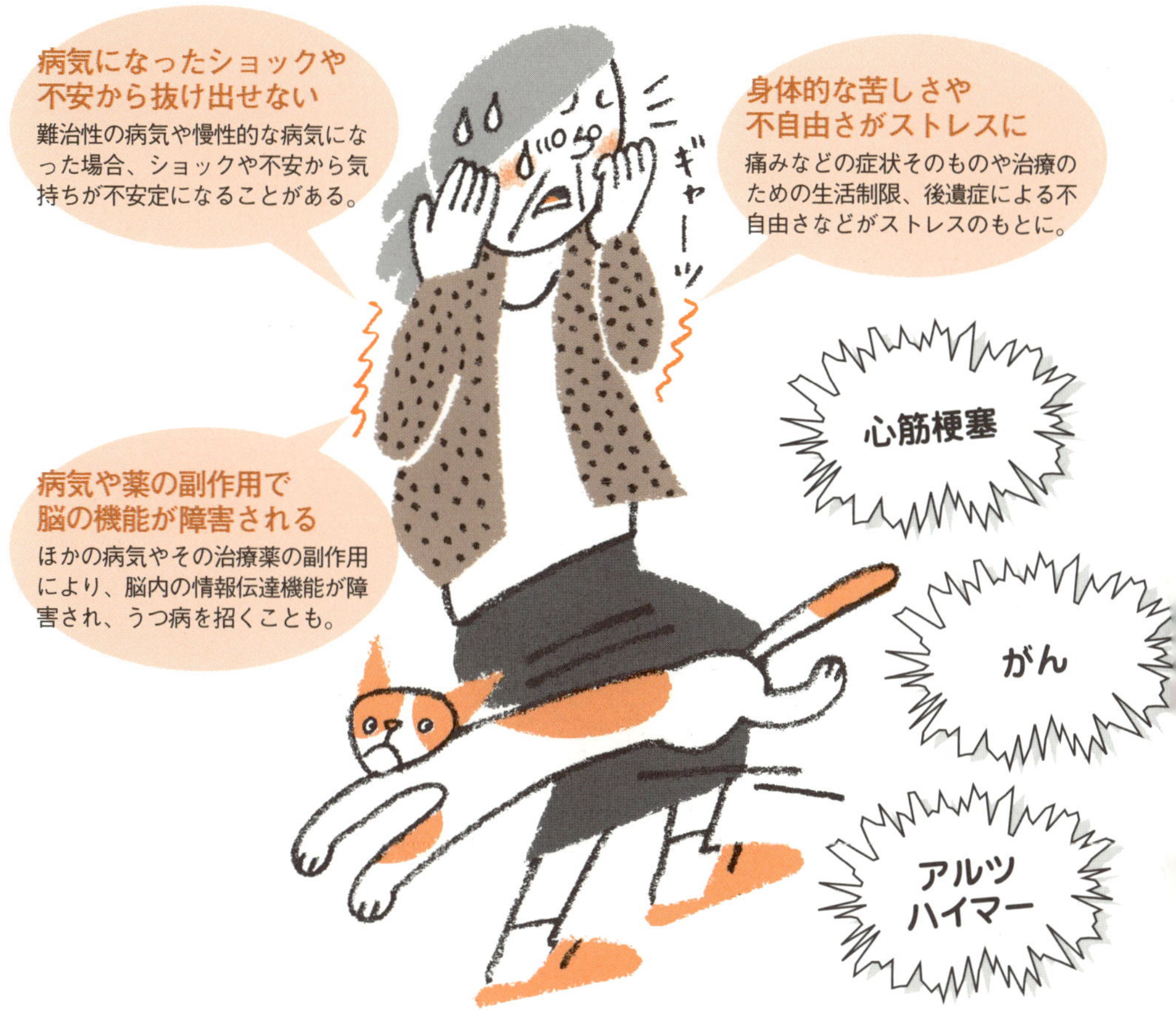
病気になったショックや不安から抜け出せない
難治性の病気や慢性的な病気になった場合、ショックや不安から気持ちが不安定になることがある。
身体的な苦しさや不自由さがストレスに
痛みなどの症状そのものや治療のための生活制限、後遺症による不自由さなどがストレスのもとに。
病気や薬の副作用で脳の機能が障害される
ほかの病気やその治療薬の副作用により、脳内の情報伝達機能が障害され、うつ病を招くことも。
ギャーッ
心筋梗塞
がん
アルツハイマー

によってうつ状態があらわれることもあります。

ほかの病気の治療薬が、うつ病の原因になることもあります。とくに注意すべきなのが、副腎皮質ホルモン剤やある種の降圧剤、精神病の薬、パーキンソン病の治療薬など（詳細はＰ１０２参照）。

ほかの病気で薬を常用している人がうつ病になったら、薬が原因ではないか調べる必要があります。

うつ病ミニ知識

病気の前ぶれとしてうつ病になることも

うつ病になって数週間から半年くらいたってから、がんが見つかることもある。こうしたケースを、病気の前ぶれとしてのうつ病という意味で「警告うつ病」という。

COLUMN 3

処方時に医師と相談を

ほかの病気の治療薬が招くうつ病

ほかの病気の治療のために服薬している薬の影響で、うつ病やうつ状態が起こることもあります（薬剤起因性うつ病）。

下記のような薬は、うつ病を引き起こしやすいとされています。すでにうつ病になっている人の場合、これらの薬でさらに症状が悪くなる恐れもあるので注意が必要。医師によく相談してから処方してもらいましょう。

薬が原因でうつ病になった場合、服用量を減らしたりやめたりすれば、たいていうつ病もよくなります。

うつ病を招きやすいおもな薬

- パーキンソン病治療薬（レボドパなど）
- C型肝炎の治療に用いるインターフェロン製剤
- 降圧薬（レセルピン、メチルドパなど）
- 経口避妊薬（ピル）（ノルエチステロンなど）
- 抗てんかん薬の一部（カルバマゼピンなど）
- 抗結核薬の一部（サイクロセリンなど）
- 抗がん薬の一部（アザチオプリンなど）
- 強心薬（ジギタリス製剤など）
- 副腎皮質ホルモン剤

Part 4

薬物治療でうつ病を治す

薬物療法はうつ病治療の主役ですが、
心の病気の治療薬というと、
抵抗を感じる人も多いようです。
薬の効果を正しく理解し、
積極的に取り組みたいものです。

薬物療法では「抗うつ薬」がおもに使われる

治療に使われるのは、抗うつ薬が中心。タイプによって薬の種類や量は異なる。

休養と並び、うつ病治療の2本柱とされるのが、薬物療法です。薬物療法の第一の目的は、激しいうつ気分や不眠などの症状をとり除くとともに、くり返しやすい病気といわれるうつ病の再発を防ぐことです。

治療に使われる薬について正しく知っておこう

うつ病のタイプにより、薬の種類や量は異なります（P114～117：日本精神科薬物療法研究会のアルゴリズムにもとづく薬物療法参照）。それぞれの薬の特徴を正しく知っておきましょう。

抗うつ薬

薬物治療の中心になる薬。うつ気分や不安をやわらげて、意欲を高揚させる。

→ P106

気分安定薬

気分を落ち着かせる。双極性障害の治療に抗うつ薬と併用されることが多い。

→ P110

抗不安薬

不安や緊張などをやわらげる作用がある。たいてい抗うつ薬と併用される。

→ P112

睡眠薬

うつ病で多く見られる症状のひとつ“不眠”を解消するために使われる。

→ P113

抗精神病薬

うつ病でも重症の場合や、自殺の危険性が高いときなどに使われる。

→ P113

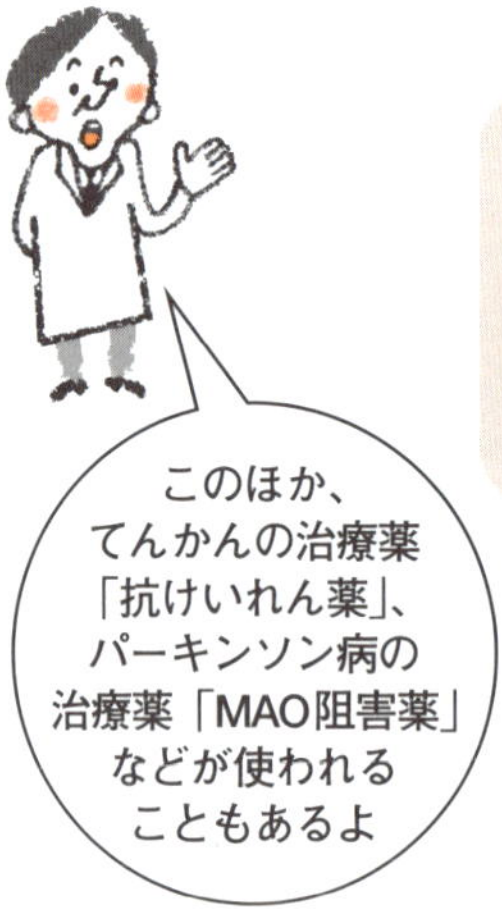
このほか、
てんかんの治療薬
「抗けいれん薬」、
パーキンソン病の
治療薬「MAO阻害薬」
などが使われる
こともあるよ

薬物療法を成功させるために覚えておこう

決められた量と期間を守る

気分がよくなってくると、勝手に薬をやめたり減らしたりしがち。指示通りに飲む。

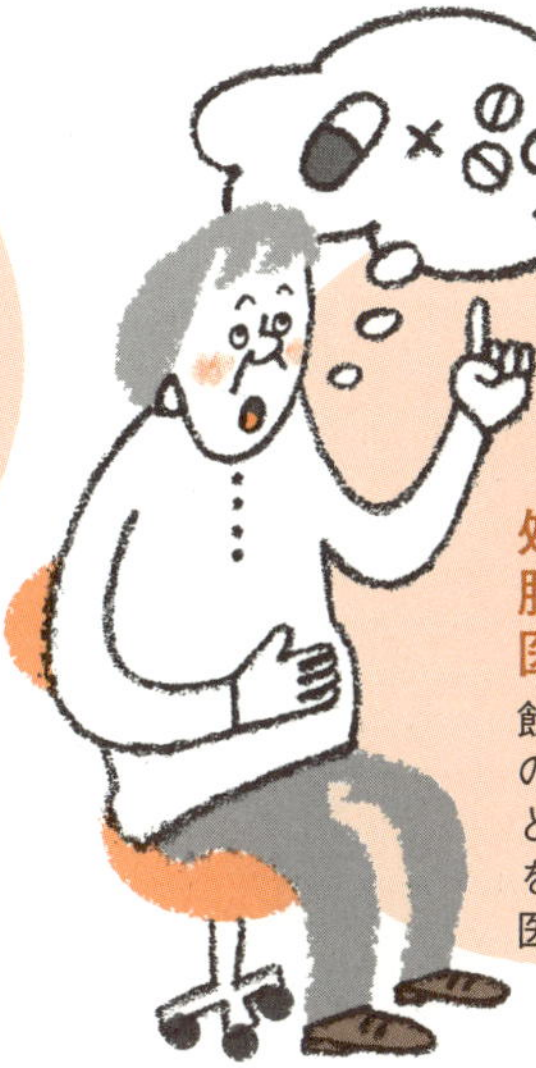

処方前に、服用中の薬を医師に伝えておく

飲み合わせによって薬の効果に影響が出ることも。すでにほかの薬を飲んでいるときは、医師に報告を。

効果があらわれるまであせらず待つ

症状の重さに関わらず、一定量以上飲まなければ効果があらわれないことを覚えておこう。

飲み方の指示を守る

効果が実感できないときも、飲む量やペースを勝手に変えない。処方時の指示を守って。

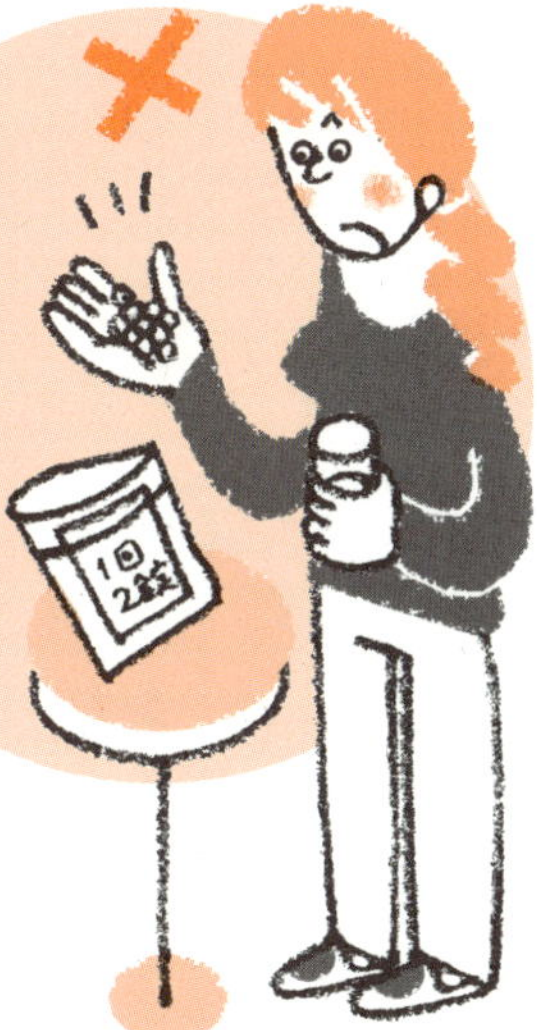

副作用についてよく理解しておく

症状が改善される前に、下記のような副作用が先に出ることもある。あまりにひどい場合は、医師に相談を。

- たちくらみ
- のどの渇き
- 尿の量が減る
- だるさ、眠気
- 便秘
- 吐き気、嘔吐　　など

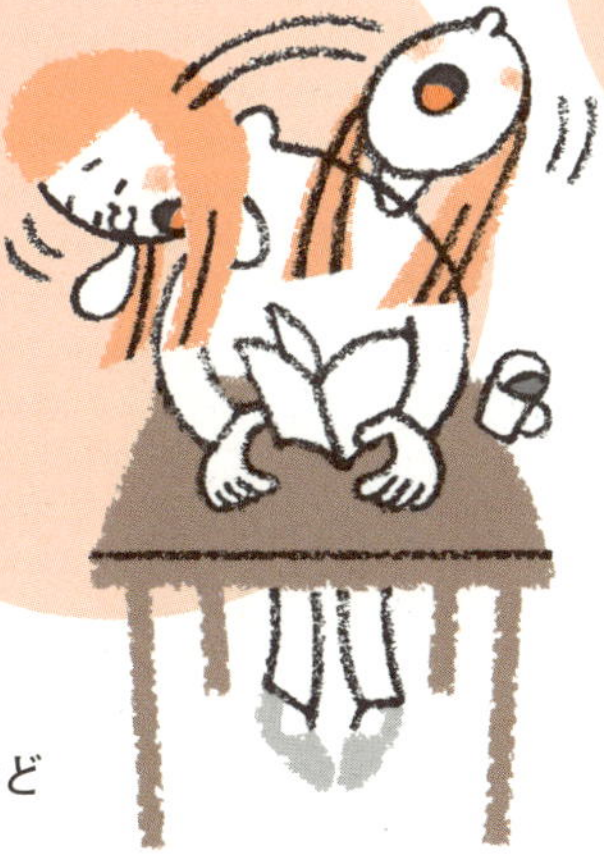

脳内の情報伝達をスムーズにする

薬物療法の中心となる抗うつ薬。脳内の情報伝達機能を正常にするために使われる

情報伝達物質の再取り込みを妨げる

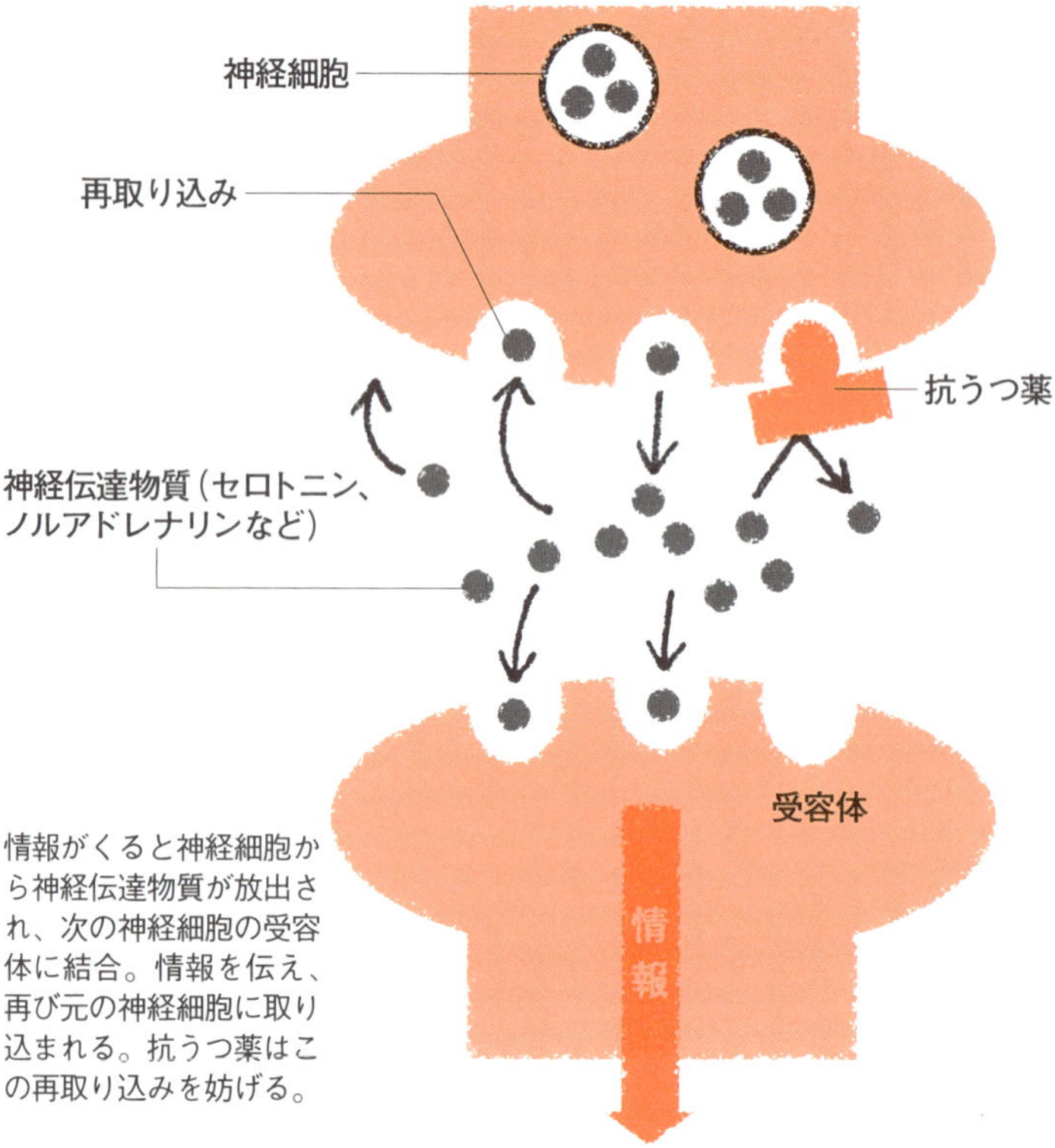

情報がくると神経細胞から神経伝達物質が放出され、次の神経細胞の受容体に結合。情報を伝え、再び元の神経細胞に取り込まれる。抗うつ薬はこの再取り込みを妨げる。

うつ病の症状は、脳内の情報伝達物質（とくに気分や意欲、不安などに関わるセロトニンやノルアドレナリン）の量が減少し、神経細胞間での情報伝達がうまくいかなくなるために起こると考えられています。

抗うつ薬は、これらの情報伝達物質の再取り込みを妨げることで、神経細胞間にある情報伝達物質を増やし、情報がスムーズに伝わるようにします（上図参照）。

現在日本で使われている抗うつ薬には、「ＳＳＲＩ」「ＳＮＲＩ」「三環系抗うつ薬」「四環系抗うつ薬」「その他」の5つがあります。

SSRI（選択的セロトニン再取り込み阻害薬）

日本では、1999年から使われ始めた。
軽症から重症まで、幅広く対応する。

●はたらき

神経伝達物質のなかでも、セロトニンの再取り込みを選択的に阻害する。神経細胞間のセロトニンの量を増やすことで、うつ病の症状を改善する。

日本でSSRIとして使われている治療薬には、「セルトラリン」「パロキセチン」「フルボキサミン」の3種類がある。

●副作用

セロトニン以外の神経伝達物質には影響を及ぼさないため、副作用は少ない。ただ、脳以外の部位にあるセロトニンの受容体にも影響を及ぼすため、飲み始めの時期に、吐き気や嘔吐などの症状があらわれる場合がある。

SNRI（選択的セロトニン・ノルアドレナリン再取り込み阻害薬）

SSRIに次いで認可された。
SSRIより消化器系の副作用が少ないとされる。

●はたらき

SSRIとともに第一選択薬とされている治療薬。神経伝達物質のなかでも、セロトニンとノルアドレナリンの再取り込みを選択的に阻害する。

日本では、2000年より「ミルナシプラン」が使われている。一般的な薬剤とは代謝経路が異なるため、ほかの薬との飲み合わせによる悪い作用が起こりにくいといわれる。

●副作用

作用がセロトニンとノルアドレナリンに限定されており、SSRIに比べて消化器系の副作用は少ない。ただ、前立腺肥大症を患う人が使うと、排尿困難がより強くなることがあるため注意が必要。

三環系抗うつ薬

SSRIの登場までは、うつ病の治療薬の主流だった。
重症度が高いときに活躍する。

●はたらき

セロトニンとノルアドレナリンのはたらきを強める作用を持つ。症状を改善する効果が高いため、SSRIやSNRIが効かないときのほか、重症時や自殺の危険性が高いときなどに使われることが多い。副作用が多いとされているが、「アモキサピン」や「ドスレピン」などはそれほど副作用はない。

●副作用

セロトニンやノルアドレナリン以外の神経伝達物質の受容体にも影響を及ぼすため、それが副作用となって出やすい。便秘や口の渇き、立ちくらみ、動悸などがある。

その他の抗うつ薬

うつ気分を抑える以外のはたらきも期待される。

●スルピリド

食欲低下を改善したり、ドパミンに作用して意欲を高める効果がある。症状が軽い場合に用いられることが多い。副作用として肥満、生理不順などが生じやすい。

●トラゾドン

セロトニンのはたらきを調整する。効果はやや弱いが、副作用も少ない。鎮静作用があり、落ち着きのない場合にもよい。

四環系抗うつ薬

副作用は比較的少ない。高齢者に用いられることが多い。

●はたらき

おもにノルアドレナリンに作用するが、ほかの神経伝達物質にも影響を及ぼす。副作用が比較的少ないことから高齢者に用いられることも多い。治療効果は三環系よりも低い。

●副作用

三環系よりも軽いが、ほかの神経伝達物質にもはたらきかけるため、便秘や口の渇きなど、三環系と同じような副作用があらわれる場合もある。

おもな抗うつ薬一覧

●分類名	●一般名	●商品名
SSRI	セルトラリン	ジェイゾロフト
	パロキセチン	パキシル
	フルボキサミン	デプロメール ルボックス
SNRI	ミルナシプラン	トレドミン
三環系抗うつ薬	アミトリプチリン	アミプリン トリプタノール ノーマルン
	アモキサピン	アモキサン
	イミプラミン	イミドール トフラニール
	クロミプラミン	アナフラニール
	ドスレピン	プロチアデン
	トリミプラミン	スルモンチール
	ノルトリプチリン	ノリトレン
	ロフェプラミン	アンプリット
四環系抗うつ薬	セチプチリン	テシプール ビソプール
	マプロチリン	クロンモリン ノイオミール マプロミール ルジオミール
	ミアンセリン	テトラミド
その他の抗うつ薬	スルピリド	アビリット クールスパン ケイチール シーグル スカノーゼン スタマクリット スプロチン スペサニール スルピリド ドグマチール ニチマール ピリカップル ベタマック マーゲノール ミラドール ヨウマチール
	トラゾドン	アンデプレ デジレル レスリン

抗うつ薬の効果を高め、気分を安定させる

気分安定薬は、抗うつ薬の作用を高めるほか、双極性障害の治療薬として使われる

気分安定薬はこんなときに使われる

抗うつ薬を服用しても、十分な効果が得られないとき

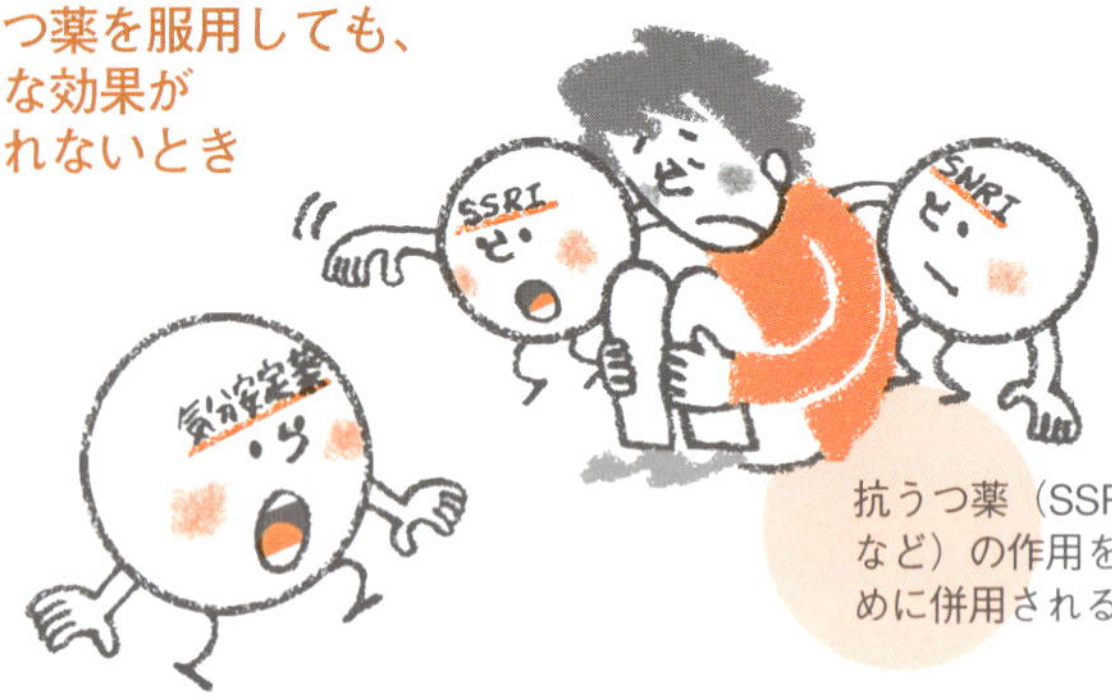

抗うつ薬（SSRIやSNRIなど）の作用を高めるために併用される。

双極性障害の場合、躁とうつの両方の状態の改善に

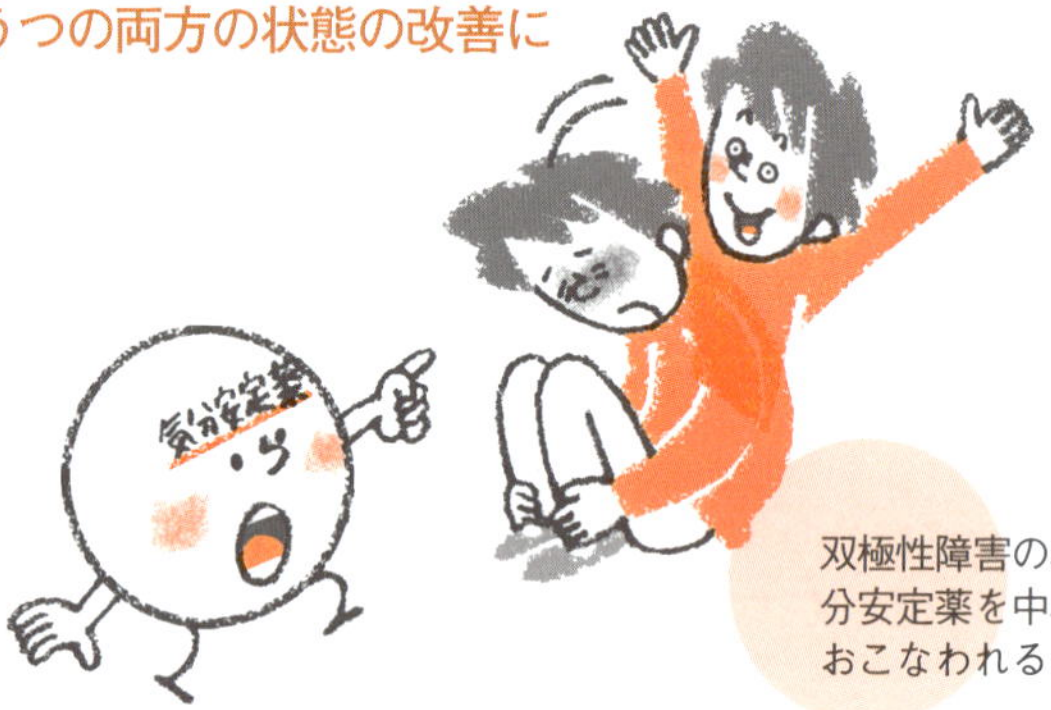

双極性障害の場合は、気分安定薬を中心に治療がおこなわれる。

気分安定薬は、興奮をしずめ、気分を落ち着かせるために用いられる治療薬です。気分安定薬として使われているものには、「炭酸リチウム」「カルバマゼピン」「バルプロ酸ナトリウム」があります。

抗うつ薬の作用を高め気分の変動を抑える

気分安定薬は、現在使っている抗うつ薬の効果が得られない場合に、その作用を高めるために、併用されます。また、双極性障害の場合は、気分の変動を抑えるため気分安定薬を中心に治療がおこなわれます（Ｐ１１５参照）。

バルプロ酸ナトリウム

気分の高揚をしずめる。
副作用が
比較的少ない。

●はたらき
脳の神経をしずめ、気分の高ぶりを落ち着かせるはたらきがある。躁状態のほかうつ状態の改善も期待されている。個人差があるが、比較的早く効果があらわれる。

●副作用
副作用は少ないが、眠気やふらつき、頭痛、吐き気などがある。まれに、肝機能障害や血液障害などが起こることもある。

カルバマゼピン

本来てんかんの治療薬。
気分安定薬としても
認められている。

●はたらき
脳神経の興奮をしずめ、気分を安定させる作用がある。てんかんの発作を予防する薬として使われていたが、躁状態の改善に効果的であることがわかった。

●副作用
眠気やめまい、口内炎などが出ることがある。まれに、皮膚に発疹が出ることも（スティーブンス・ジョンソン症候群）。

炭酸リチウム

もっとも一般的。
躁とうつ、両方の
改善に効果的。

●はたらき
気分の浮き沈みを抑え、躁とうつ、どちらの状態も改善する。双極性障害の治療中に、抗うつ薬によって急に躁状態になってしまう「躁転」を防ぐ効果もある。

●副作用
手のふるえや吐き気などが起こる場合がある。一度に大量に飲むとリチウム中毒を起こし、小脳が障害されることもある。

おもな気分安定薬一覧

●分類名	●一般名	●商品名
気分安定薬	炭酸リチウム	炭酸リチウム リーマス リチオマール
	カルバマゼピン	カルバマゼピン テグレトール テレスミン レキシン
	バルプロ酸ナトリウム	エスダブル エピレナート サノテン セボトボル セレニカ セレブ デパケン ハイセレニン バルデケン バルプラム バルプロ酸ナトリウム バレリン

不安感をやわらげる

不安やイライラ感をやわらげるため、抗うつ薬と併用される

●はたらき
脳内の中枢神経系の活動を抑える。即効性があり、不安や緊張などをやわらげるために、抗うつ薬と併用されることが多い。一般に使われるのはおもにベンゾジアゼピン系と呼ばれるもので、依存性があり、長期漫然と服用するのは好ましくない。

●副作用
副作用は少ないが、催眠効果によって、眠気やふらつき、倦怠感や脱力感があらわれることがある。とくに高齢者は注意する。

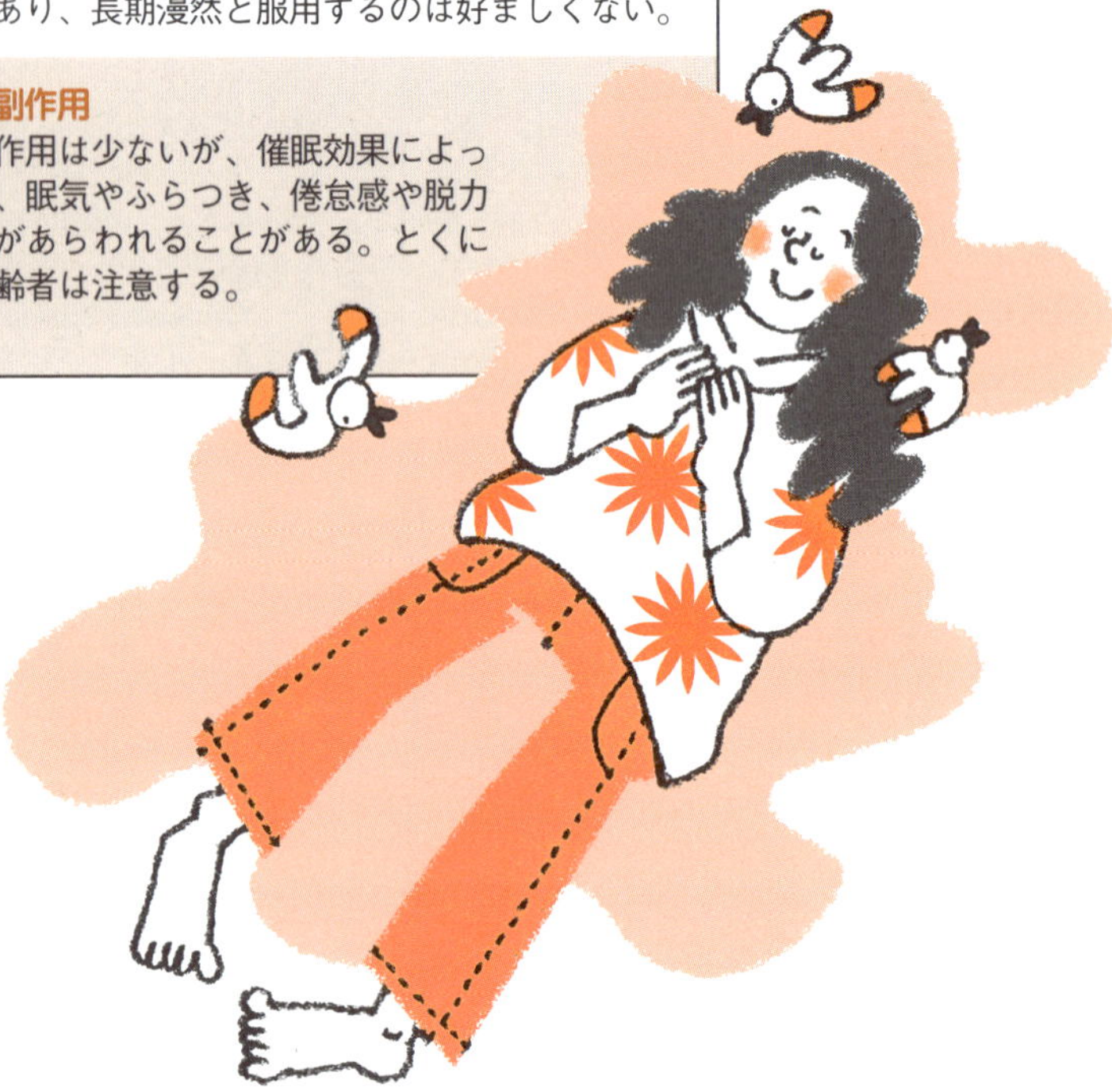

おもな抗不安薬一覧

●分類名	●一般名	●商品名
抗不安薬	エチゾラム	デパス パルギン
	メキサゾラム	メレックス
	クロルジアゼポキシド	バランス コントール
	オキサゾラム	セレナール
	クロチアゼパム	リーゼ
	ジアゼパム	ホリゾン セルシン
	クロキサゾラム	セパゾン
	メダゼパム	レスミット カマリネス

睡眠薬

不眠を改善する

催眠効果を高めた抗不安薬を睡眠薬として使う

●はたらき

抗うつ薬にも多少の催眠効果があるが、それだけでは十分でないときに併用される。寝付きが悪い、夜中に目が覚めるなど、不眠症状のパターンに応じて使い分けられる。

●副作用

覚醒時に、めまいやふらつき、倦怠感などがあらわれることがある。

おもな睡眠薬一覧

●分類名	●一般名	●商品名
睡眠薬	トリアゾラム	ハルシオン
	ブロチゾラム	レンドルミン
	ロルメタゼパム	エバミール ロラメット
	フルニトラゼパム	ロヒプノール サイレース
	エスタゾラム	ユーロジン
	ニトラゼパム	ネルボン ベンザリン

抗精神病薬

抗うつ薬の効果を後押し

重症の場合に使われることがある

●はたらき

本来は統合失調症の治療薬として使われる薬。興奮や不安、あせりなどにともない幻覚や妄想がある場合や、自殺のリスクが高い場合に、また最近では気分安定薬（P110参照）として抗うつ薬と併用して使われることがある（うつ病には健康保険は適用されない）。

●副作用

肥満、糖尿病などが生じる場合がある（アリピプラゾールを除く）。

おもな抗精神病薬一覧

●分類名	●一般名	●商品名
抗精神病薬	リスペリドン	リスパダール
	クエチアピン	セロクエル
	オランザピン	ジプレキサ
	アリピプラゾール	エビリファイ

メランコリー型うつ病の薬物療法

SSRIかSNRIを、少量から使い始める

第一選択薬から始めて、効果があれば継続、なければ次の段階へ進む

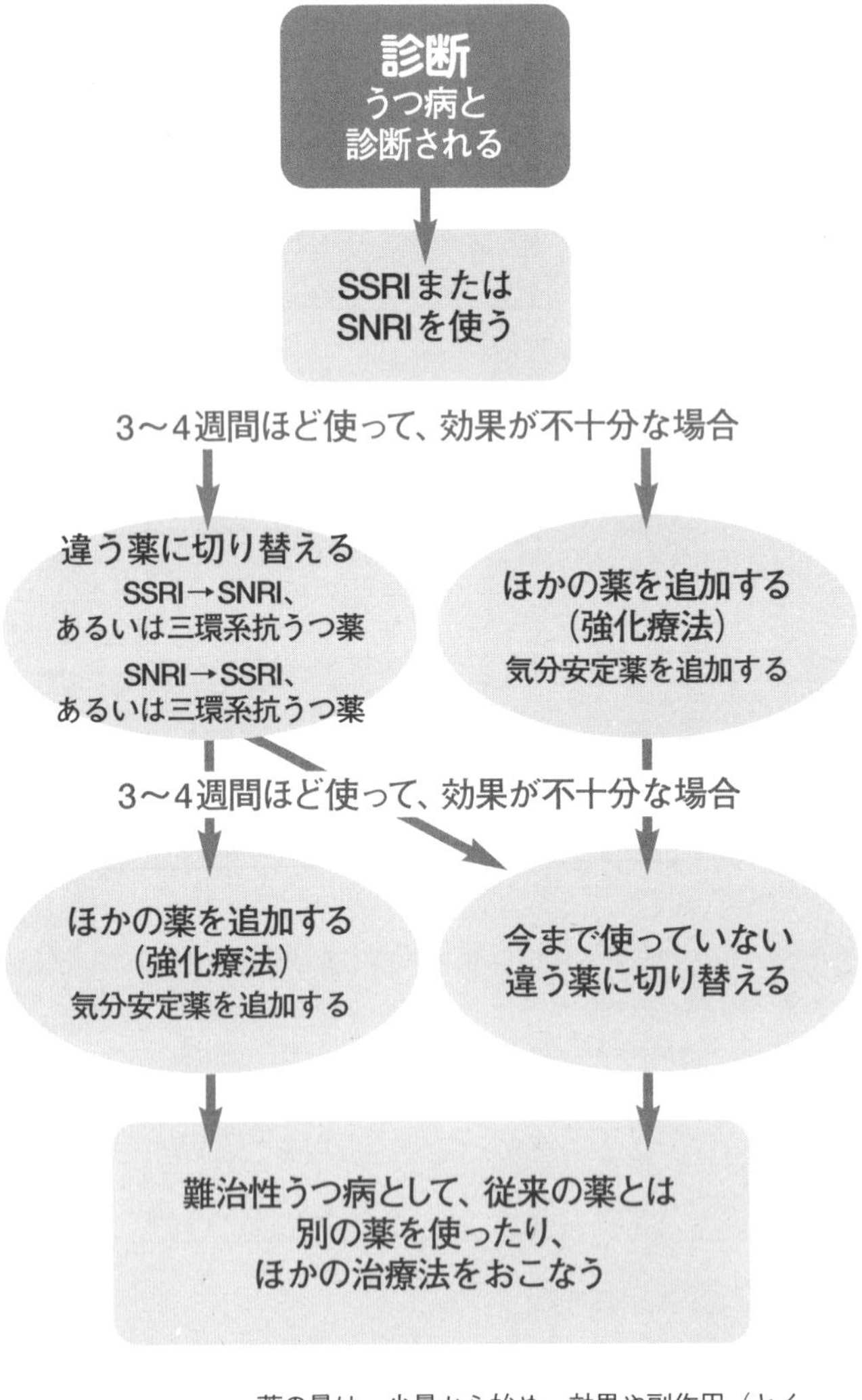

診断
うつ病と
診断される
SSRIまたは
SNRIを使う
3〜4週間ほど使って、効果が不十分な場合
違う薬に切り替える
SSRI→SNRI、
あるいは三環系抗うつ薬
SNRI→SSRI、
あるいは三環系抗うつ薬
ほかの薬を追加する
（強化療法）
気分安定薬を追加する
3〜4週間ほど使って、効果が不十分な場合
ほかの薬を追加する
（強化療法）
気分安定薬を追加する
今まで使っていない
違う薬に切り替える
難治性うつ病として、従来の薬とは
別の薬を使ったり、
ほかの治療法をおこなう

　薬の量は、少量から始め、効果や副作用（とくにSSRIでは飲み始めの頃に消化器系の副作用が出ることがある）の有無を見ながら、投与量を調節していきます。

　抗うつ薬の効果が出るのには時間がかかるため、服用中の薬が効いているかどうかは、2〜4週間たってから判断されます。

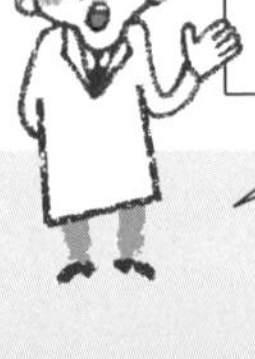

双極性障害の薬物療法

躁状態にもうつ状態にも、気分安定薬が効果的

薬物療法を始めるときに躁状態かうつ状態かによって、治療の進め方は異なる

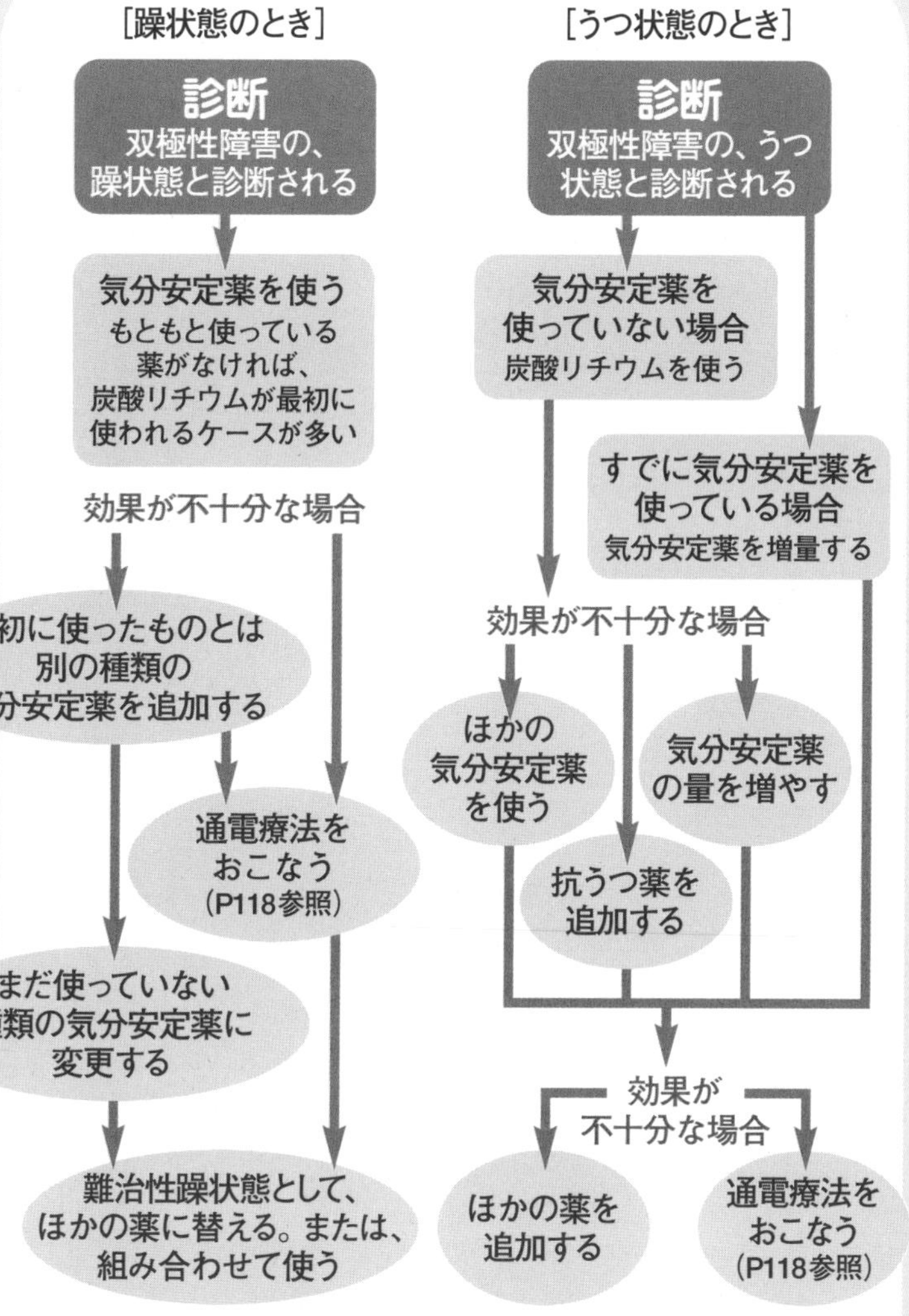

[躁状態のとき]
診断
双極性障害の、躁状態と診断される
気分安定薬を使う
もともと使っている薬がなければ、炭酸リチウムが最初に使われるケースが多い
効果が不十分な場合
最初に使ったものとは別の種類の気分安定薬を追加する
通電療法をおこなう
(P118参照)
まだ使っていない種類の気分安定薬に変更する
難治性躁状態として、ほかの薬に替える。または、組み合わせて使う
[うつ状態のとき]
診断
双極性障害の、うつ状態と診断される
気分安定薬を使っていない場合
炭酸リチウムを使う
すでに気分安定薬を使っている場合
気分安定薬を増量する
効果が不十分な場合
ほかの気分安定薬を使う
抗うつ薬を追加する
気分安定薬の量を増やす
効果が不十分な場合
ほかの薬を追加する
通電療法をおこなう
(P118参照)

現在うつ状態でも、抗うつ薬ではなく気分安定薬を使います。双極性障害で抗うつ薬を使うと、躁状態を引き起こす可能性が高いためです。

また、気分安定薬の効果が出るまでは2～3週間かかります。躁状態の症状が強く、喧嘩や借金などのトラブルを避けるために一刻も早い鎮静が望ましい場合は、抗精神病薬を使うこともあります。

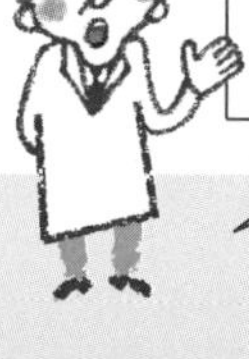

気分変調症の薬物療法

抗うつ薬のいずれかを、6カ月~2年間持続して使う

気分変調症は薬が効きにくいため、長期間服用することが望ましい

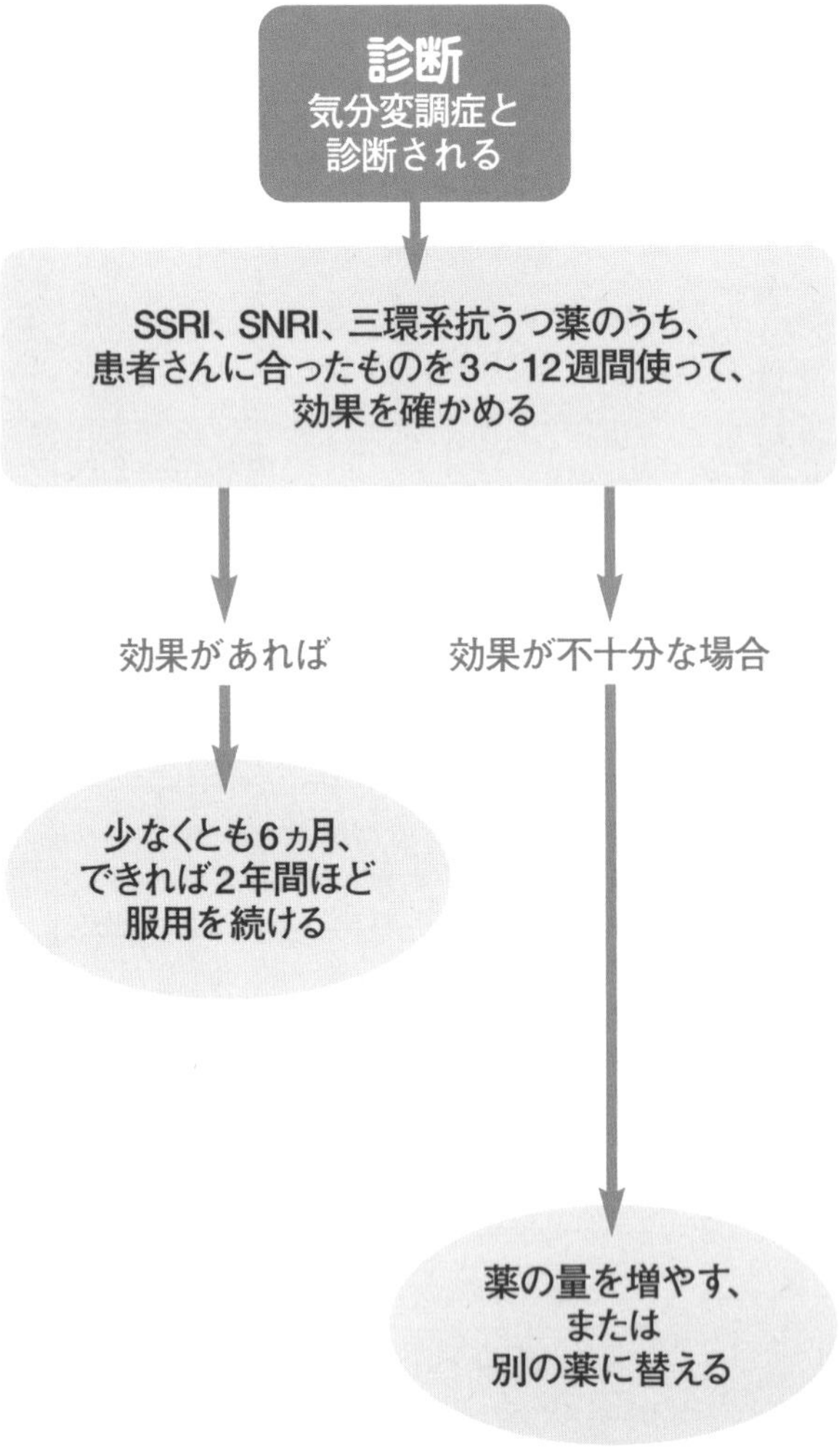

診断
気分変調症と
診断される
SSRI、SNRI、三環系抗うつ薬のうち、
患者さんに合ったものを3～12週間使って、
効果を確かめる
効果があれば
効果が不十分な場合
少なくとも6ヵ月、
できれば2年間ほど
服用を続ける
薬の量を増やす、
または
別の薬に替える

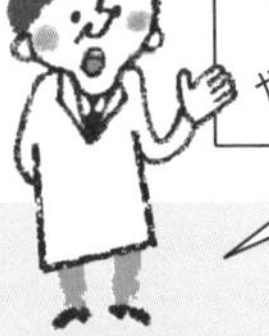

最初にSSRI、SNRI、三環系抗うつ薬のうちのいずれかを飲んでみて様子を見ます。気分変調症は抗うつ薬が効きにくいため、効果がある場合は、長期間服用を続けます。少なくとも6ヵ月、可能であれば2年間は継続するのが望ましいでしょう。

効果がない場合は、同じ薬で1日の服用量を増やすか、患者さんに合うほかの薬を探します。

非定型うつ病の薬物療法

SSRIをおもに使用。MAO阻害薬が使われることも

一般に使われる抗うつ薬で特効薬はない。並行して心理的な治療が不可欠になる

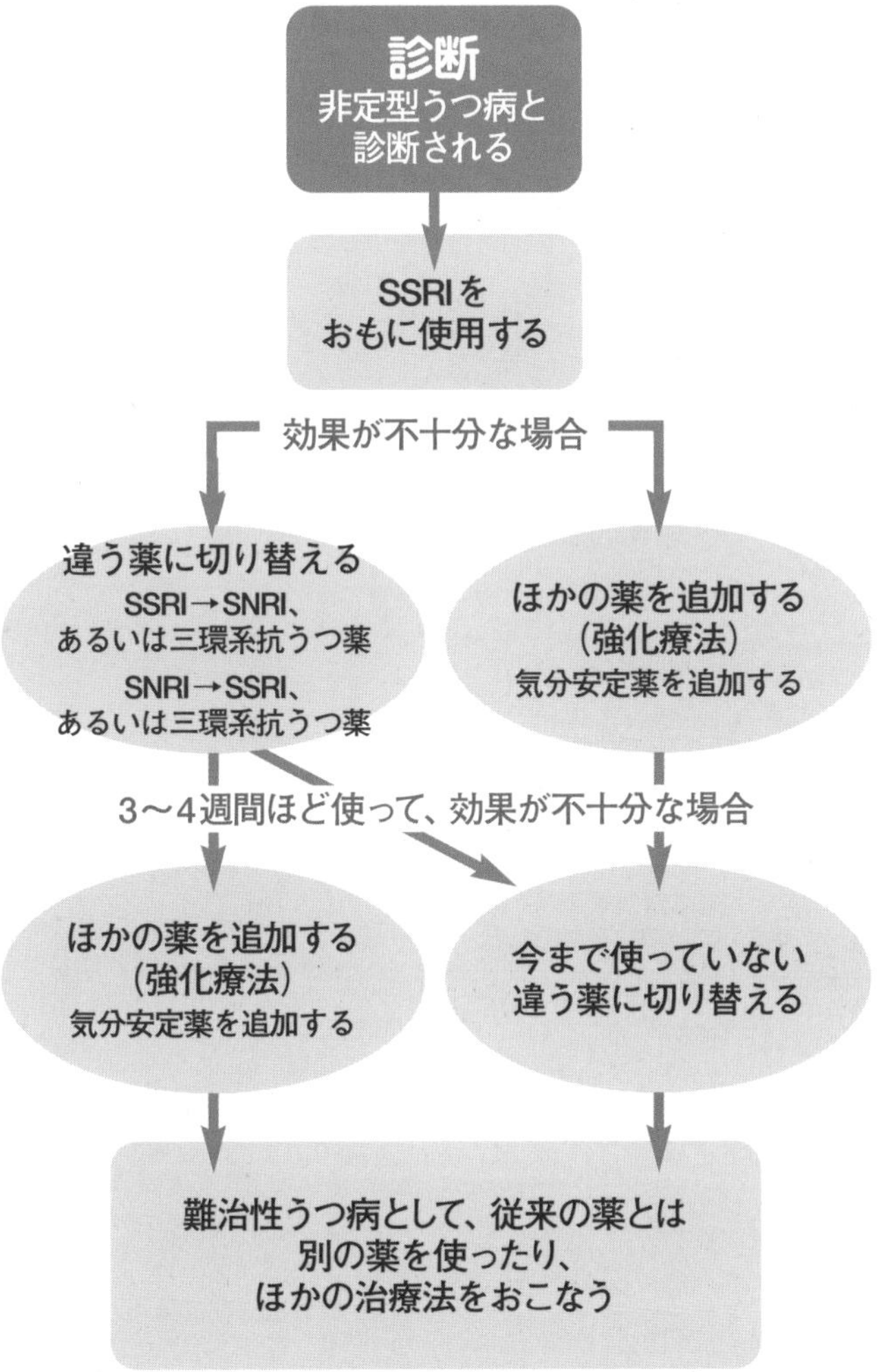

診断
非定型うつ病と診断される
SSRIをおもに使用する
効果が不十分な場合
違う薬に切り替える
SSRI→SNRI、あるいは三環系抗うつ薬
SNRI→SSRI、あるいは三環系抗うつ薬
ほかの薬を追加する（強化療法）
気分安定薬を追加する
3～4週間ほど使って、効果が不十分な場合
ほかの薬を追加する（強化療法）
気分安定薬を追加する
今まで使っていない違う薬に切り替える
難治性うつ病として、従来の薬とは別の薬を使ったり、ほかの治療法をおこなう

アメリカでは非定型うつ病の治療薬として使われているMAO（モノアミン酸化酵素）阻害薬を使うこともありますが、日本では今のところ用いられていません。

非定型うつ病は、難治化しやすく、薬が効きにくいタイプ。薬物療法と合わせて、精神療法やカウンセリングなどの心理的な治療が欠かせません。

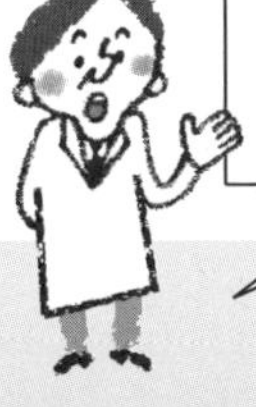

難治性うつ病に特効がある薬以外の治療法

薬が効かないときや薬物療法が適さないときは、薬以外の治療法がおこなわれる場合もある。

難治性うつ病の切り札となる治療法

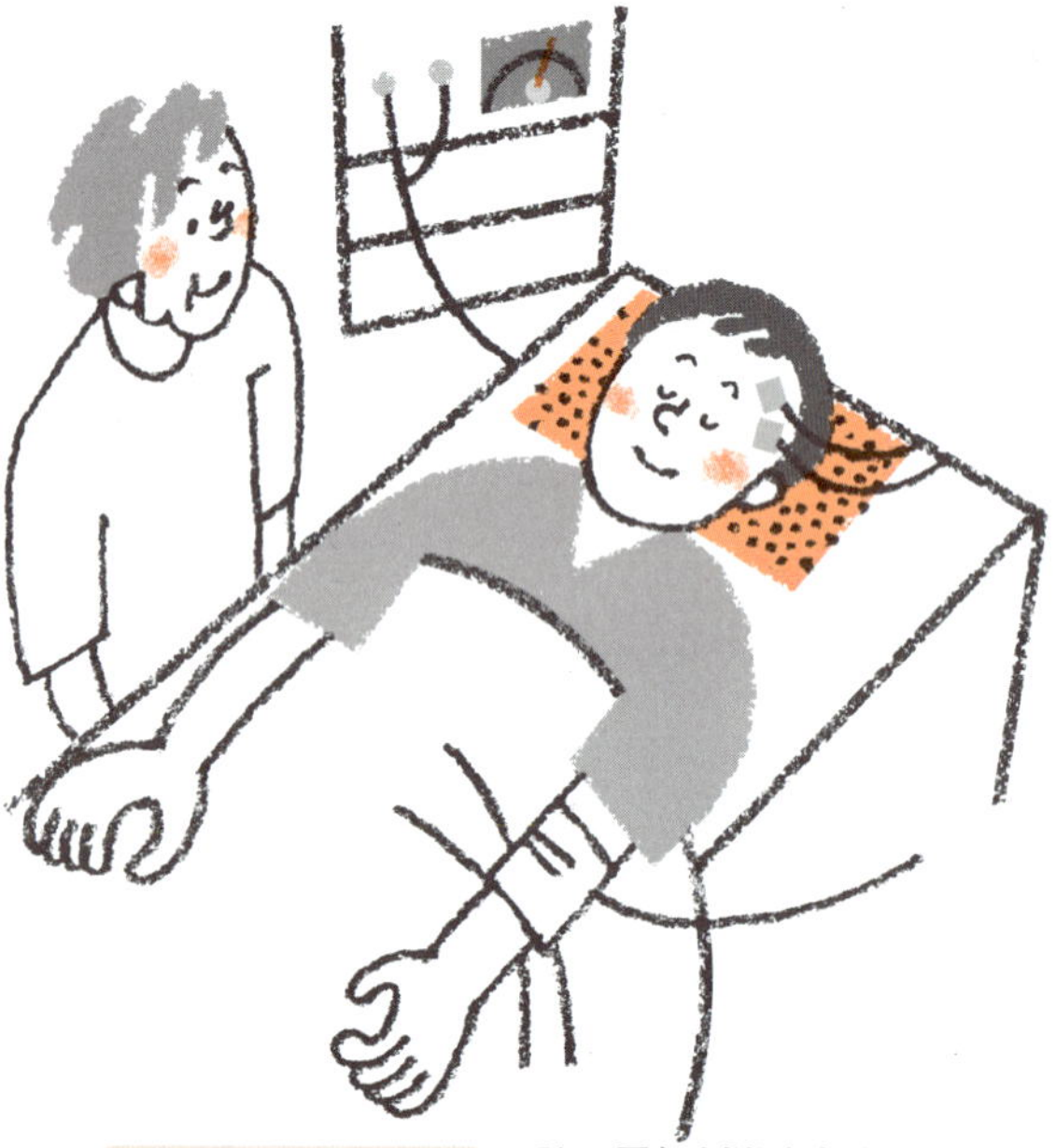

●メリット
効果が高い
●デメリット
入院、全身麻酔が必要
再発予防効果が低い

脳に電気刺激を与える
修正型通電療法

頭部に電気を送るパッドを取り付け、全身麻酔で眠らせた後に、約3秒間電流をかける。治療のためには入院が必要。1日1回、1〜3日おきに数回〜10回程度おこなわれる。

薬物療法で十分な効果が得られない場合や、合併症などがあるために薬が使えない場合、また、再発をくり返す難治性うつ病に発展している場合などには、特殊な治療法がおこなわれることがあります。

より安全性が高くなった通電療法

なかでもおこなわれる頻度が高いのは、「修正型通電療法」。脳に電流を通し、神経細胞のはたらきを活性化させる治療法です。全身麻酔をかけておこなわれ、痛みやショックを感じることはありません。治療直後、一時的に記憶があ

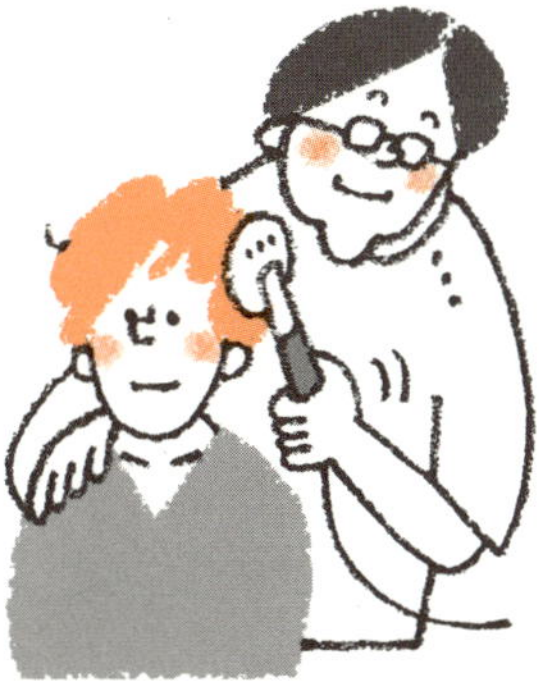

●メリット
麻酔の必要がなく、外来で受けられる
●デメリット
あまり普及していない
方法が確立していない

磁気をかけて頭部を刺激
経頭蓋《けいとうがい》磁《じ》気《き》刺激《しげき》療法

磁気を放出する装置を頭部に当て脳内に電流を発生させ、前頭葉を刺激する。電気を直接流さないため、安全性が高いとされる。まだ研究段階の治療法でおこなっている病院は少なく、健康保険も適用されない。

●メリット
季節性うつ病（P40参照）に効果的
●デメリット
季節性うつ病以外にはあまり効果がない

光の刺激で
セロトニンを増やす
高照度光療法

光照射装置によって、3000ルクス以上の光（通常の室内は300～500ルクス）を浴び、日照時間を増やす。朝に2時間以上おこない、一定期間続ける。

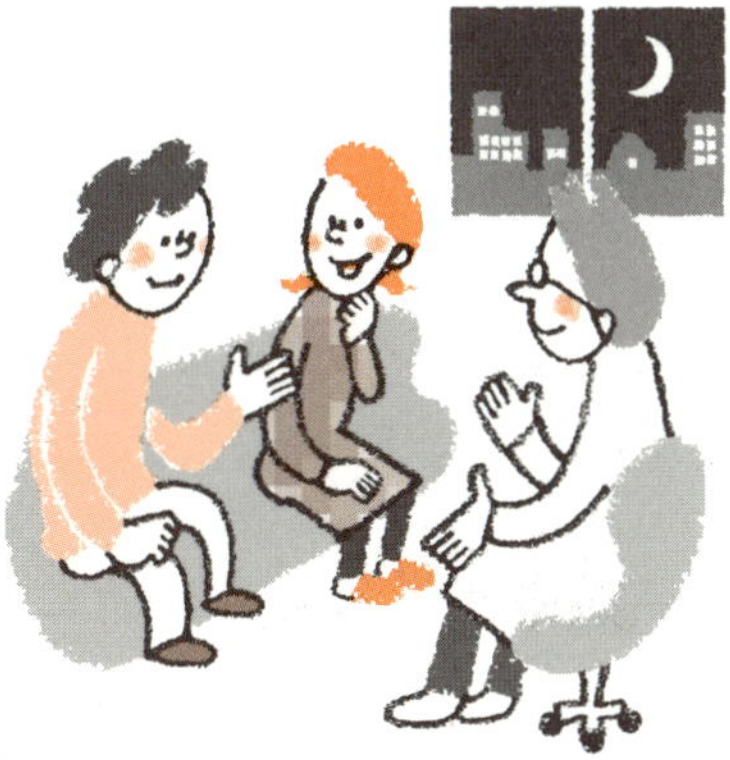

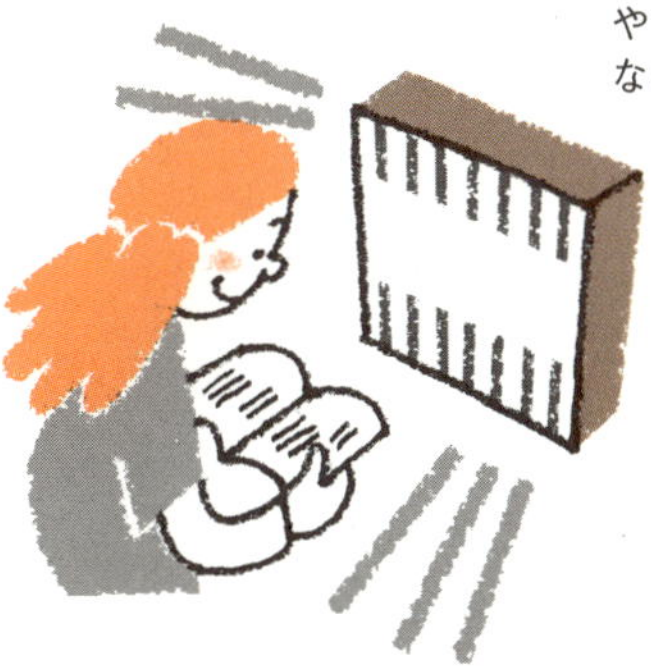

●メリット
翌日すぐ効果があらわれ、副作用がない
●デメリット
効果に個人差がある

眠らないことで抑うつを軽減
断眠療法

“徹夜をするとうつ気分から抜け出せる”というケースを応用した治療法。医師の指導のもと、夜寝ないで過ごす。徹夜する「全断眠」や、睡眠時間を短くする「半断眠」がある。

いまいになる場合もありますが、治療が終われば回復します。

従来の通電療法ではけいれんが生じましたが、修正型通電療法ではその心配がなく、高齢者やほかの病気がある場合など、幅広い患者さんが受けられる治療法として注目されています。

そのほか、「経頭蓋《けいとうがい》磁《じ》気《き》刺激《しげき》療法」や「高照度光療法」「断眠療法」などの治療法もあります。

うつ病ミニ知識

びっくり仰天して改善。〝びっくり橋〟療法とは

中世のヨーロッパでおこなわれていた。患者さんに、池にかかった橋を渡らせ、中央付近で橋の板を突然抜き、池に落とす。強いショックを与えることで、よくなると考えられていた。

C O L U M N 4

自己暗示をかけてリラックス

自律訓練法にチャレンジ!

うつ病になりやすい人には、気持ちの切り替えができず緊張状態が続き、ストレスをためてしまう傾向があります。自己暗示によって心身の緊張を解く「自律訓練法」を試してみましょう。

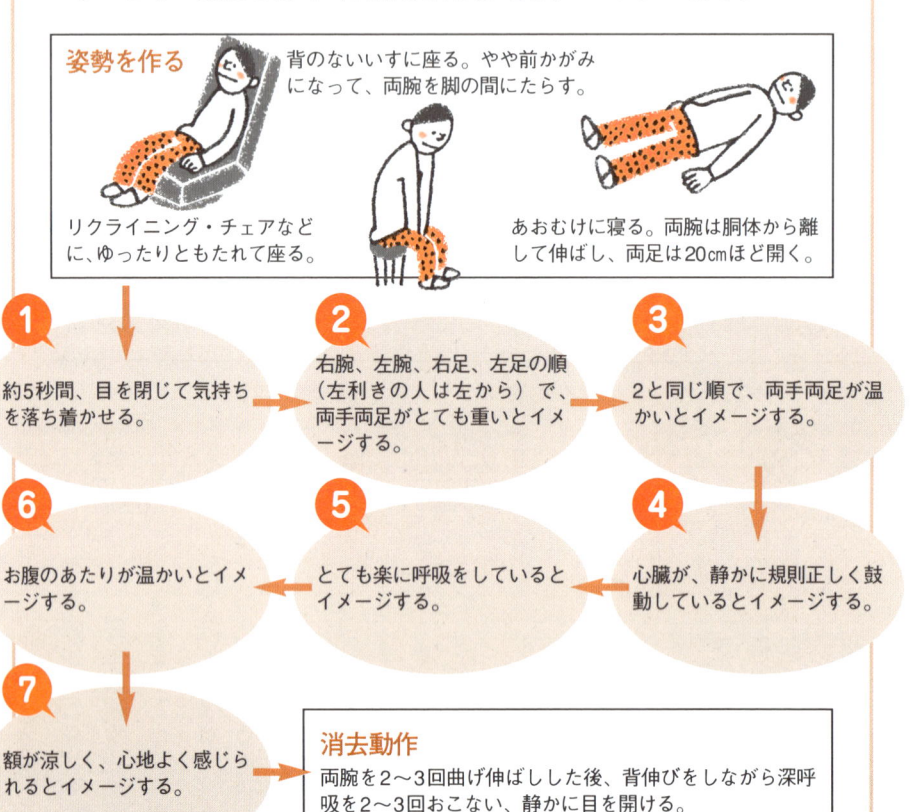

姿勢を作る

リクライニング・チェアなどに、ゆったりともたれて座る。

背のないいすに座る。やや前かがみになって、両腕を脚の間にたらす。

あおむけに寝る。両腕は胴体から離して伸ばし、両足は20cmほど開く。

1. 約5秒間、目を閉じて気持ちを落ち着かせる。
2. 右腕、左腕、右足、左足の順（左利きの人は左から）で、両手両足がとても重いとイメージする。
3. 2と同じ順で、両手両足が温かいとイメージする。
4. 心臓が、静かに規則正しく鼓動しているとイメージする。
5. とても楽に呼吸をしているとイメージする。
6. お腹のあたりが温かいとイメージする。
7. 額が涼しく、心地よく感じられるとイメージする。

消去動作

両腕を2～3回曲げ伸ばしした後、背伸びをしながら深呼吸を2～3回おこない、静かに目を開ける。

1日3回、毎日続けるのが理想。イメージが難しければ、心の中で「気持ちが落ち着いている…」「右手がとても重い…」などとイメージをくり返しつぶやいてもＯＫ。無理にそう感じようとあせったり期待したりせず、体の自然な反応にまかせよう。

Part5

うつ病をくり返さないために

うつ病は、とてもくり返しやすい病気。
治ったからといって放っておかず、
うつ病に陥りがちな考え方や、
ストレスをためやすい生活を改め、
再発を未然に防ぐことが大切です。

その1
思考パターンを変える

考え方を変えると、気持ちが楽になる

うつ病の人が陥りがちな考え方の癖を見つけ、修正しよう。

精神的なはたらきかけによる治療法を、精神療法といいます。うつ病の再発を防ぐために、欠かせない治療法です。

ここでは精神療法のひとつ、認知療法を紹介しましょう。

うつ病の患者さんには、特有のものの考え方やとらえ方をする傾向があります。それを正していくのが認知療法です。

人間の感情は、ものごとをどうとらえるかで決まる

認知療法では、人間の感情はできごとによって生じるのではなく、それをどうとらえるか、どう認知するかで決まると考えます。そこで、感情の問題が生じたときには、もののとらえ方を変えてみたらよいのではないか、と考えられるようになりました。これが認知療法の基本的な考え方です。

認知療法を病院で受ける場合、一般的に、1～2週間に1回程度の治療を約3～6ヵ月続けます。認知療法をおこなう専門家は多くはないため、希望する場合は主治医に相談しましょう。

自分でおこなうこともできます。やり方はさまざまですが、標準的な方法を紹介します（STEP1～3参照）。

同じできごとでもとらえ方により感情が異なる

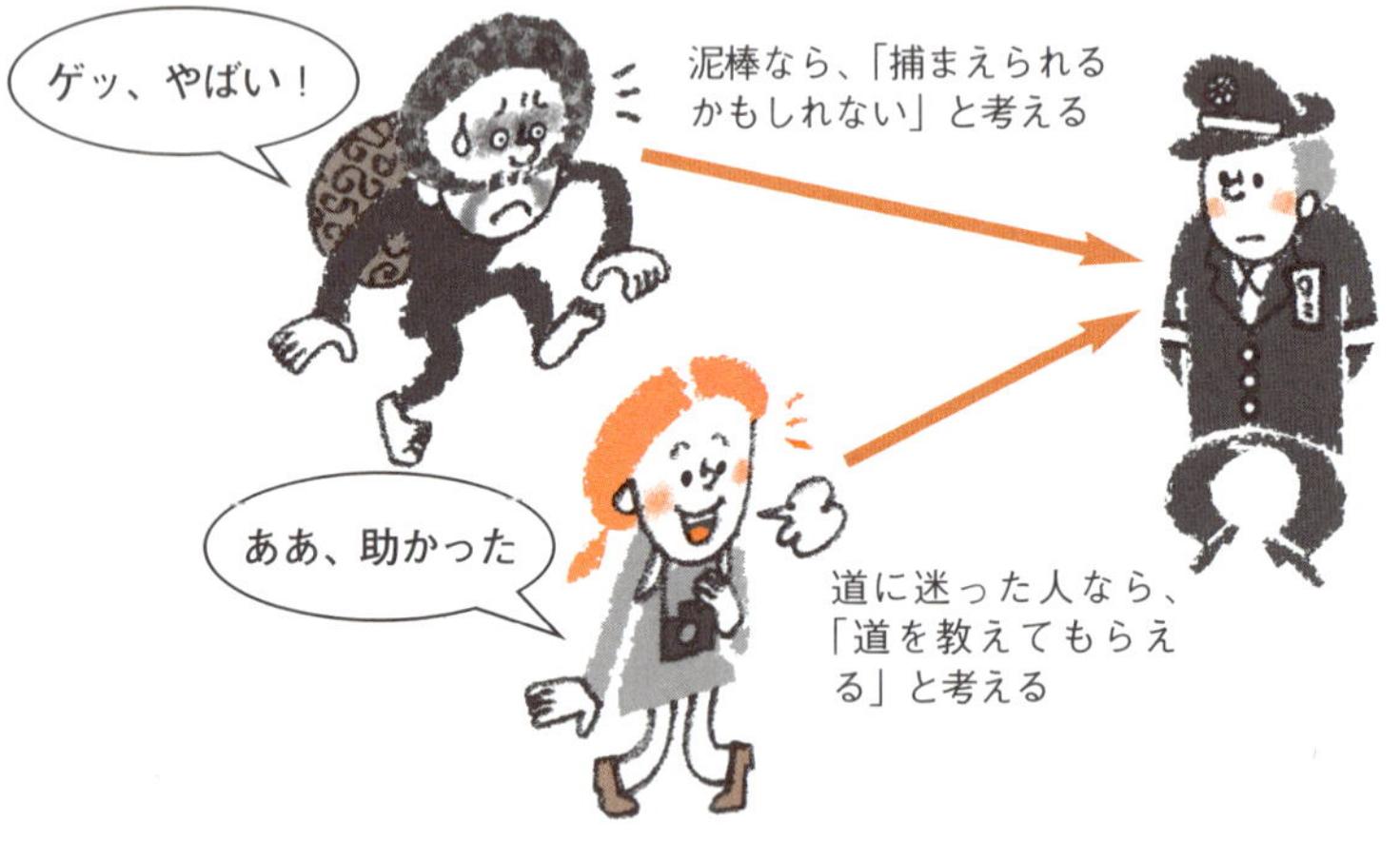
ゲッ、やばい！
泥棒なら、「捕まえられるかもしれない」と考える
ああ、助かった
道に迷った人なら、「道を教えてもらえる」と考える

STEP 1 〝ものは考えよう〟だと理解しよう

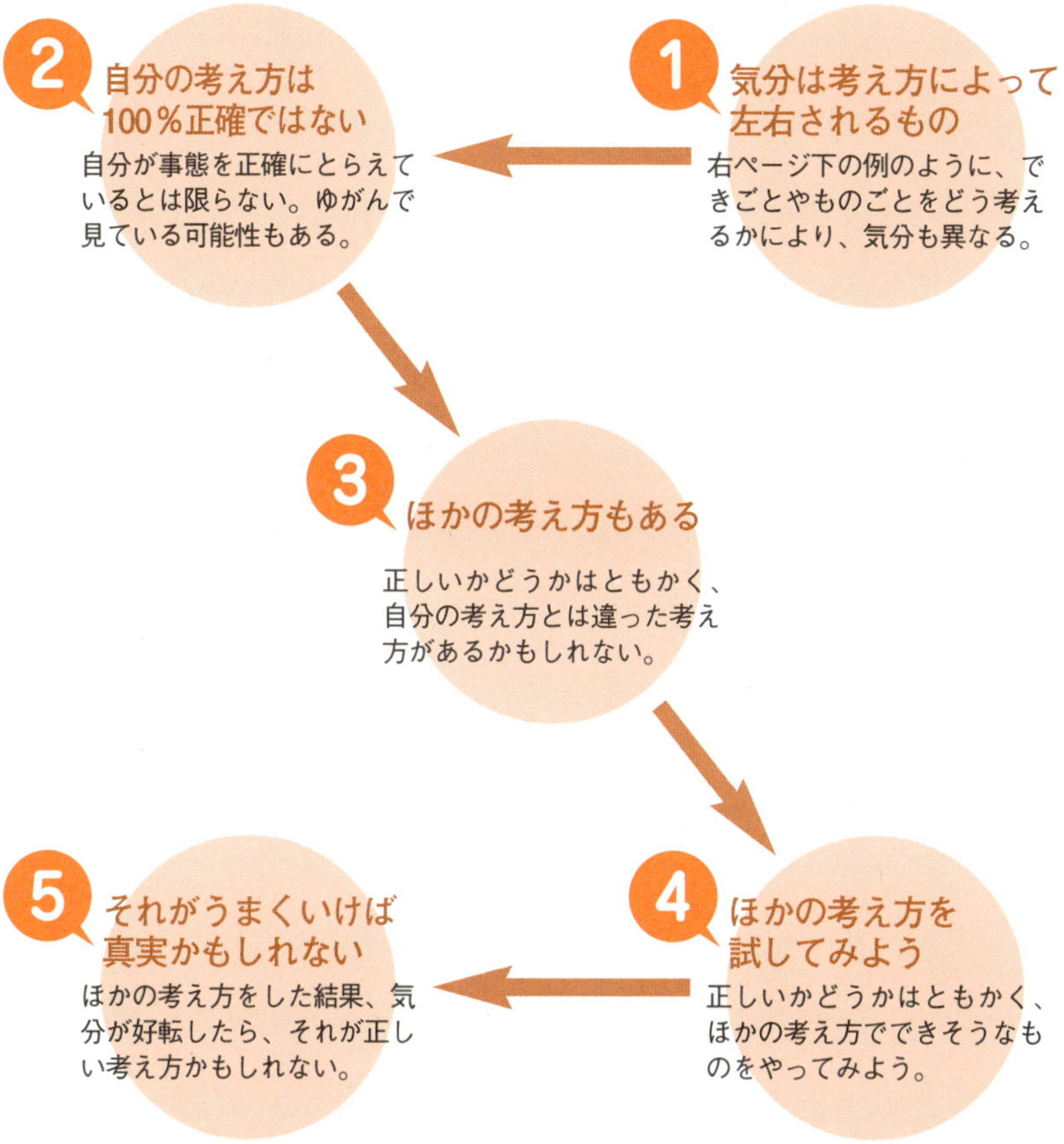
1
気分は考え方によって左右されるもの
右ページ下の例のように、できごとやものごとをどう考えるかにより、気分も異なる。
2
自分の考え方は100％正確ではない
自分が事態を正確にとらえているとは限らない。ゆがんで見ている可能性もある。
3
ほかの考え方もある
正しいかどうかはともかく、自分の考え方とは違った考え方があるかもしれない。
4
ほかの考え方を試してみよう
正しいかどうかはともかく、ほかの考え方でできそうなものをやってみよう。
5
それがうまくいけば真実かもしれない
ほかの考え方をした結果、気分が好転したら、それが正しい考え方かもしれない。

ものの考え方やとらえ方の癖を変えるためには、自分の気分は考え方によって変わるものだということを理解する必要があります。

まずは、ひとつのものごとに対して、自分の考え方が必ずしも正しいとは限らず、ほかにもいろいろな考え方があるということを理解してほしいのです。

そういった柔軟な考え方ができるようになると、ほかの考え方をしてみよう、ということになります。その結果、気分が変わることを経験できれば、ほかの考え方を探すようになるでしょう。

この積み重ねによって、考え方のパターンを変えられるのです。

STEP 2

うつに陥りがちな思考パターンに名前をつけよう

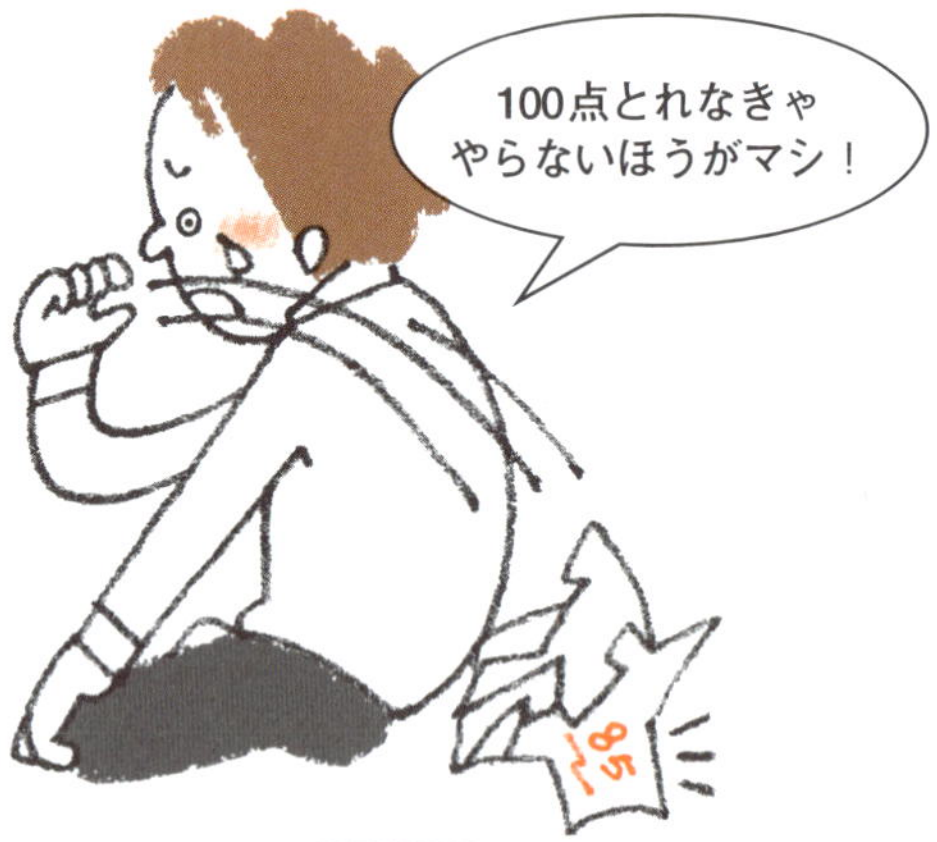

100点とれなきゃ
やらないほうがマシ！

全か無か思考

ものごとを「100点満点か0点か」と両極端に考える。ほどほどにできても、完璧でなければまったくできないのと同じ。現実では完璧にできることは少ないため、0点の連続に。

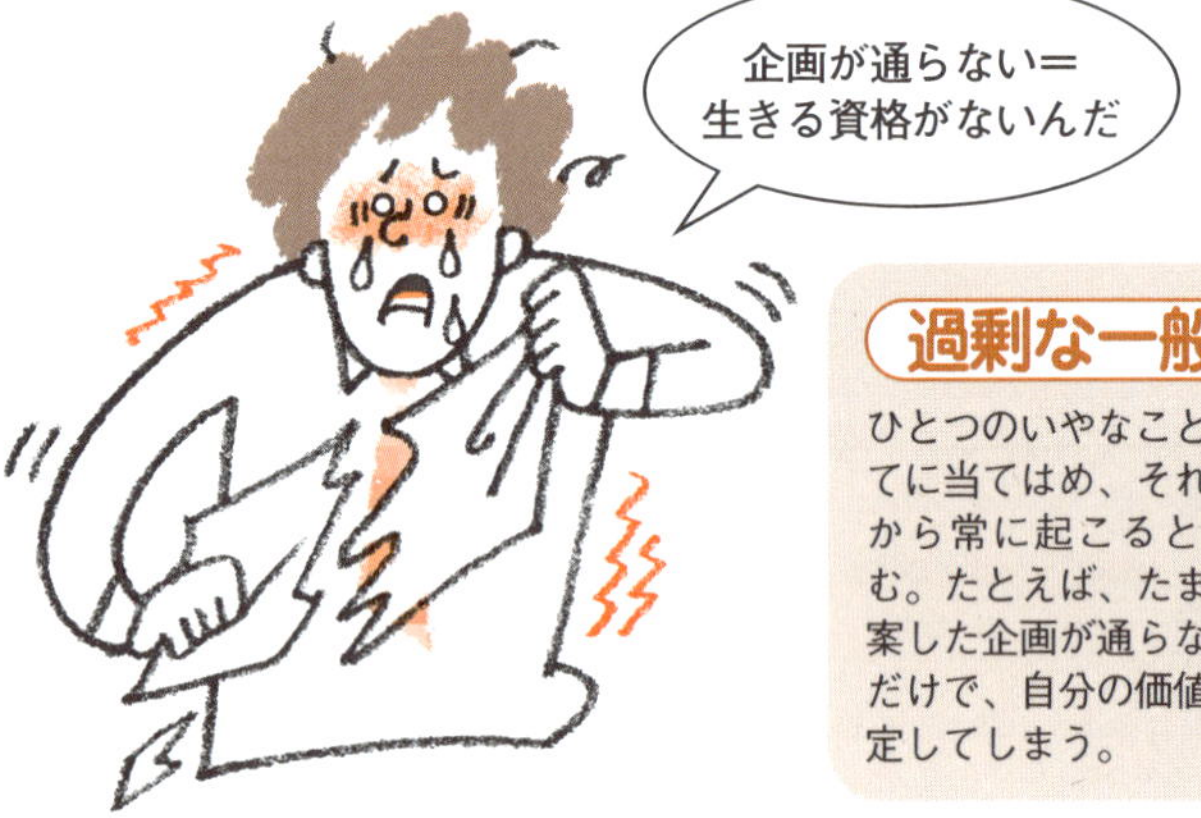

企画が通らない＝
生きる資格がないんだ

過剰な一般化

ひとつのいやなことをすべてに当てはめ、それがこれから常に起こると思い込む。たとえば、たまたま提案した企画が通らなかっただけで、自分の価値を全否定してしまう。

うつの原因になりやすいものの考え方やとらえ方には、ここに紹介するような6つのパターンがあります。うつから抜け出すためには、この思考パターンを変えていけばいいのですが、簡単なことではありません。

そこで、うつ的思考パターンから脱却するための第一歩として、6つの思考パターンの意味を理解したうえで、その名前を覚えておきます。そして、いつものような考え方をしたとき、「これは○○○○パターンだな」と当てはめてみましょう。自分が今どのようなうつ的思考パターンに陥っているのかを、自覚することができます。

レッテル貼り

「教養がない」「ぐずな人間」などと否定的な自分を作り上げて、定義してしまう。失敗したときに、「教養がないからだ」とレッテルを引っ張り出して、結論づけようとする。

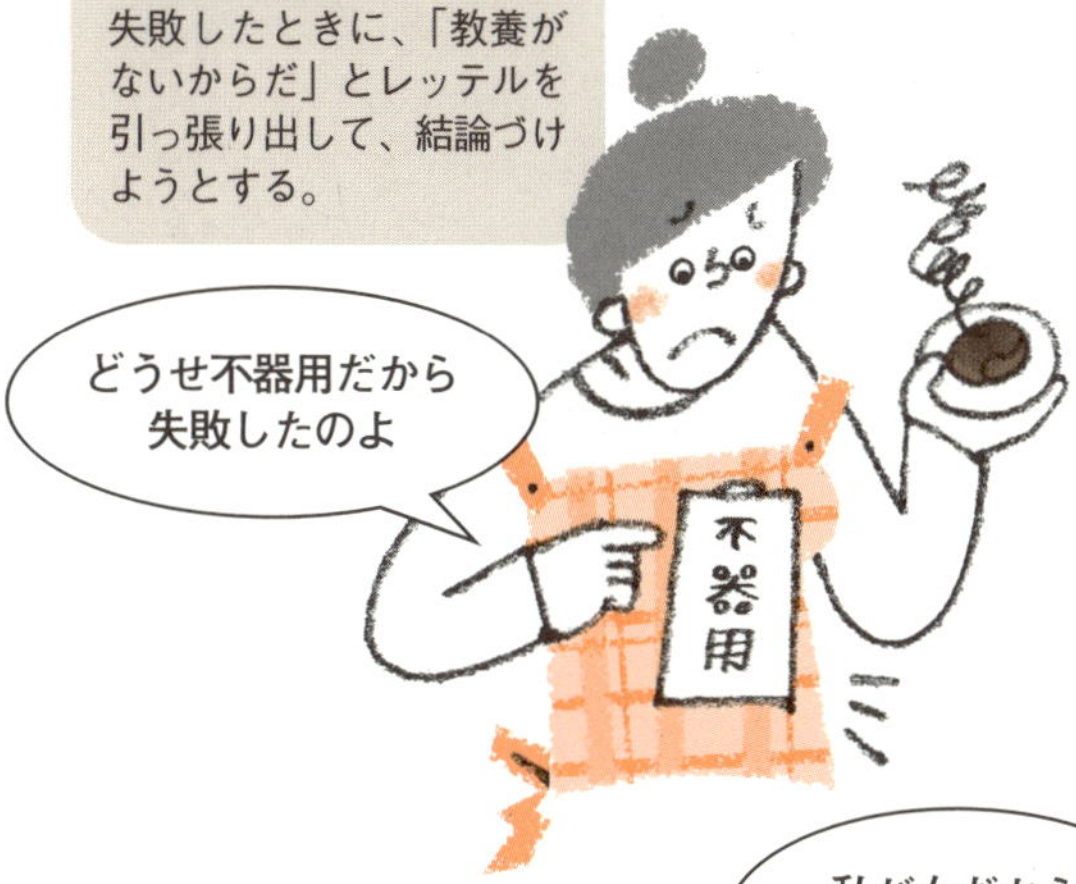
どうせ不器用だから
失敗したのよ
不器用

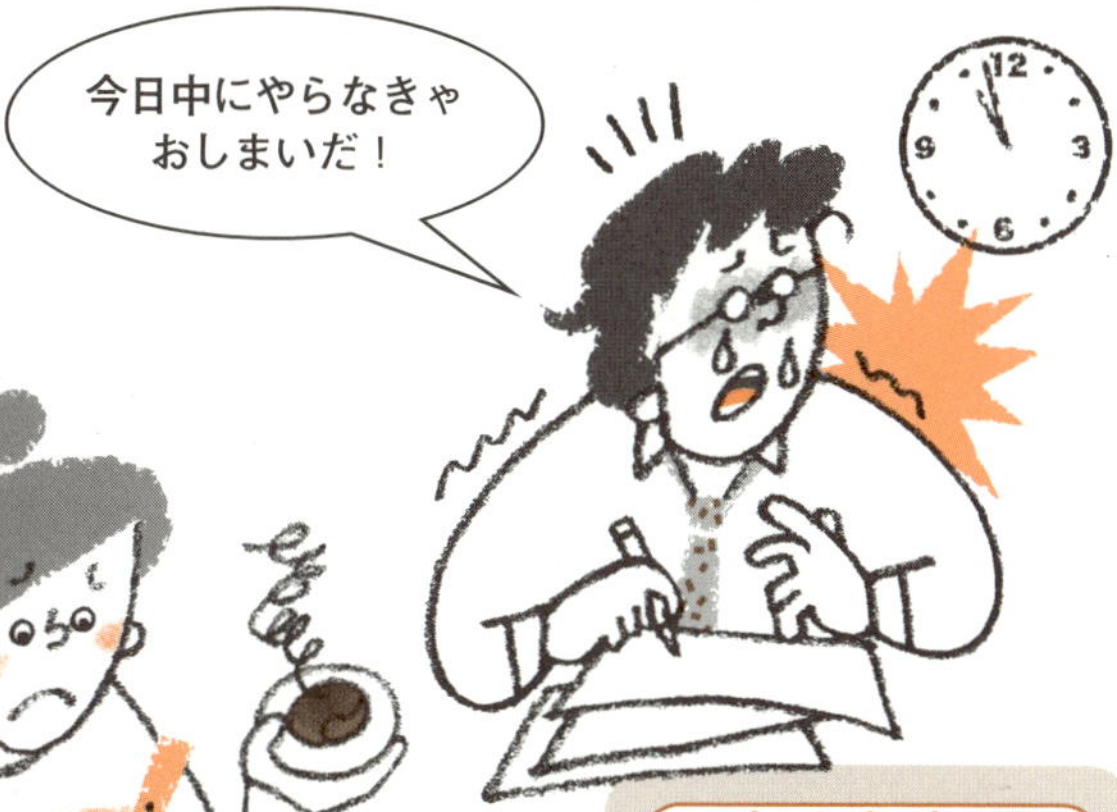
今日中にやらなきゃ
おしまいだ！

すべき表現

ものごとに対して、「絶対にこうあるべき、こうでなければならない」という理想を常に持ち、かたくなに守ろうとする。ゆきすぎると自分にプレッシャーをかけることになる。

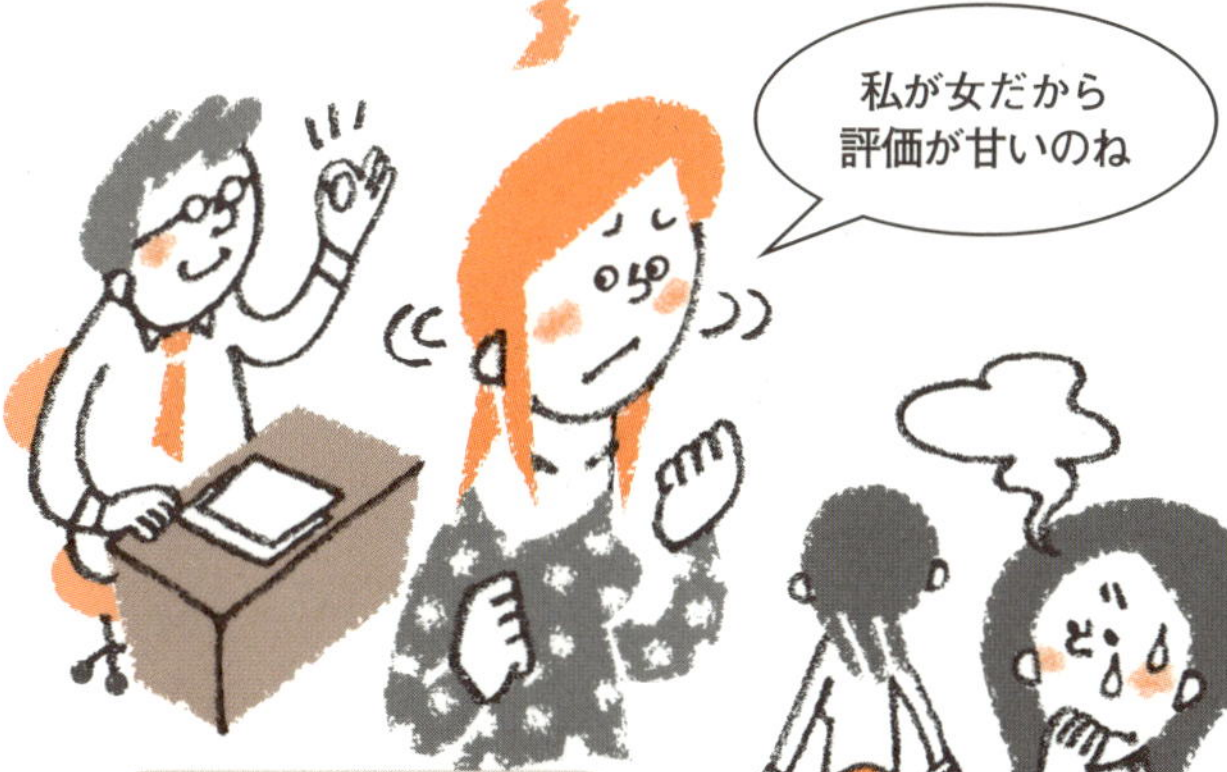
私が女だから
評価が甘いのね

肯定的側面の否認

いいことを否定し、消極的に考える。たとえば仕事でほめられても、「自分が女性だから甘く評価してくれた」「ほかの人ならもっとうまくできるはず」などと考える。

心の読みすぎ

いやなことがあったとき、ほかの可能性を無視し飛躍した結論を出す。たとえば、あいさつをして返事がないと、相手が気づかなかっただけかもしれないのに嫌われていると考えてしまう。

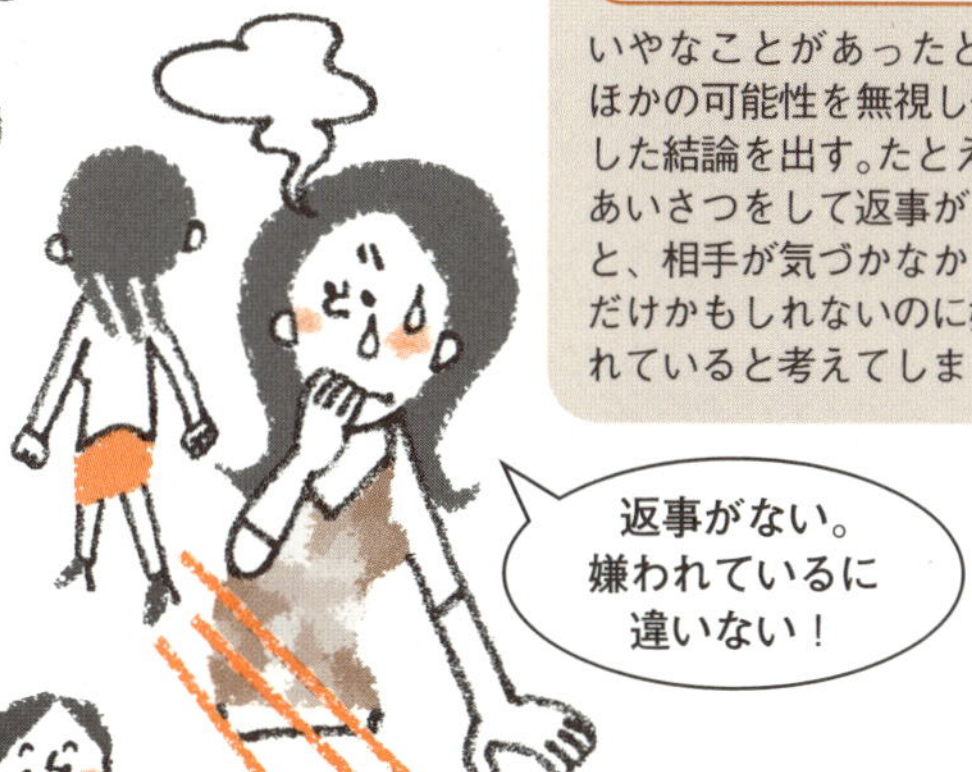
返事がない。
嫌われているに
違いない！

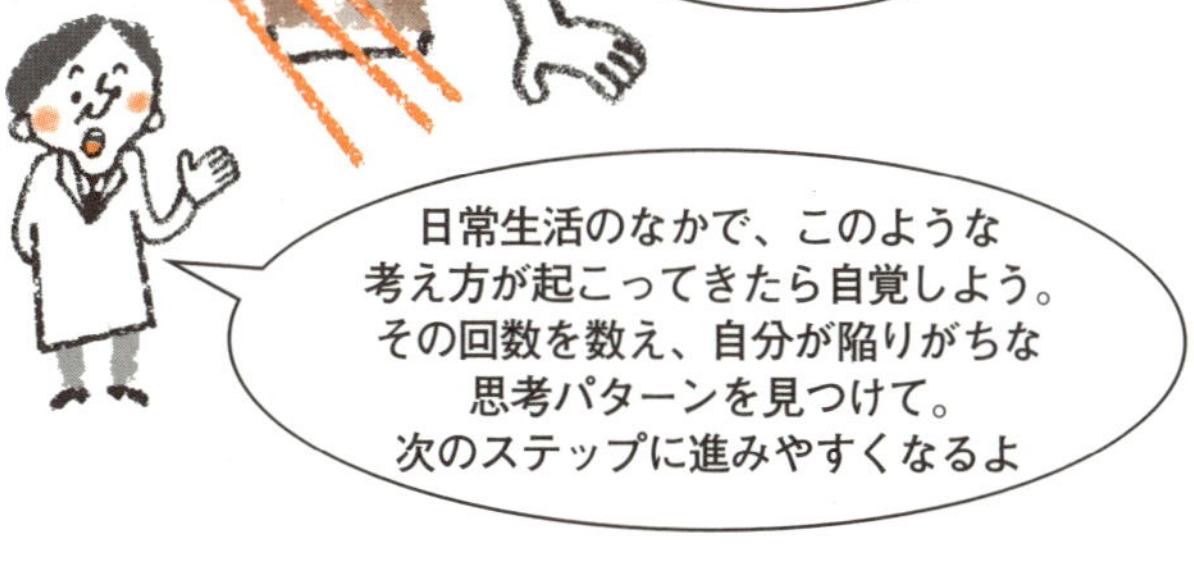
日常生活のなかで、このような
考え方が起こってきたら自覚しよう。
その回数を数え、自分が陥りがちな
思考パターンを見つけて。
次のステップに進みやすくなるよ

STEP 3 ほかの考え方ができないか探ってみよう

(例：自分が企画した商品の売れ行きがよくない企画部員の場合)

状況	考え	うつ的思考パターン	ほかの可能な考え
企画した商品が売れない	自分には企画力がまったくない	肯定的側面の否認	◎前回企画した商品は売れたから、企画力がないとはいえない。
	何をやってもだめな人間だ	心の読みすぎ(結論の飛躍)	企画部よりも、営業部に向いているのかもしれない。
			◎まだ経験が浅いから、こんなときもあるさ。
			企画に甘い部分があったのかも。部長に聞いてみよう。

現在置かれている状況を書く

そのときに起こった考えを書く

起こった考えが、うつ的思考パターンのどれに当てはまるかを書く

理論的に可能なほかの考え方を書き、なかでも合理的と思うものに◎。ほかの考えが思い浮かばなければ、時間をおいて気分が落ち着いてからやってみよう

自分のうつ的思考パターンに気づけるようになったら、次の段階として、それを修正する作業にとりかかります。ほかの考え方がないか、探してみるのです。

まず上の表のように、うつ的思考パターンにはまった自分の考えを書き、論理的に可能なほかの考え方を書き出してみましょう。

次に、いろいろ書き出したほかの考え方のなかから、合理的な考えを選び出してみます。書くことが負担になってしまうようなら、頭の中でこの作業をしてみてもいいでしょう。

即効性は期待できませんが、続けることが大切です。

（やってみよう）

状況	考え	うつ的思考パターン	ほかの可能な考え

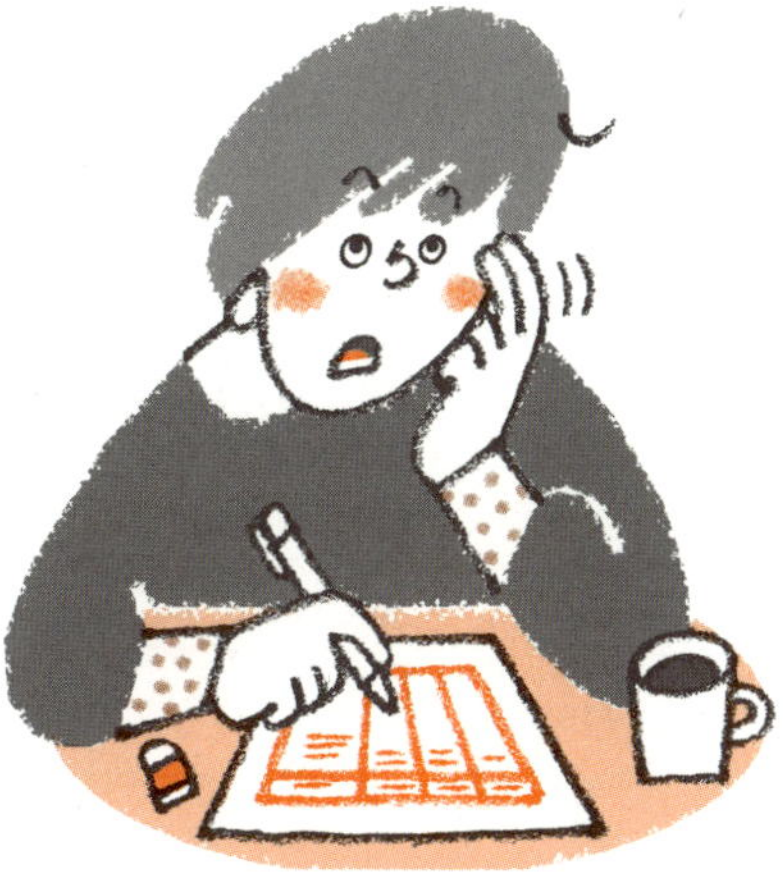

記入するときの注意点

●すべてを書く必要はない

一日に何度もうつ的思考が起こる場合、すべてを記録すること自体がストレスに。とくにひどい落ち込みなど、いくつか選んで練習してみる。

●うつ的思考パターンにもいいところはある

うつ的思考パターンは、正論である場合もある。全否定したり、無理に楽観的に考えようとせず、その考えを受けとめ、冷静にほかの可能性を探る姿勢が大切。

●くり返すことに意味がある

うつ的思考パターンは簡単に修正できない。単純な書き出し作業を重ねることで、少しずつ柔軟な考え方ができるようになると覚えておこう。

その2
再発に早く気づく

再発前にあらわれるサインを覚えておこう

早く気づき、対応することが大切。左のようなサインがあらわれたら要注意。

うつ病は再発しやすい病気です。いったんよくなっても、ストレスがたまってくると、それがきっかけとなって再発してしまうことがあります。

このような再発を防ぐためには、早めに再発の前兆に気づき、休養をとることが大切です。

ストレスがたまってくると、ここにあげたような状態があらわれてきます。うつ病再発の前兆でもあるため、気づいたらストレスのコントロールを心がけましょう。

周りの人も、気をつけて見ていることで、早めの対応が可能になります。

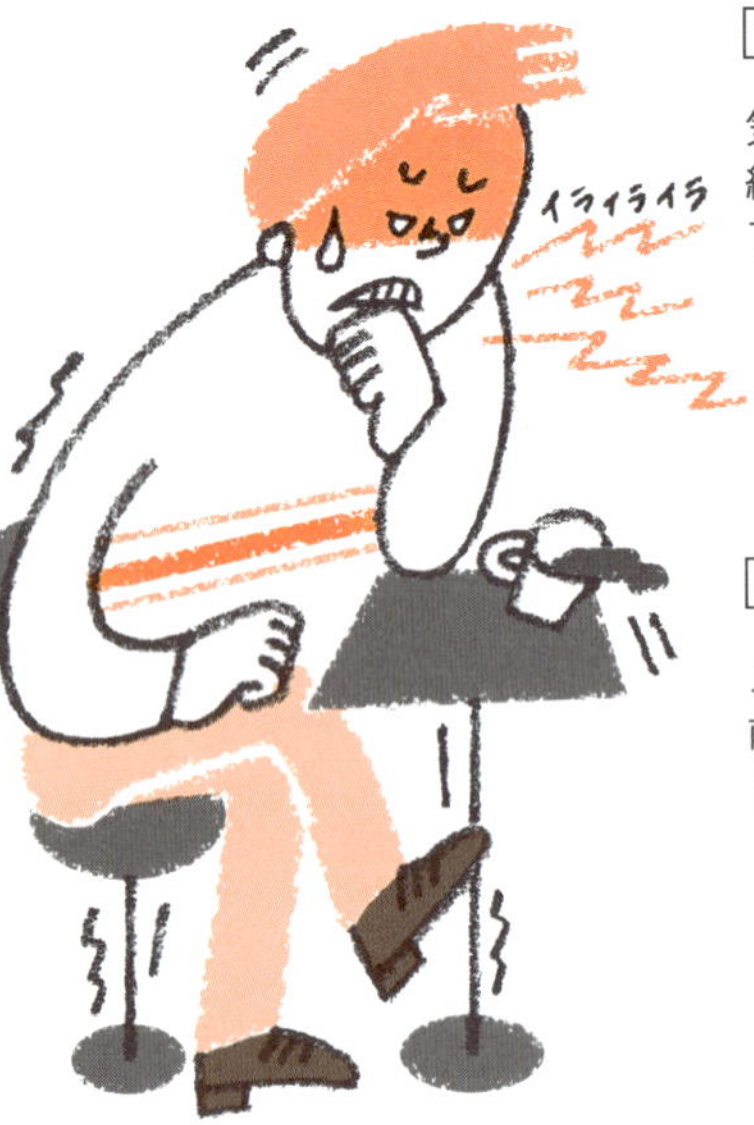

□ **些細なことでイライラする**

気持ちが張りつめていて、些細な言動やいやなことに対して、やけに不愉快に感じる。

□ **以前は楽しかったことが楽しめない**

スポーツや音楽鑑賞など、以前からの趣味が楽しいと感じられなくなる。

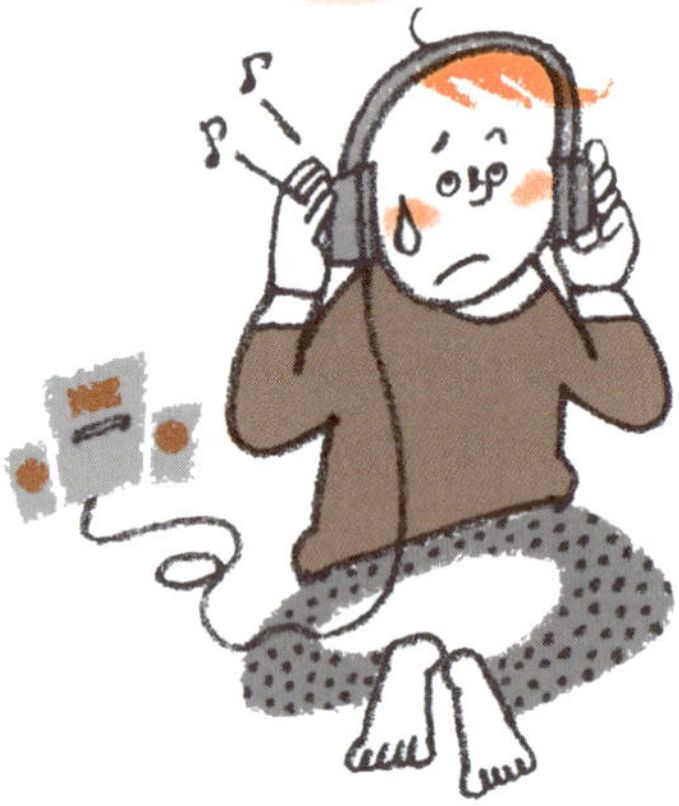

□ **食欲がわかない**

お腹が空かず、食事が面倒と感じるように。たとえ好物でも、食べたいと思えなくなる。

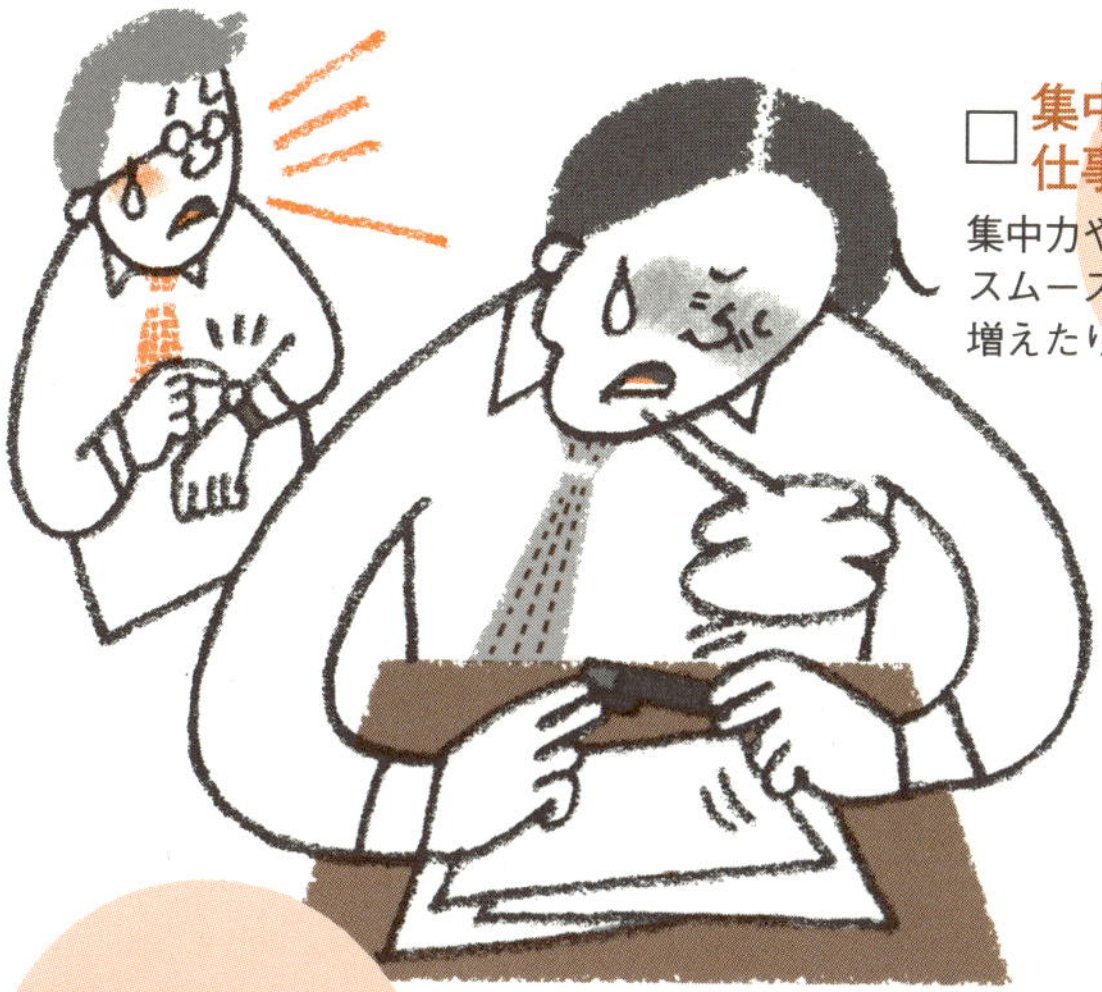

□ **集中力がなくなり、仕事などのペースが落ちた**

集中力や注意力が散漫になり、仕事がスムーズに進まなくなったり、ミスが増えたりする。

□ **何をするのも面倒に感じる**

気力がわかず、入浴や身だしなみを整えるなどの生活習慣ですら、おっくうに感じる。

□ **性欲がなくなった**

性行為への意欲がわかなくなる。面倒に感じられる。

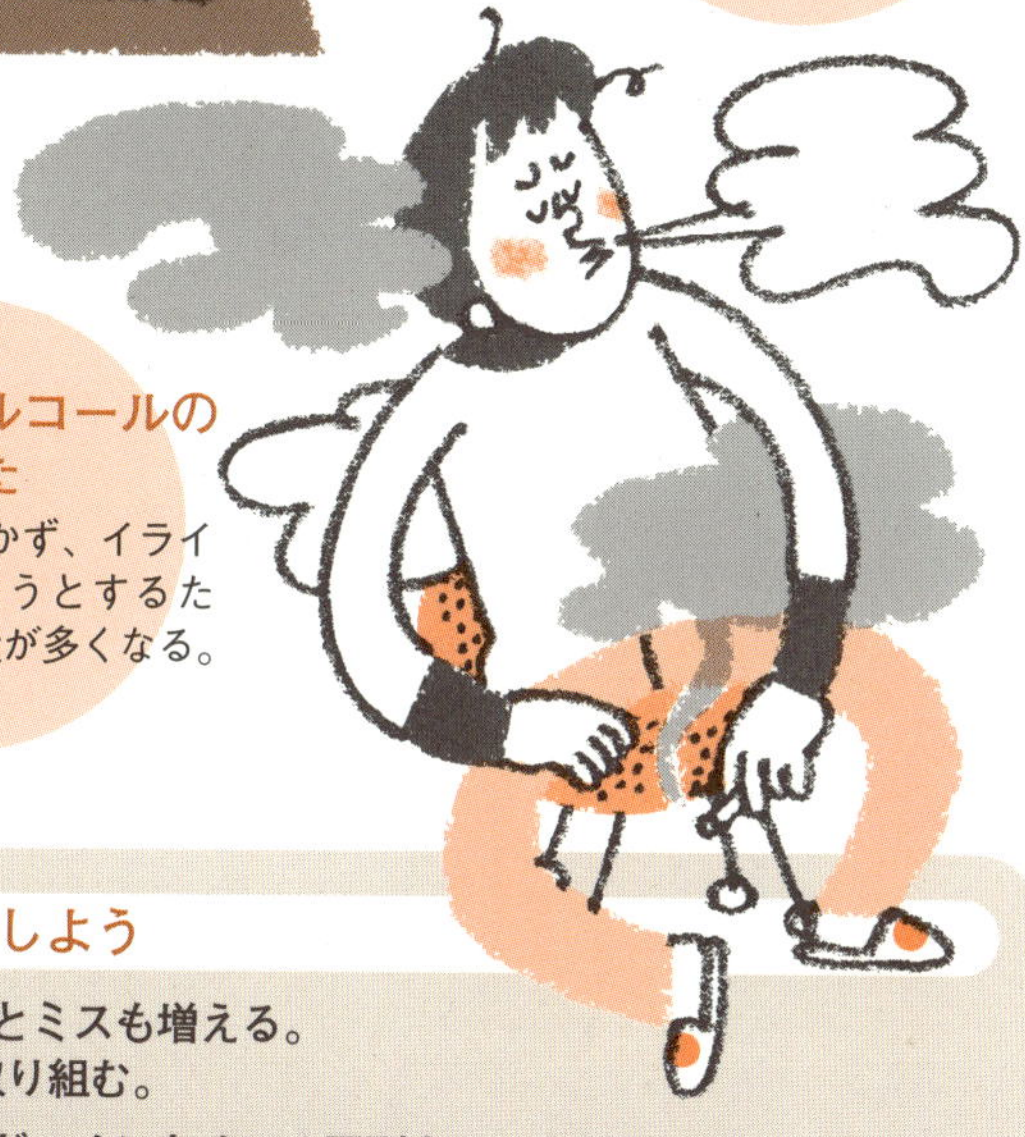

□ **喫煙、アルコールの量が増えた**

気持ちが落ち着かず、イライラを紛らわせようとするため、喫煙や飲酒量が多くなる。

ストレスをためない工夫をしよう

- 時間的、精神的に追い込まれるとミスも増える。あせりを感じるときこそ丁寧に取り組む。
- 休日はなるべく仕事を忘れるなど、オンとオフの区別をはっきりつける。
- 身だしなみを整える、しっかり食事をとるなど、身の回りのことをきちんとこなすことで、心にゆとりができる。
- いきなり大きな問題を解決するのは難しい。できることから手をつける。
- 手に負えないときは助けを求めよう。早ければ簡単に収拾がつく。
- 仕事でも趣味でも、熱心に打ち込もうとすると自分自身に負担をかけることに。適当なところで一息入れる習慣をつける。

その3
活動的に過ごす

体を動かすことで心のはたらきも活発になる

「運動しよう」と意気込まない。気分のいいときに少しずつ活動量を増やしていく。

まずは家の中で好きなことをやってみる

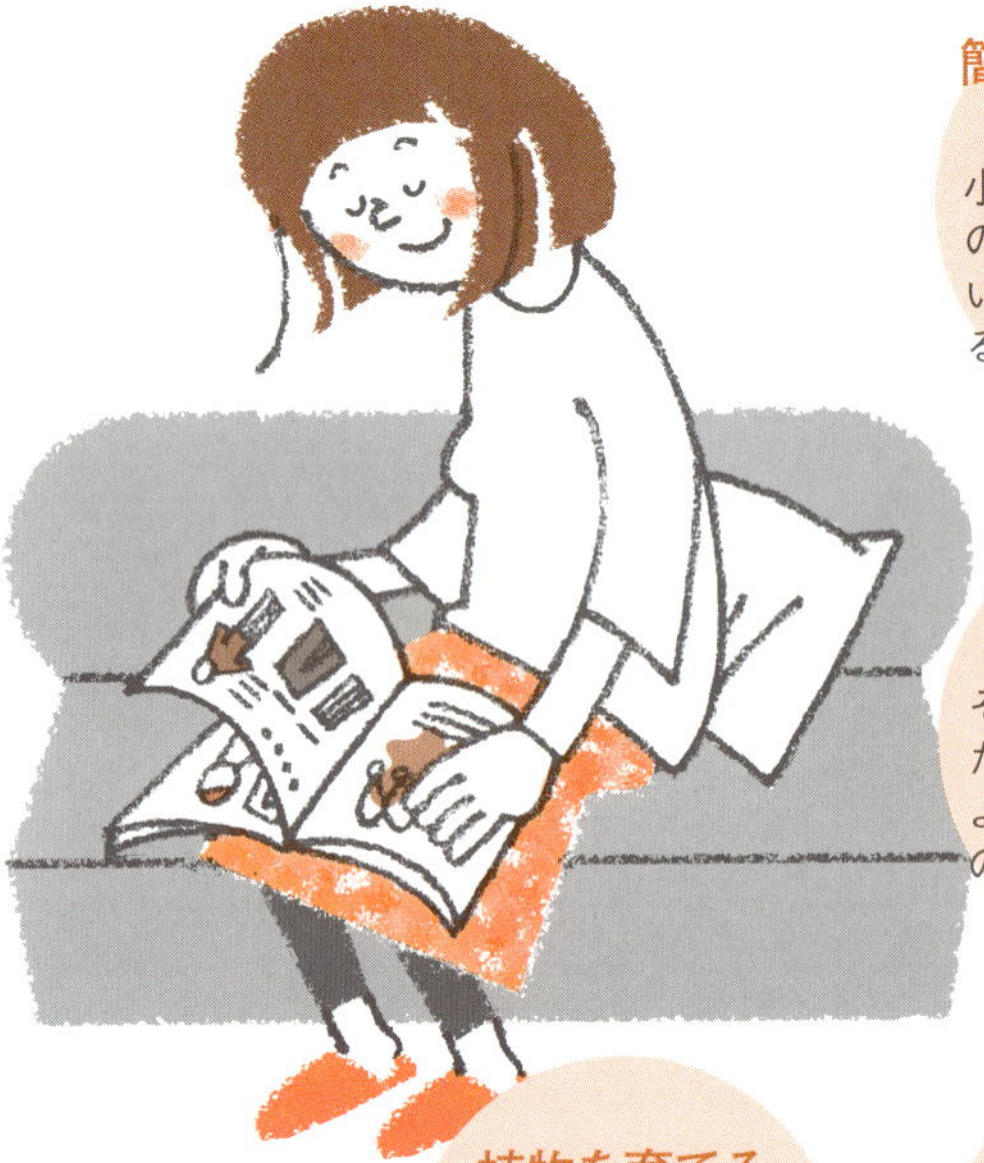

簡単な読みものをながめる
小説や漫画など、活字の多いものは疲れやすい。雑誌や絵本を眺めることから始める。

音楽をかける
そのときの気分に合った曲を選んでかけてみよう。自分で演奏するのもおすすめ。

植物を育てる
水やり程度の簡単な世話でいいものを育てる。室内に花を飾ったり活けたりしてもいい。

料理をする
最初は簡単なものがいい。義務のように考えないで、作ってみたいと思うものを作ろう。

うつ状態が重い急性期には、活動的なことはできません。しかし、症状が回復してきて気分もよくなってきたら、積極的に体を動かしてみましょう。心身の調子がよくなりますし、生活のリズムを取り戻すきっかけにもなります。

外出して活動的に過ごすのが心配なら、まずは家の中で、自分の好きなことを始めます。布団から出て、雑誌をながめたり、音楽を聴いたりすることから始め、可能なら、料理やそうじなどをやってみます。それだけでも活動量は増えるもの。楽しめることから始めましょう。

気分のいいときは外出してみよう

温泉などの小旅行に

ゆっくり温泉につかると、心身ともにリラックスできる。1泊2日程度の小旅行がいい。

ドライブで少し遠出してみる

運転が好きな人におすすめ。疲れても平気なように、遠出をするときは誰かと一緒に。

ショッピングに出かける

街を歩き回ったり商品を選んだりするのは、意外に運動になる。疲れない程度にして。

近所を散歩する

電車や車での移動がつらい場合は散歩がいい。人が多すぎない公園などへ行こう。

好きなスポーツをする

ウォーキングやジョギングなど、疲れが残らないような軽めの運動がおすすめ。

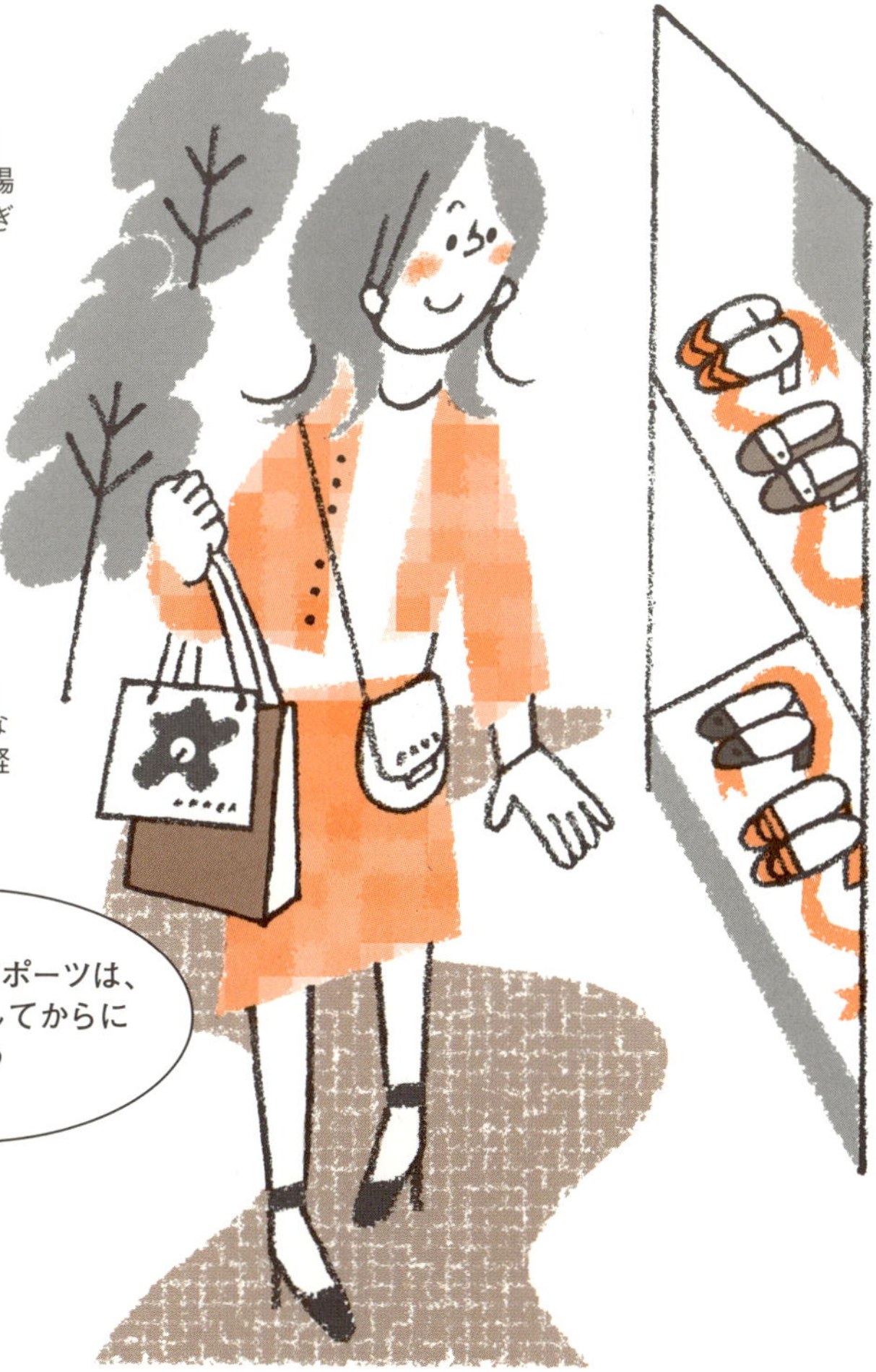

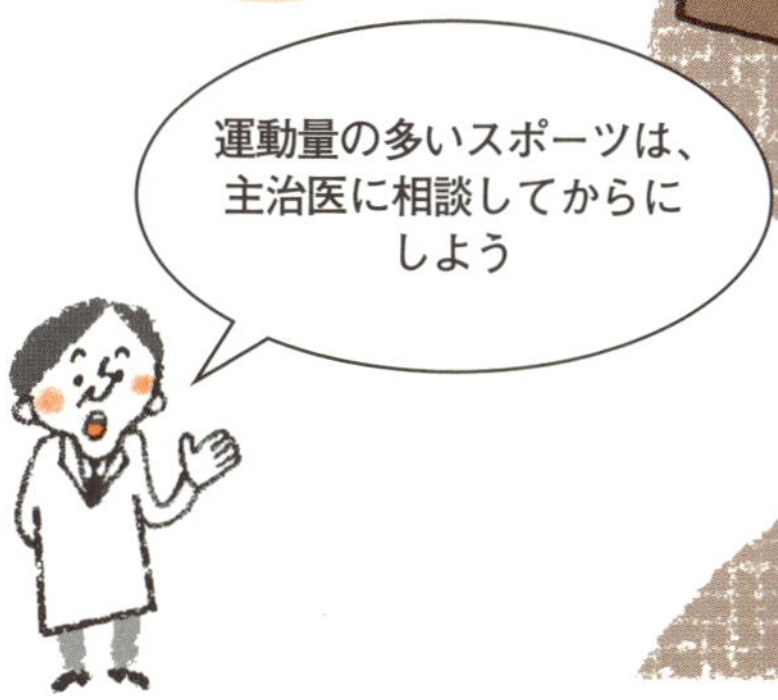
運動量の多いスポーツは、主治医に相談してからにしよう

その4

リラックス方法を見つける

自分に合った方法で心を軽くしよう

日常生活のなかでストレスをためないよう、自分なりの解消法を見つけておこう。

今すぐリラックス！　腹式呼吸に挑戦

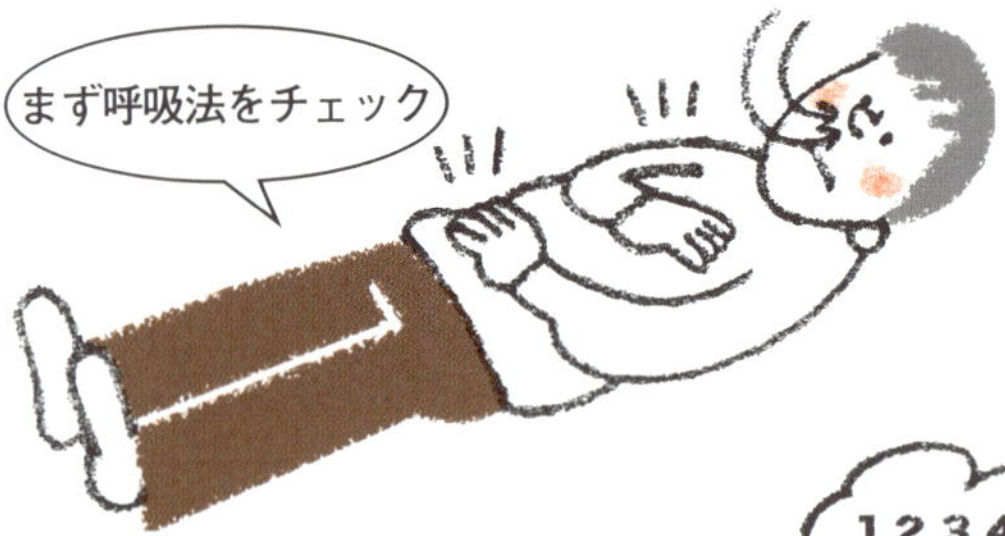

まず呼吸法をチェック

❶仰向けに寝て、右手を胸に、左手をお腹にのせる。
❷鼻からゆっくり息を吸う（左手より右手が高くなったら腹式呼吸をしていないということ）。

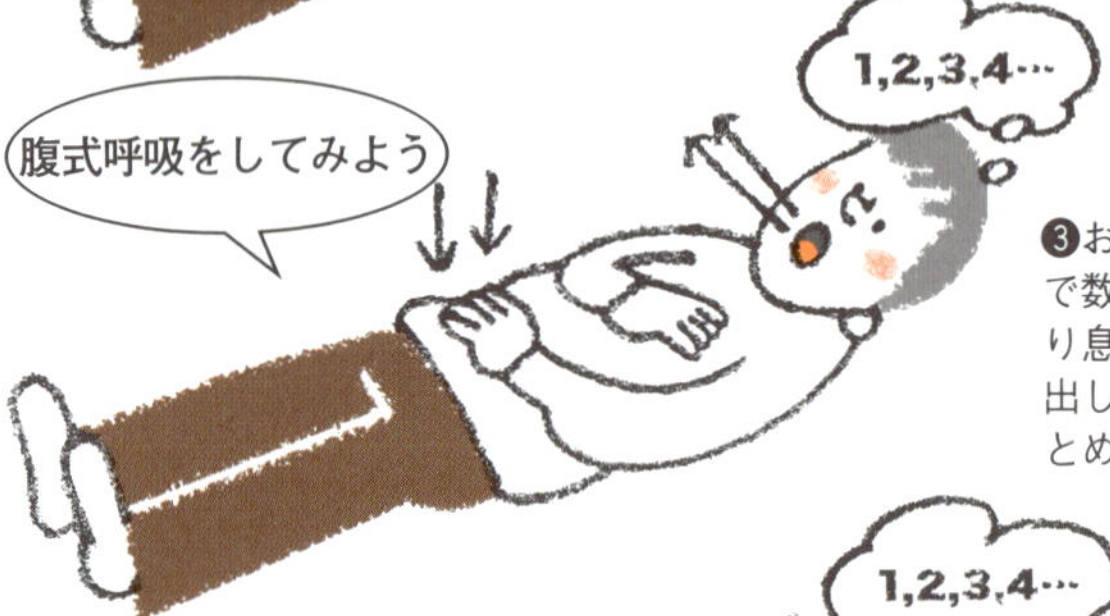

1,2,3,4…
腹式呼吸をしてみよう

❸お腹をおさえ、心の中で数を数えながらゆっくり息を吐く。完全に吐き出したら、しばらく息をとめる。

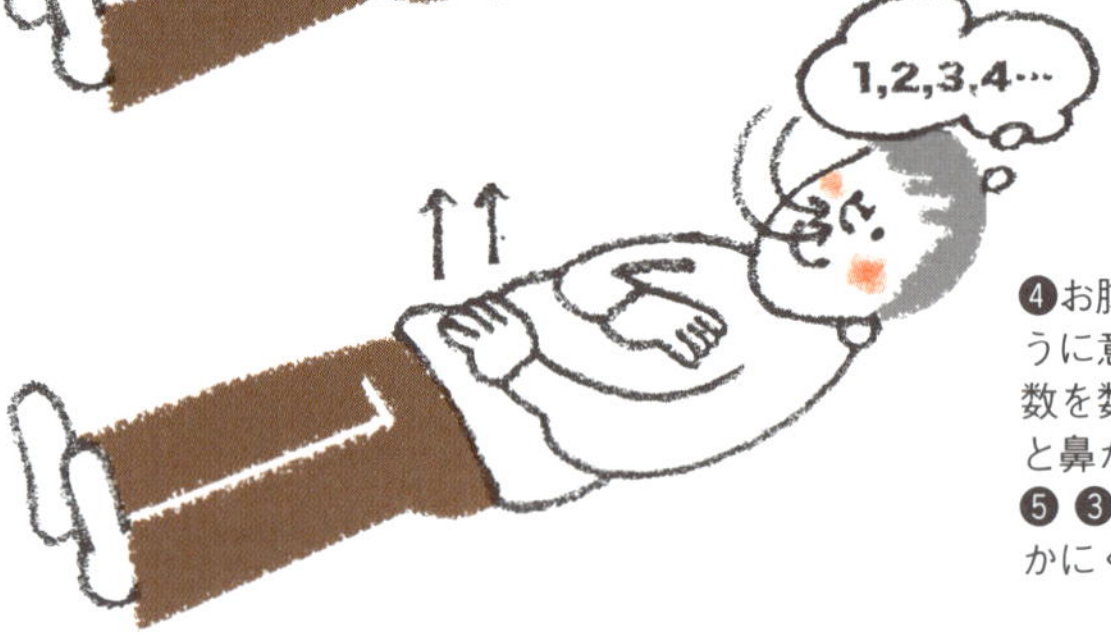

❹お腹をふくらませるように意識して、心の中で数を数えながらゆっくりと鼻から息を吸う。
❺ ❸と❹を5～10分静かにくり返す。

自分なりのリラックス方法を持っていると、ストレスをコントロールしやすくなります。もっとも手軽にできて効果的なのが腹式呼吸です。

うまくできない人は、上の図のようにあお向けに寝て、お腹に手を当てながらやってみましょう。コツさえつかんでしまえば、座った姿勢でも、立った姿勢でも、腹式呼吸ができるようになります。

リラックス方法は、ほかにもいろいろあります。自分が楽に取り組めるものを見つけて、日頃から心身の緊張をとり除いておきましょう。

さまざまなリラックス方法がある

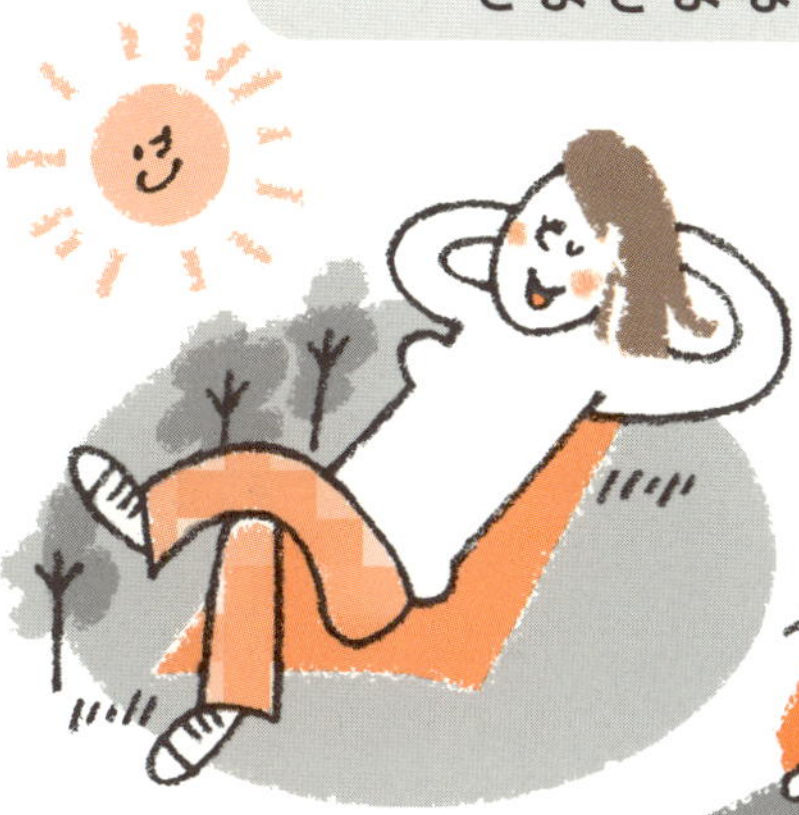

日光浴をする

太陽光は、気分を安定させるはたらきを持っている。ただし浴びすぎは禁物。

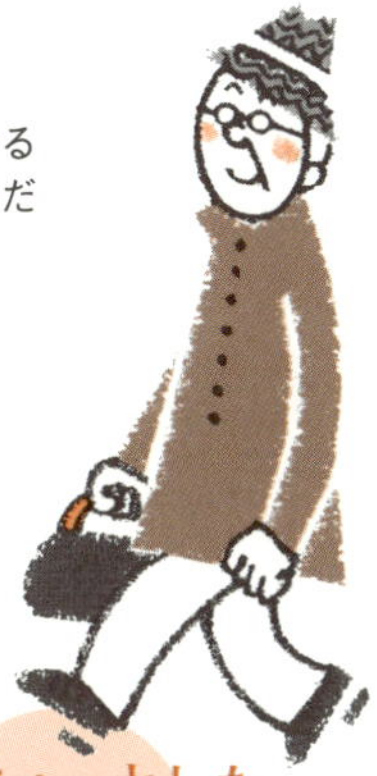

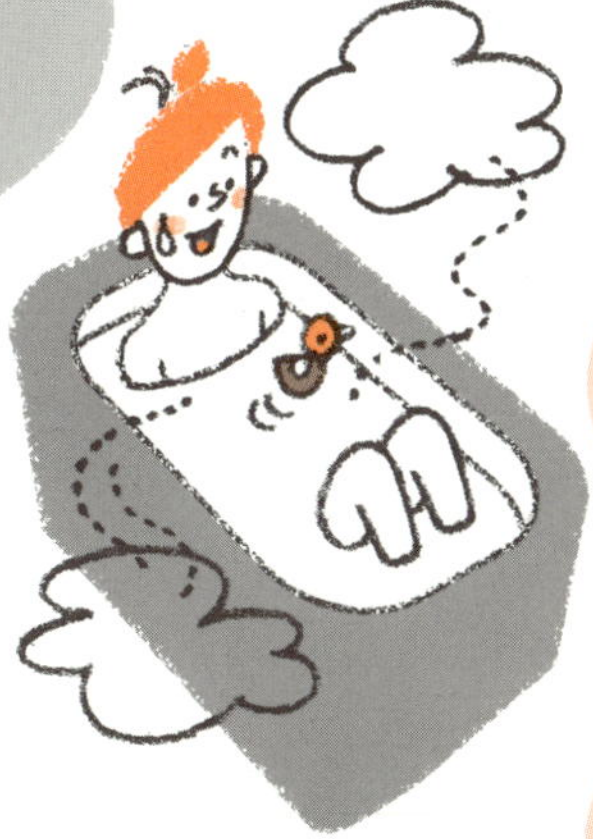

ぬるめのお湯でゆっくり入浴

38～40度ほどのぬるめのお湯にゆっくりつかる。緊張がほぐれて気分が落ち着く。

ちょっとした旅行をする

普段の生活と環境が変わると、いい気分転換になる。長旅は疲れるため、無理しない程度に。

気の合う人とおしゃべりを楽しむ

グチや悩みはため込まないように。たまに友人に聞いてもらったり聞いてあげたりすると、気持ちが軽くなり、ストレスを発散できる。

趣味の時間を作る

ガーデニングや絵画、陶芸など、自分が楽しく取り組めて、熱中できるような趣味を見つけよう。

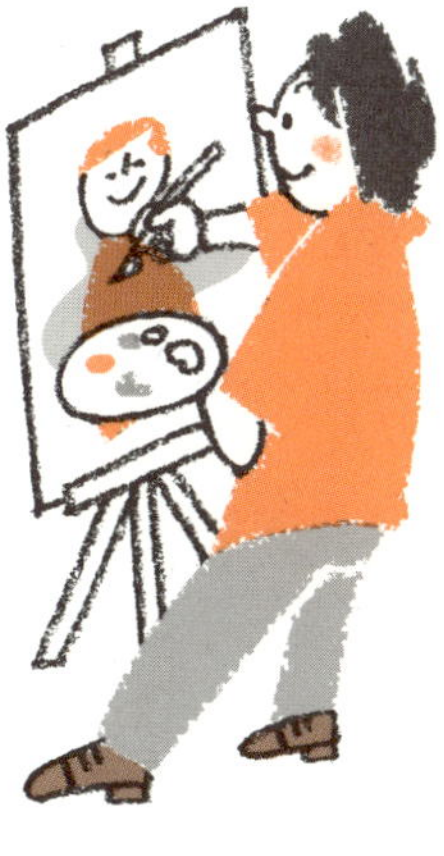

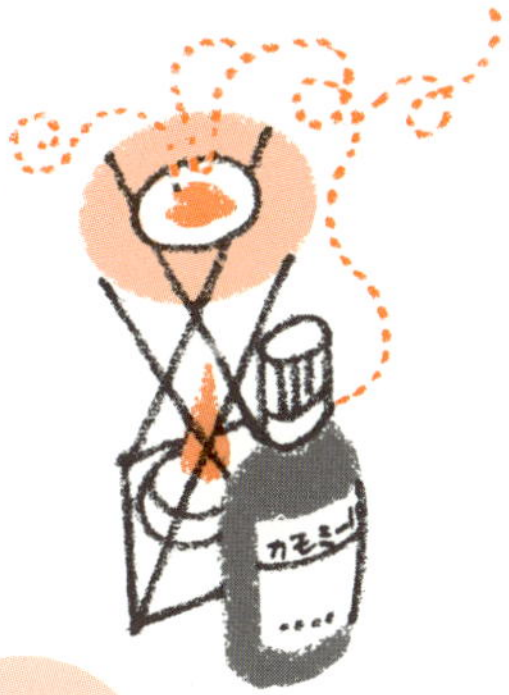

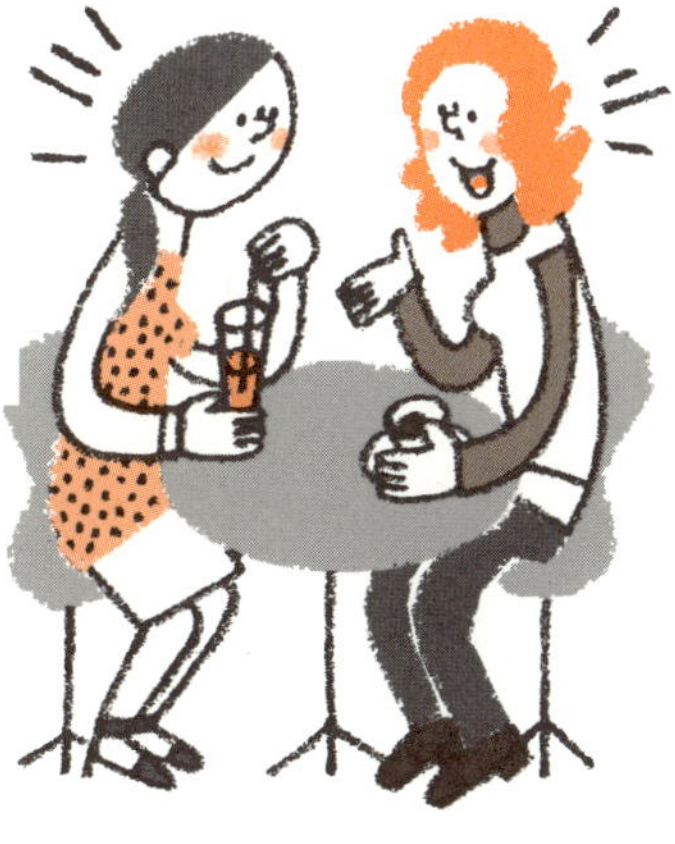

アロマテラピーをする

ハーブから抽出するオイルを使ったリラックス方法。気持ちを落ち着かせるカモミールやラベンダーがおすすめ。

その5
睡眠をしっかりとる

快眠で正しい生活リズムを取り戻そう

心身ともに健康を保つためには、就寝と起床の時間を安定させることが大切。

快眠をもたらす9つのポイント

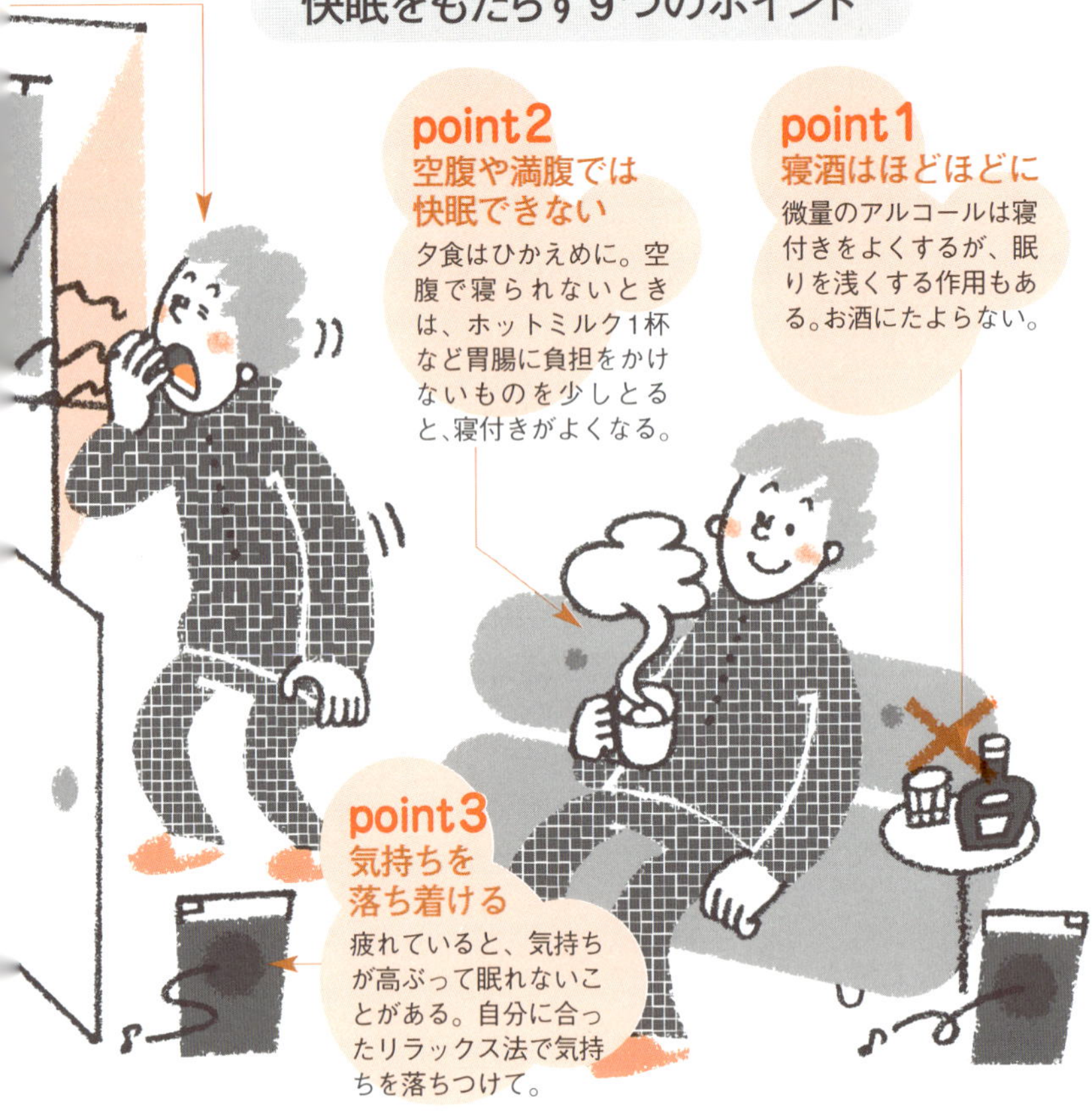
point1
寝酒はほどほどに
微量のアルコールは寝付きをよくするが、眠りを浅くする作用もある。お酒にたよらない。
point2
空腹や満腹では快眠できない
夕食はひかえめに。空腹で寝られないときは、ホットミルク1杯など胃腸に負担をかけないものを少しとると、寝付きがよくなる。
point3
気持ちを落ち着ける
疲れていると、気持ちが高ぶって眠れないことがある。自分に合ったリラックス法で気持ちを落ちつけて。

うつ病の人は、不眠などの睡眠障害があらわれやすく、睡眠が乱れがちになります。それが原因になって、昼夜が逆転するなど、生活のリズムが狂ってしまうことがよく起こります。生活のリズムをくずさないためにも、快眠できるように工夫してみましょう。ポイントは、ここにあげた9つです。

朝起きたときに明るい光を浴びるのもおすすめ。光の刺激が、体内時計を正常に動かすのに役立ちます。決まった時刻に起きたらすぐにカーテンを開け、朝日で部屋を明るくすると、生活のリズムが整います。

それでも眠れないときは

どうしても眠れなければ、睡眠薬を使うのもひとつの方法。ただ、しばらく睡眠薬を使っていなかった場合、服薬を再開すると副作用が出ることがある。前に処方された睡眠薬を勝手に服薬せず、主治医に相談を。

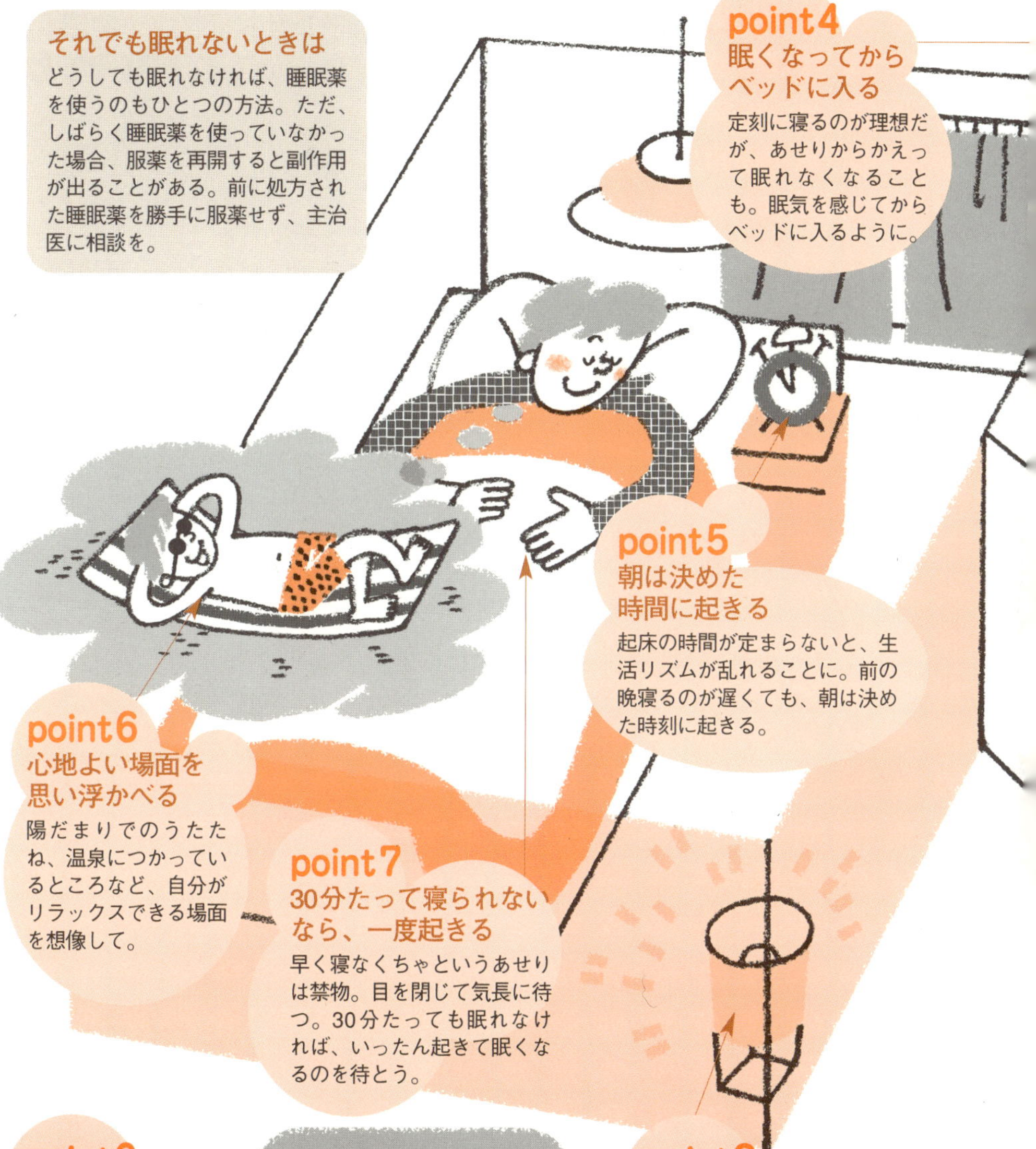

point4 眠くなってからベッドに入る

定刻に寝るのが理想だが、あせりからかえって眠れなくなることも。眠気を感じてからベッドに入るように。

point5 朝は決めた時間に起きる

起床の時間が定まらないと、生活リズムが乱れることに。前の晩寝るのが遅くても、朝は決めた時刻に起きる。

point6 心地よい場面を思い浮かべる

陽だまりでのうたたね、温泉につかっているところなど、自分がリラックスできる場面を想像して。

point7 30分たって寝られないなら、一度起きる

早く寝なくちゃというあせりは禁物。目を閉じて気長に待つ。30分たっても眠れなければ、いったん起きて眠くなるのを待とう。

point8 照明は好みで調節する

どの程度の明るさで安眠できるかは、人により異なる。真っ暗にすると眠れないという人は、リビングの10分の1ほどの明るさがおすすめ。

point9 昼寝は30分以内にする

長時間の昼寝や夕方の昼寝は、夜の睡眠を妨げる。午後3時より前、30分以内に。

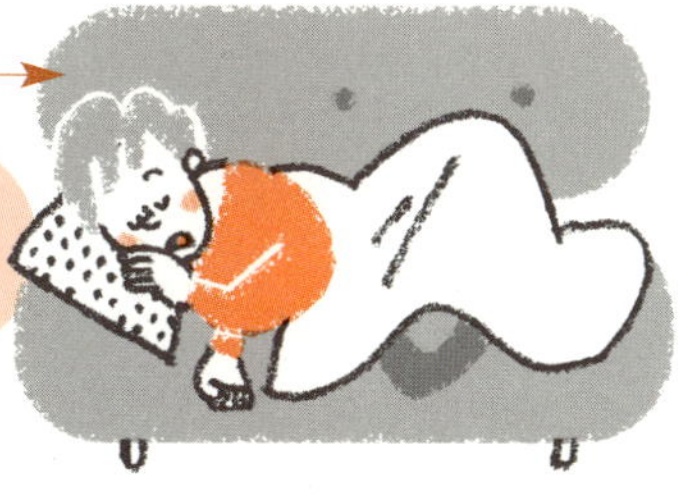

その6
食事に気をつける

心身の健康にはバランスのよい食事が欠かせない

もっとも大切なのは朝食。体の活動を助け、精神を安定させるはたらきがある。

うつ病の症状のひとつに、食欲の低下があります。イライラや不安があって神経が高ぶっていると、交感神経が活発になり、胃や腸の活動が抑えられてしまうからです。

しかし、食事は生活の基本ですし、食べなければ必要な栄養をとることができません。本当に具合が悪いときには無理に食べなくてもいいですが、そうでなければ食べる工夫をしてみましょう。

胃や腸のはたらきをよくするには、ゆったりした気分で食べることが大切。家族となごやかな雰囲気で食事するといいでしょう。

注意したい食べ物、飲み物

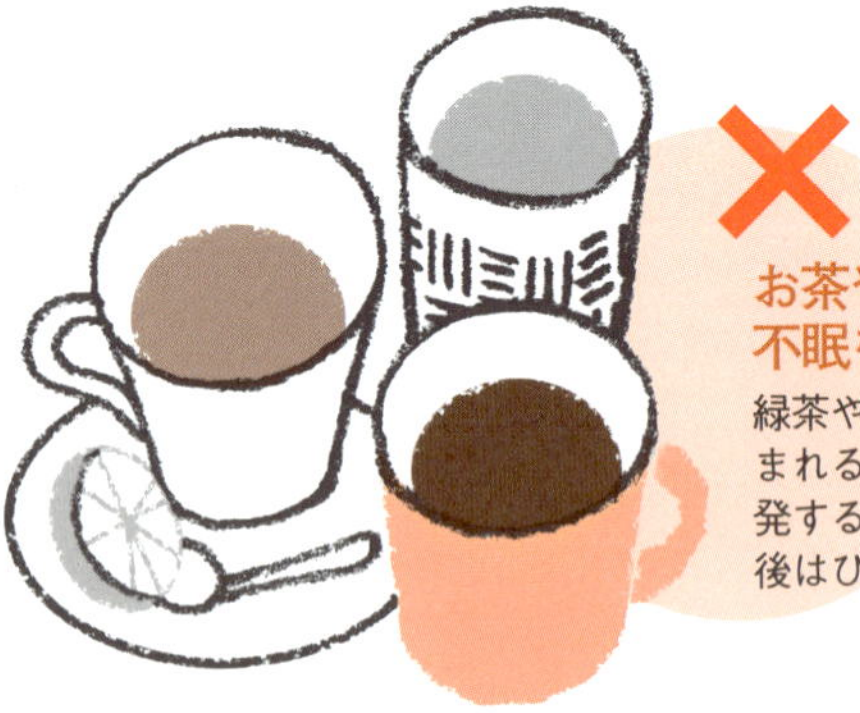

お茶やコーヒーは不眠を招くことも

緑茶や紅茶、コーヒーなどに含まれるカフェインは、不眠を誘発する場合がある。とくに夕食後はひかえたほうが安心。

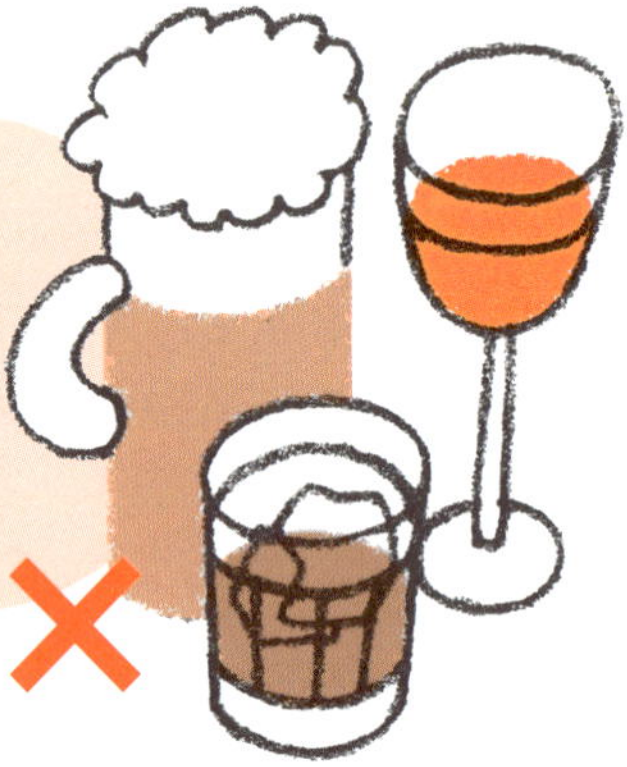

うつ病患者に多いアルコール依存症に注意

抗うつ薬のはたらきに影響を与えるほか、気分が明るくなったり不眠が治るように感じることから、アルコール依存症になることも。自分で飲む量を調節できなければ、断酒が望ましい。

食べたくないときはこんな工夫を

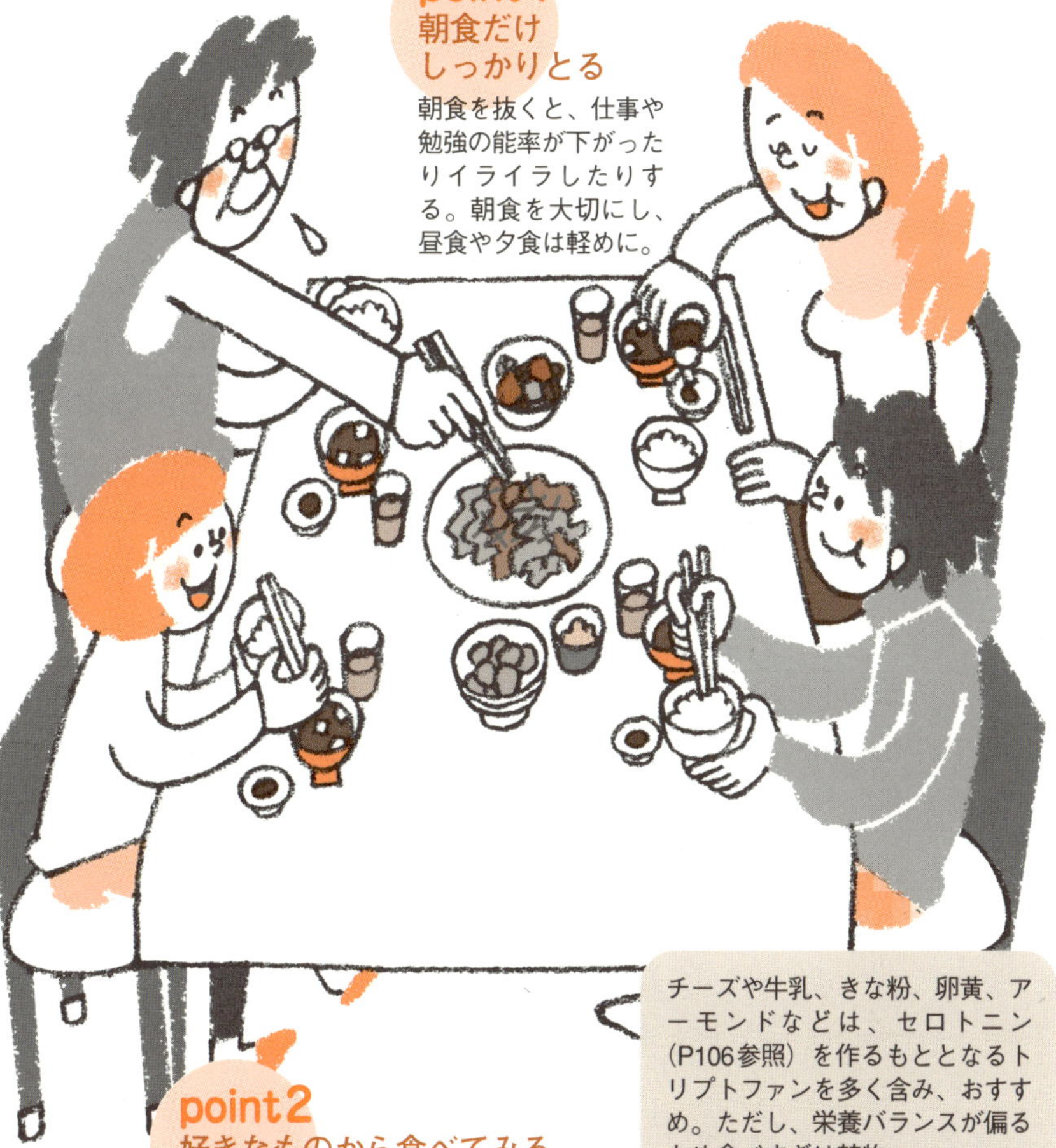

point1 朝食だけしっかりとる

朝食を抜くと、仕事や勉強の能率が下がったりイライラしたりする。朝食を大切にし、昼食や夕食は軽めに。

チーズや牛乳、きな粉、卵黄、アーモンドなどは、セロトニン（P106参照）を作るもととなるトリプトファンを多く含み、おすすめ。ただし、栄養バランスが偏るため食べすぎは禁物。

point2 好きなものから食べてみる

無理に食べようとすると拒否反応が起こることも。好きなもの（お菓子などは除く）から少しずつ食べてみよう。

point3 メニューや盛りつけを変えてみる

好きな食材を使ったり、好きな味付けの献立にする。小皿に少しずつ盛りつけると、食べやすく感じることも。

point4 ゆっくりみんなで食事を楽しむ

ひとりで食べずにみんなで話をしながらゆっくり食事を楽しむようにする。よく噛むようになり消化もよくなる。

その7
対人関係を上手に築く

コミュニケーション上手になろう

人間関係をこじらせてストレスをためないよう、人付き合いのコツを覚えよう。

改めたい！　こんな態度、こんな言葉

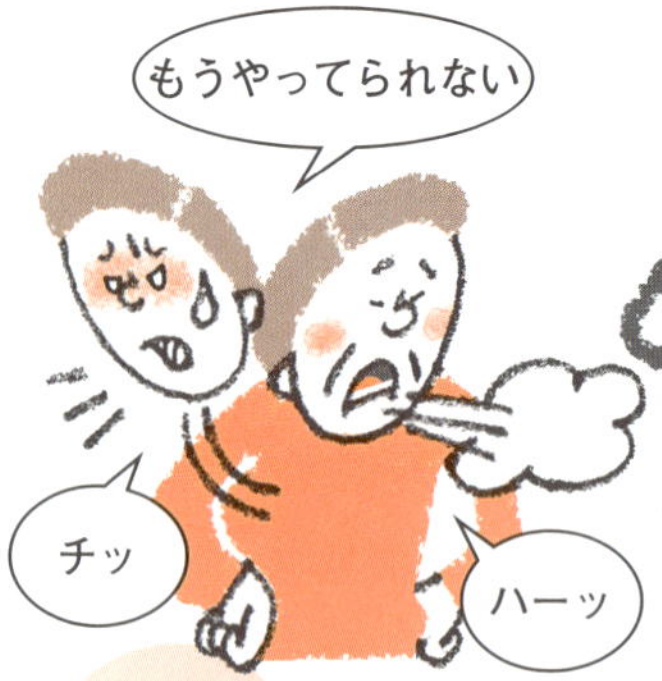
もうやってられない
チッ
ハーッ

→態度ではなく言葉で表現

ため息や舌打ちではなく、自分の気持ちはきちんと言葉にしてあらわすようにする。

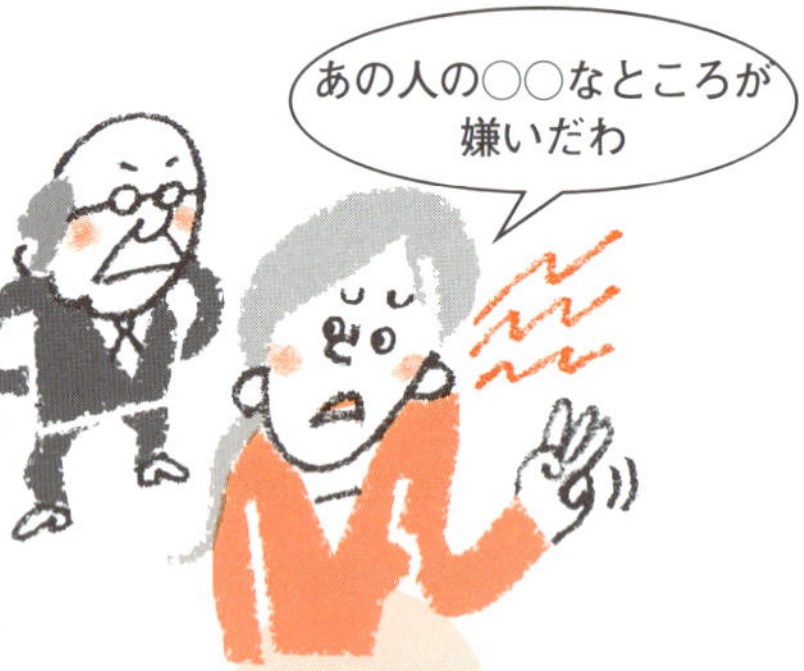
あの人の○○なところが
嫌いだわ

→短所ではなく長所に目を向けて

短所に気をとられると、否定的な感情が強まる。長所を見つけるよう心がけて。

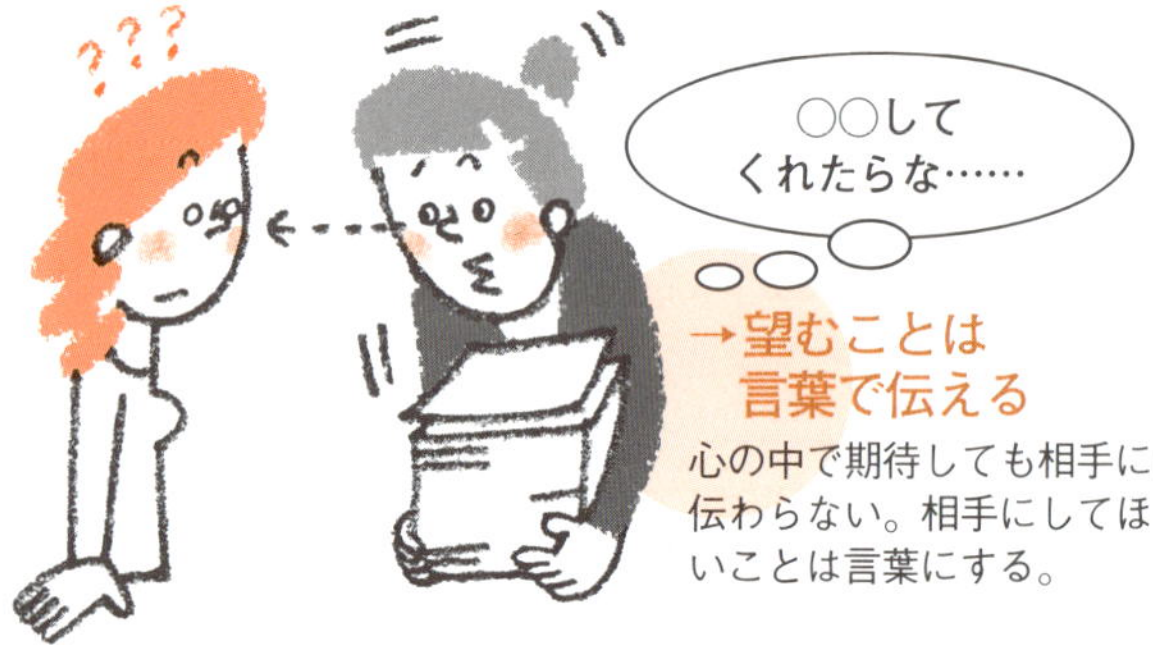
？？？
○○して
くれたらな……

→望むことは言葉で伝える

心の中で期待しても相手には伝わらない。相手にしてほしいことは言葉にする。

うつ病の再発を防ぐためには、人間関係でストレスをためない方法を身につけておきましょう。人間関係がうまくいかないストレスから、うつ状態に陥ることがよくあるからです。

家庭では夫婦や親子の関係、職場では上司や同僚、部下との関係、そのほか隣人、親戚、友人との関係もあります。人間関係のストレス軽減に必要なのは、上手にコミュニケーションをとる技術を身につけておくことです。コミュニケーション上手になれば、調子が悪くなったとき、助けを求めるのにも役立ちます。

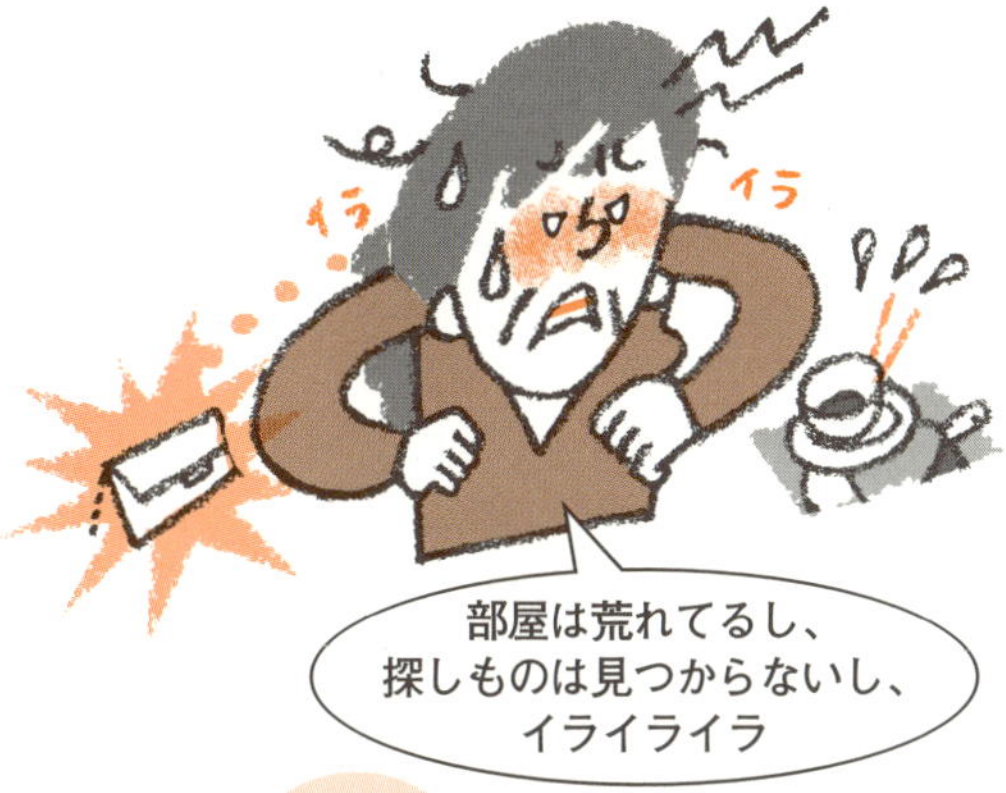
イラ
イラ
部屋は荒れてるし、
探しものは見つからないし、
イライライラ

**→いつも機嫌よく過ごせるよう
調子を整える**

気持ちよく人と接するために、日頃から環境や体調を整え、気持ちを安定させておく。

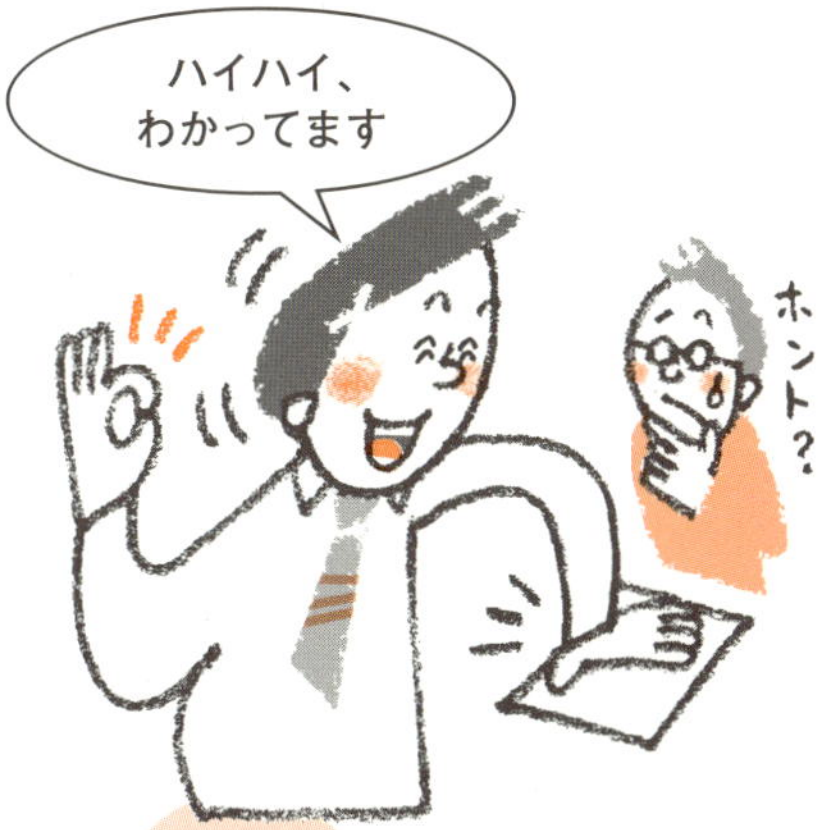
ハイハイ、
わかってます
ホント？

**→相手の言いたいことを
勝手に解釈しない**

勝手な解釈は、すれ違いや誤解のもと。相手の発言を正確に理解しようとつとめて。

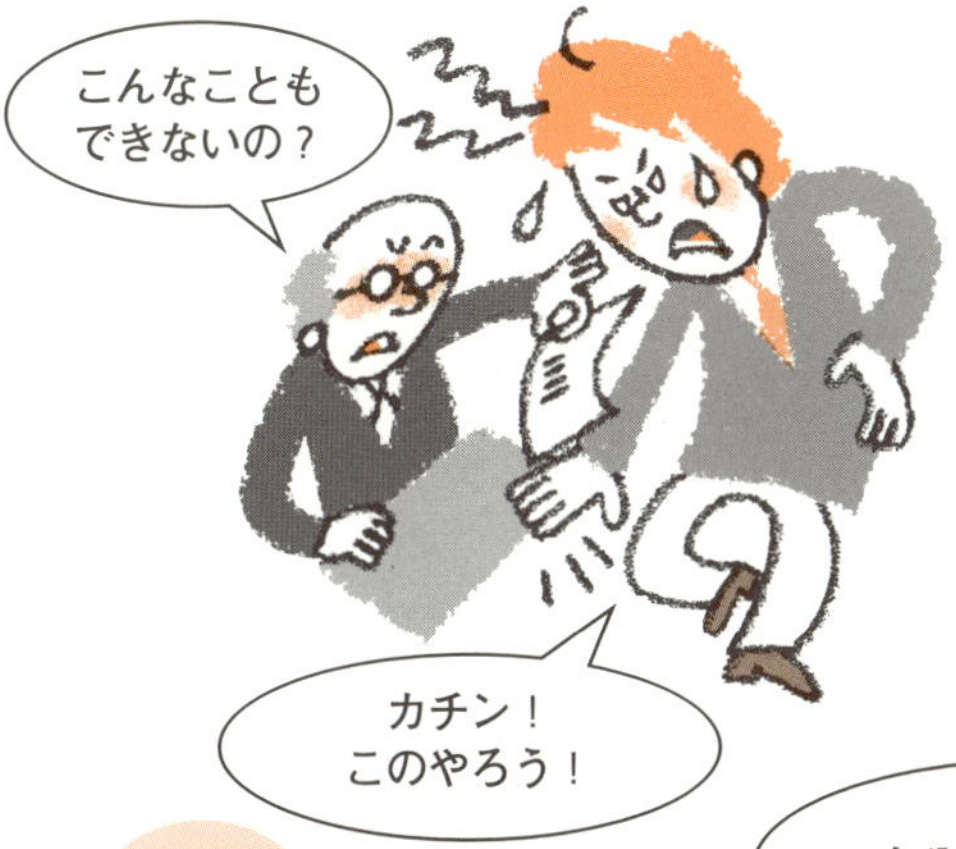
こんなことも
できないの？
カチン！
このやろう！

**→攻撃的な言動は
冷静に受け流す**

攻撃的なことを言われたりされたりしても、いちいち気にかけずマイペースを保とう。

**→不確かなことは
聞き直す**

わからないことをそのままにし、適当に行動しない。きちんと確認をとるようにしよう。

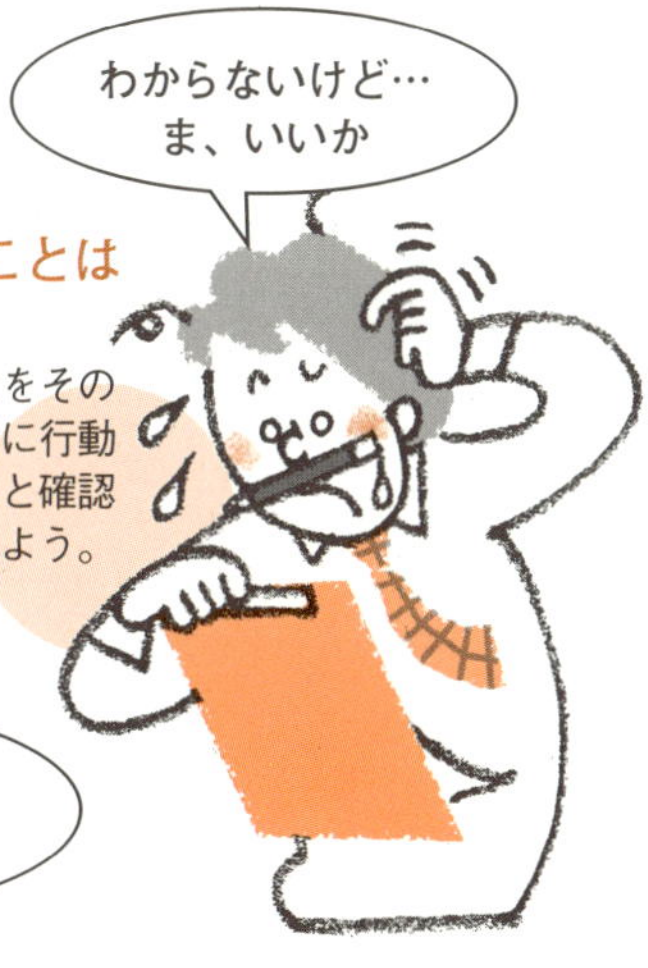
わからないけど…
ま、いいか

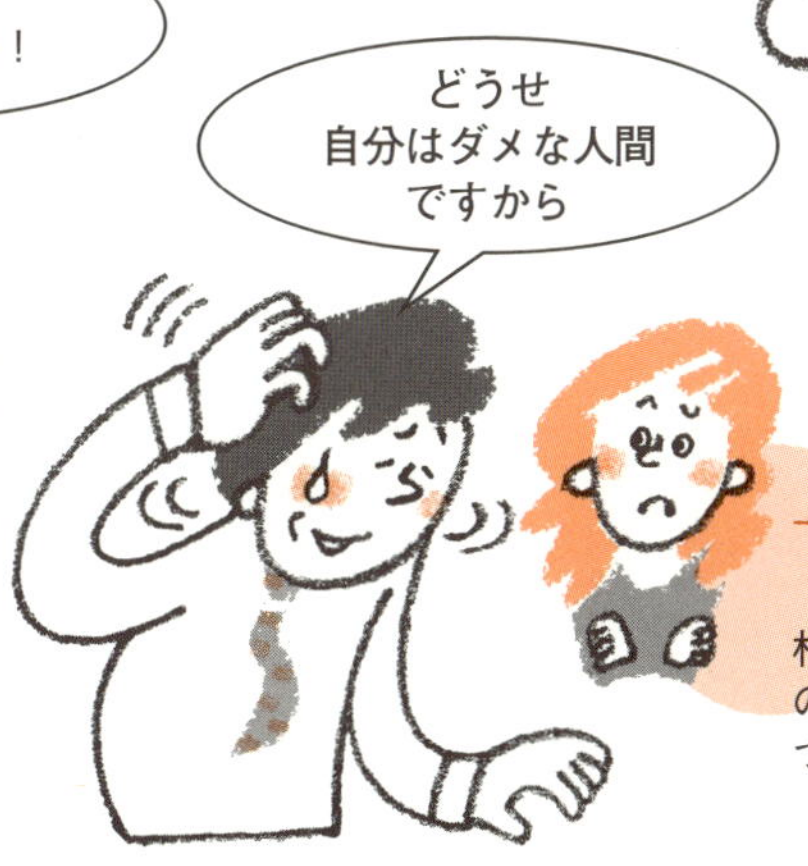
どうせ
自分はダメな人間
ですから

**→自分を
むやみに卑下しない**

相手の長所と同じように自分の長所は素直に認める習慣をつけて、自信につなげよう。

病気や治療、看護の悩みは、ひとりで抱え込まないことが大切。
通院時に医師に相談するほか、専門家への相談窓口を利用してみよう。

患者さんへ

【電話相談で気持ちを聞いてほしいとき】

●「いのちの電話」

ボランティアによる電話相談事業。全国に51の窓口があり、24時間対応しているところもある(2008年6月現在)。下記HPに一覧あり。
日本いのちの電話連盟 ホームページ http://www.find-j.jp/

●「勤労者心の電話相談」

労働者健康福祉機構が、全国の労災病院に設ける相談窓口。電話相談や来所相談、メール相談などをおこなっている。受付は祝日を除く月〜金曜日、午後2時〜午後8時(施設により異なる)。
独立行政法人 労働者健康福祉機構 ホームページ http://www.rofuku.go.jp

【心身の不調や治療の状況について相談したいとき】

●全国の精神保健福祉センター

電話相談や来所相談などを無料でおこなっている。メール相談や夜間でも受け付けているところもある。詳細については下記HPに一覧あり。

全国精神保健福祉センター長会 ホームページ http://www.acplan.jp/mhwc/index.html

●全国の保健所

電話相談、来所相談などを無料でおこなっている。精神科医による面談をおこなっているところもある。下記HPに一覧あり。
全国保健所長会 ホームページ http://www.phcd.jp/

●勤労者メンタルヘルスセンター

一部の労災病院に設置されている、ストレス関連疾患専門の診療や相談をおこなう機関。下記HPに一覧あり。
独立行政法人 労働者健康福祉機構 ホームページ http://www.rofuku.go.jp

●区市町村の役所の健康相談窓口

【仕事や職場の悩みについて相談したいとき】

●勤労者メンタルヘルスセンター

電話相談、来所相談、メール相談などをおこなっている。下記HPに一覧あり。
独立行政法人 労働者健康福祉機構 ホームページ http://www.rofuku.go.jp

●全国の地域産業保健センター

一部のセンターでは、休日・夜間に利用可能な窓口を開設している。詳細は、最寄りの都道府県労働局の労働衛生課または安全衛生課に問い合わせ。

●全国の日本産業カウンセラー協会「相談室」「働く人の悩みホットライン」
全国の「相談室」では来所相談などをおこなっている(下記HPに一覧あり)。「働く人の悩みホットライン」では、無料電話相談(通話料金は相談者負担)を実施している。
社団法人 日本産業カウンセラー協会 ホームページ
http://www.counselor.or.jp/aboutus/counselingroom.html
「働く人の悩みホットライン」
TEL03(6667)7830(月~金曜日、午後3時~午後8時、相談時間一人1回30分以内)

家族へ

【看護のことで相談したいとき】

●全国の保健所
電話相談、来所相談などを無料でおこなっている。下記HPに一覧あり。
全国保健所長会 ホームページ http://www.phcd.jp/

●全国の精神保健福祉センター
電話相談や来所相談などを無料でおこなっている。詳細については下記HPに一覧あり。

全国精神保健福祉センター長会 ホームページ http://www.acplan.jp/mhwc/index.html

●区市町村の役所の相談窓口

【家族のサポートについて知りたいとき】

うつサポ生活向上委員会では、うつ病患者の家族向けのサポートやセミナーなどを実施している。詳細は各HPを参照。

●うつサポ生活向上委員会
ホームページ http://utusapo.icecandy.net/

【経済面で不安があるとき】

地域の保健所や役所に相談すると、医療費の負担を軽くする方法(P34参照)について詳しい情報が得られる。所属する健康保険組合に相談してみてもいい。

●全国の保健所
電話相談、来所相談などを無料でおこなっている。下記HPに一覧あり。
全国保健所長会 ホームページ http://www.phcd.jp/

●区市町村の役所の相談窓口

●本人が所属する健康保険組合

参考文献

『アエラムック　職場のうつ　復職のための実践ガイド』朝日新聞社

『笑顔』(2007年12月号)保健同人社

『NHKきょうの健康』(2006年2月号／2007年10月号／2008年3月号)日本放送出版協会

『うつ　家族はどうしたらよいか』(西村由貴 監修)池田書店

『「うつ」からの社会復帰ガイド』(うつ・気分障害協会 編)岩波書店

『うつ病をなおす』(野村総一郎 著)講談社現代新書／講談社

『「うつ」を治す』(大野裕 著)PHP新書／PHP研究所

『Q&A　家庭のお医者さん　うつ病』(樋口輝彦 著)法研

『健康ライブラリー　イラスト版　「うつ」に陥っているあなたへ』(野村総一郎 監修)講談社

『スーパー図解　うつ病』(野村総一郎 監修)法研

『専門医が教える　うつに負けない57の読む薬』(斎藤茂太 著)幻冬舎

『専門医がやさしく教える　うつ病　大丈夫、かならず良くなる！』(平安良雄著)PHP研究所

『専門医がやさしく教える　心のストレス病』(河野友信 著)PHP研究所

『躁うつ病はここまでわかった』(加藤忠史／不安・抑うつ臨床研究会 編)日本評論社

『別冊　NHKきょうの健康　うつ病　正しく知って治す』(野村総一郎 総監修)日本放送出版協会

『名医の図解　うつがよくなる生活読本』(岩﨑靖雄 監修)主婦と生活社

『もう「うつ」にはなりたくない』星和書店

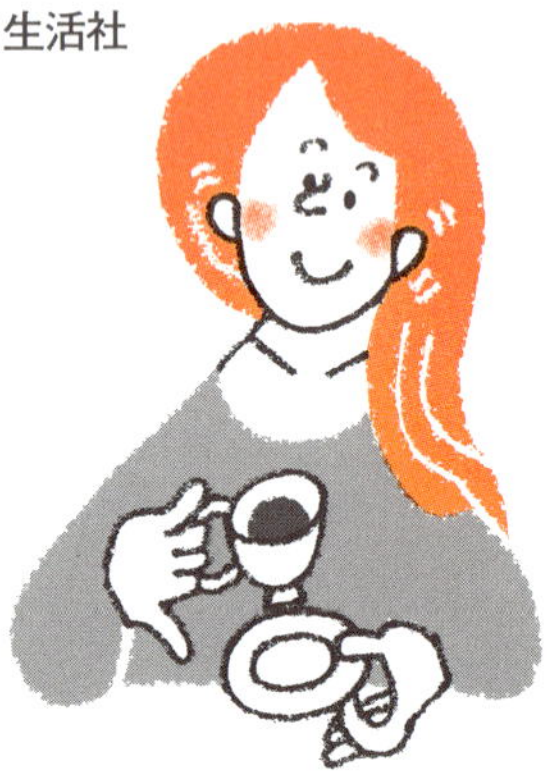

野村総一郎（のむら・そういちろう）

防衛医科大学校精神科教授。医学博士。

日本うつ病学会理事長。防衛医科大学校病院副院長。

1949年生まれ。74年慶応義塾大学医学部卒業。藤田学園保健衛生大学助手を経て、テキサス大学、メイヨー医科大学精神医学教室留学。88年藤田学園保健衛生大学精神科助教授。93年、国家公務員共済組合連合会立川病院（神経科部長）。97年より現職。

主な著書は、『うつ病の真実』（日本評論社）、『うつ病をなおす』（講談社現代新書）、『「心の悩み」の精神医学』（PHP新書）など多数。

装幀　カメガイ デザイン オフィス
装画　NOBUO KUWABARA／orion／amanaimages
本文デザイン　はいちデザイン
本文イラスト　さいとうあずみ
校正　滄流社
編集協力　柄川昭彦　オフィス201
編集　福島広司　鈴木恵美（幻冬舎）

専門医が教えるうつ病

2008年7月25日　第1刷発行

著　者　野村総一郎
発行者　見城　徹

発行所　株式会社 幻冬舎
〒151-0051　東京都渋谷区千駄ヶ谷4-9-7
電話　03-5411-6211（編集）　03-5411-6222（営業）
振替　00120-8-767643
印刷・製本所　株式会社 光邦

検印廃止

万一、落丁乱丁のある場合は送料小社負担でお取替致します。小社宛にお送り下さい。
本書の一部あるいは全部を無断で複写複製することは、法律で認められた場合を除き、著作権の侵害となります。
定価はカバーに表示してあります。

©SOICHIRO NOMURA,GENTOSHA 2008
ISBN978-4-344-90126-1 C2077
Printed in Japan
幻冬舎ホームページアドレス　http://www.gentosha.co.jp/
この本に関するご意見・ご感想をメールでお寄せいただく場合は、comment@gentosha.co.jpまで。

幻冬舎の

芽がでるシリーズ

専門医が教える　うつに負けない57の読む薬

斎藤茂太　A5判並製　定価（本体1200円＋税）

うつ病は、心が疲れたときは誰でもかかるありふれた病気。おなじみのモタ先生が、坑うつ剤の処方や家族のケアの仕方など、身近な疑問や不安に答える。「心のかぜ」を楽に治す57のヒント集。

イラスト図解　治し方がよくわかる心のストレス病

竹之内敏　A5判並製　定価（本体1300円＋税）

ストレスで体や心の不調がありませんか？　入浴、睡眠、食事の注意点など、ストレス病を克服するための、すぐにできるノウハウ満載。ストレスレベル自己診断や耐性度のチェックリストつき。

健康診断でコレステロール値が高めの人が読む本

平野勉　A5判並製　定価（本体1200円＋税）

あなたのコレステロール値はなぜ高いのか。食生活の乱れ、運動不足、アルコール、喫煙、ストレス、加齢、遺伝……一つ心当たりがあったら要注意。症状が表れる前の予防のノウハウ、大公開！

健康診断で血糖値が高めの人が読む本

及川真一　A5判並製　定価（本体1200円＋税）

1600万人いる糖尿病予備軍の不安と疑問をすべて解消！　血糖値が高いといわれた人の食事と生活習慣の改善方法、治療の仕方などをやさしく解説。症状が出る前に気を付けたい基本を徹底網羅。

専門医が教える　ビタミン・ミネラル早わかり

吉川敏一　A5判並製　定価（本体1300円＋税）

カルシウムの働きを助けるビタミンD、血管の老化を予防するビタミンE……。何をどう組み合わせるかが一目でわかる解説書。病気・老化を防ぐ、一週間の健康メニューとパワーレシピ付き！